科学出版社"十四五"普通高等教育本科规划教材

社区康复养老适宜技术

主　　编　王诗忠　黄国志
副 主 编　潘燕霞　郭　琪　何　坚　王红星　陈少清
编　　委（按姓氏笔画排序）

王红星	东南大学附属中大医院	王诗忠	福建医科大学
尹鹭峰	福建中医药大学附属第三人民医院	卢健敏	泉州医学高等专科学校
庄嘉元	福建医科大学	孙武东	东南大学附属中大医院
苏　雁	福建生物工程职业技术学院	李　明	福建医科大学
李鹏虹	福建省老年医院	何　坚	漳州卫生职业学院
何龙龙	厦门医学院	张　旋	福建医科大学
张惠珍	厦门医学院	陈少清	福建中医药大学
陈丽妹	福建医科大学	陈秋欣	黑龙江中医药大学附属
林　诚	福建医科大学		第一医院
林建平	福建医科大学	林晓敏	漳州卫生职业学院
罗文娟	福建生物工程职业技术学院	郑　松	福建卫生职业技术学院
赵一瑾	南方医科大学	赵银娇	上海市虹口区江湾医院
钟彩红	福建省体育科学研究所	高毅东	福建中医药大学附属
郭　琪	上海健康医学院		第三医院
黄国志	南方医科大学	黄承武	福建技术师范学院
梁　栋	福建医科大学	韩佩佩	上海健康医学院
曾卫红	福建体育职业技术学院	廖麟荣	广东医科大学附属
谭卫华	福建医科大学		东莞第一医院
潘泳鸿	福建生物工程职业技术学院	潘燕霞	福建医科大学

编委会秘书　李　明　福建医科大学　　　　　　　李士林　南昌大学第一附属医院

科学出版社

北　京

内 容 简 介

本教材是康复医学领域知名学者、学科带头人王诗忠教授和黄国志教授共同主持编写的，是一本围绕社区康复养老和老年人主动健康等方面编写的教材。本教材为国内医学高校和职业院校老年健康服务人才培养提供了工具。本教材共分 8 章，系统介绍了老年人身体功能常用的评估方法、康复养老适宜技术、老年人居家功能锻炼技术与方法、社区及居家康复理疗设备应用、老年人心理健康与促进、老年人居家安全和出行指导以及社区智慧养老等。本教材深入浅出、可读性强，并配有技术操作视频。

本教材既可作为医学高校、职业院校的教学用书，也可作为从事老年人健康、养老、康复、护理等工作人员的指导用书，还可供社区管理人员和社会工作者阅读。

图书在版编目（CIP）数据

社区康复养老适宜技术/王诗忠，黄国志主编. —北京：科学出版社，2024.3

科学出版社"十四五"普通高等教育本科规划教材
ISBN 978-7-03-078169-7

Ⅰ.①社… Ⅱ.①王… ②黄… Ⅲ.①社区服务–康复服务–中国–高等学校–教材 ②养老–社区服务–中国–高等学校–教材 Ⅳ.① R197.1 ② D669.6

中国国家版本馆 CIP 数据核字（2024）第 049884 号

责任编辑：胡治国/责任校对：宁辉彩
责任印制：张 伟/封面设计：陈 敬

科学出版社 出版
北京东黄城根北街 16 号
邮政编码：100717
http://www.sciencep.com

北京九州迅驰传媒文化有限公司印刷
科学出版社发行 各地新华书店经销
*
2024 年 3 月第 一 版 开本：787×1092 1/16
2024 年 3 月第一次印刷 印张：14 1/2
字数：417 000

定价：69.80 元
（如有印装质量问题，我社负责调换）

序

21世纪的社会经济飞速发展，科技和医疗水平大幅提高，人的寿命普遍延长，老年人口比例逐年上升。在我国迈向第二个百年奋斗目标的新征程中，妥善处理人口老龄化问题事关国家发展全局、社会和谐稳定和亿万百姓福祉，对全面建成社会主义现代化强国具有重要意义。

当前，关注老年人的健康需求、解决人口老龄化问题是老龄事业的核心问题。重视康复医疗体系建设，构建居家-社区-机构相协调、医养-康养相结合的养老服务体系和健康支撑体系，是实现老有所养、老有所医、老有所为、老有所学、老有所乐，让老年人共享改革发展成果、安享幸福晚年的根本保障。

《"健康中国2030"规划纲要》提出医疗卫生服务要延伸至社区、家庭。社区康复养老是融合防、治、康、养、护的新型居家社区养老服务模式，以健康老龄化为目标，以主动健康和积极老龄化为导向，通过健康教育、康复训练和主动锻炼、康复辅具使用、心理疏导和康复护理等，提高老年人身体、心理和社交能力，养成良好的心态和健康生活方式，提升老年人的幸福感。社区康复养老丰富拓展了康复医疗的有效模式，使不同疾病在社区及时诊治康复，有利于促进分级诊疗的实现，更好地促进全方位、全周期的健康老龄化服务。

推动健康中国建设、发展老龄事业，人才是关键。目前国内医学高校和职业院校相继开设了老年健康管理与服务、老年护理与康复、养生保健等专业，加大了老年健康、医养、康养服务的人才培养力度，但缺少社区康复养老和老年人主动健康等方面的教材。康复医学领域知名学者、学科带头人王诗忠教授和黄国志教授共同主持编写了《社区康复养老适宜技术》，作者富有民生情怀，心系康复事业的发展，注重适宜康复技术在社区的推广、造福民众。该教材系统介绍了康复养老适宜技术、老年人心理健康与促进、老年人居家安全和出行指导以及社区智慧养老等，结合了大数据、信息技术和智能科技等最新成果，展示了未来社区康复养老的发展方向，为探索适合我国社区康复养老的发展之路奠定基础。我翻阅后，乐于为此书作序。该教材也启发我思考我国医药卫生体制的改革如何顺应人口老龄化，把老龄化的危机转化为医改的契机和动力。

该教材深入浅出、可读性强，并配有数字资源，既可作为医学高校、职业院校的教学用书，也可作为从事老年人健康、养老、康复、护理等工作人员的指导用书，还可供社区管理人员和社会工作者阅读。我们为作者致力于老年人康养事业的情怀而鼓与呼，希望更多的专家学者、专业人士能够投身其中，为老龄化社会的治理贡献知识和力量。

福建省原副省长
福建省医药卫生体制改革研究会会长　　李　红

2023年9月

前　言

人口老龄化是社会发展的客观趋势，也是我国今后较长一个时期的基本国情。党的二十大提出，推进健康中国建设，把保障人民生命健康放在优先发展的战略位置。为积极应对老年人口的健康需求，党和政府把健康老龄化摆在突出位置，提出健全老年健康支撑体系、推动医疗服务向居家和社区延伸，不断提升老年人健康水平、延长健康寿命。

老年人是社区康复的主要服务对象，社区康复养老适宜技术融合了社区康复与健康养老内容，借助移动互联网和云计算、大数据等信息技术，打造居家社区养老服务智慧平台，探索社区智慧养老发展之路。然而，当前我国社区康复养老的人才极度匮乏，培养懂康复养老和健康管理知识、会应用社区互联网＋养老服务平台的高素质应用型人才成为现阶段加快发展我国养老事业的当务之急。

本教材编写遵循"三基""五性""三特定"的基本原则，共有8章，着重介绍老年人身体功能常用评估方法、康复养老适宜技术，老年人心理健康与促进，智慧康养服务模式等内容，满足社区开展康养实践活动的最基本需求。

本教材适合康复治疗学、运动康复和全科医学等专业本科生学习，也适合高职院校的康复治疗技术、老年保健与管理、健康管理等专业学生学习，还可作为社区和机构养老服务人员的参考资料。

本教材的编委和编者是来自高等医学院校康复相关专业的教师、三级医院康复医学科的专家教授，还有康复设备研发的工程师。编写过程中，来自不同地区、不同学校和医院的参编者相互交流，对本教材的读者对象、内容的实用性和可操作性进行了充分讨论，结合我国养老国情，历经多次修改，终于完成了本教材的编写任务。在此由衷感谢本教材所有编委和编者的积极配合和努力，衷心感谢参加本教材修改、审校和编排的各位同道，正是大家的共同努力和无私付出才使本教材顺利出版。

由于编者水平有限，书中难免存在不足之处，敬请使用本教材的师生和读者提出宝贵建议，以便今后修订再版。

王诗忠　黄国志
2023年9月

目　　录

第一章 社区康复养老概述

按联合国公布的年龄构成标准，60 岁及以上老年人口占总人口数的 10% 以上，或 65 岁及以上老年人口占总人口的比例超过 7%，称老年型人口。由《2022 中国卫生健康统计年鉴》可知，截至 2021 年末，我国 60 岁及以上人口达 26 736 万人，占全国人口的 18.9%，其中 65 岁及以上人口 20 056 万人，占全国人口的 14.2%。60 岁以上人口和 65 岁以上老龄人口分别比第七次人口普查时增加了 334 万人和 992 万人，我国已提前 4 年进入深度老龄化社会。近年来，我国政府连续出台了一系列推进健康养老的文件，文件中明确指出："有效应对我国人口老龄化，事关国家发展全局，事关亿万百姓福祉，事关社会和谐稳定，对于全面建设社会主义现代化国家具有重要意义。""充分发挥康复医疗在老年健康服务中的作用，为老年患者提供早期、系统、专业、连续的康复医疗服务。""促进老年患者功能恢复。鼓励各地以基层医疗卫生机构为依托，积极开展社区和居家康复医疗服务。""推广康复医师、康复治疗师、康复辅具配置人员团队协作模式。"以适应当下老年人对健康的需求。

第一节　我国人口老龄化及老年人口的健康问题

一、我国人口老龄化的现状、特点及趋势

近年来，我国 60 岁及以上人口占比已从 2011 年的 13.7% 快速增长至 2021 年的 18.9%，增长速度惊人（图 1-1-1）。人口老龄化已成为社会发展的重要趋势，也是今后较长一段时期我国的基本国情。"十四五"时期我国老龄化压力较"十三五"时期上升，有学者预计至 2033 年左右我国将进入占比超过 20% 的超级老龄化社会。

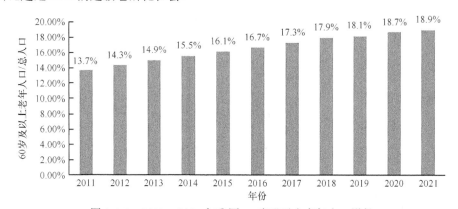

图 1-1-1　2011～2021 年我国 60 岁及以上老年人口增长

数据来源：1.《2012 年中国卫生统计年鉴》。2.《2013—2017 年中国卫生和计划生育统计年鉴》。

3.《2018—2022 年中国卫生健康统计年鉴》

我国人口老龄化的特点有六：第一，老年人口数量最多，会出现两个增长高峰。第一个增长高峰是在 2018～2022 年，主要是由于新中国的首个"婴儿潮"出生人口，在这个时段进入了老龄化时期；第二个增长高峰将会是在 2027～2038 年，是"大饥荒"之后的"婴儿潮"出生人口进入老龄化阶段。根据联合国人口数据预测，到 2035 年我国将成为全球人口老龄化程度最高的国家（图 1-1-2）。第二，老龄人口结构转变，高龄化现象日益凸显。我国老龄化速度是全世界最快的，

65 岁及以上老年人口比重从 7% 增加到 14% 英美国家用了 40 多年，而我国只用了 23 年。我国老龄人口分为 80 岁以下的低龄老人和 80 岁以上的高龄老人，2019～2038 年主要为低龄老人的增长，低龄老人大约占老龄人口的 2/3；从 2041 年开始，高龄老人的数量迅速增长，占比也将快速增大。第三，劳动年龄人口持续缩减，年龄结构趋于老化。劳动年龄人口分为三类：15～24 岁、25～54 岁和 55～64 岁。劳动年龄人口在 2012 年高峰之后开始下降，但同时还会发生劳动年龄人口中大龄劳动年龄人口（55～64 岁）的比例快速增长。到 2049 年这个比例接近 27%，即劳动年龄人口当中 55 岁及以上人数占 27%。第四，人口总抚养比大幅提升，养老负担超过抚幼负担。未来几年，老年抚养比和儿童抚养比之间的差距会迅速拉大，社会抚养负担主要体现在养老上。第五，家庭规模向小型化发展，空巢老人规模快速扩大。1982 年家庭人数平均 4.41 人，到 2050 年只有 2.51 人。在这当中农村地区下降更加明显，主要是因为农村原本子女多，如今子女数下降快，同时还有子女流动到城市中去。家庭规模小型化的同时，空巢老人规模在不断扩大。空巢老人指只有一位老人住，或者只跟配偶住。目前，我国城市空巢老人比例高达 49.7%，农村空巢老人比例高达 38.3%。2050 年，有大约 10% 的家庭是空巢老人独自居住。老龄化加上少子化、残疾化、不婚化、城市群化、阶层固化等，导致了社会"老无所依、老无所养"现象比较普遍，在未来的很长一段时间内如何完善养老模式以满足老年人的需求，让老年人在基本的养老保障体系下健康地度过晚年是关乎民生的重大问题。第六，未富先老。我国是在经济水平尚不发达的条件下、养老保障制度未完善和养老服务体系滞后的情况下"跑步"进入老龄化社会，这不仅给我国带来沉重的老年人口赡养压力，同时更给我国的社会、经济等方面带来严峻的挑战。

我国老年人口发展趋势见图 1-1-2。

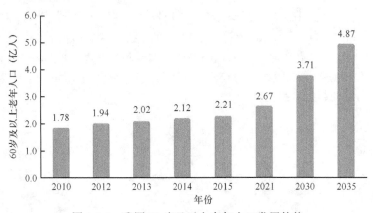

图 1-1-2　我国 60 岁及以上老年人口发展趋势

二、我国社会的养老模式

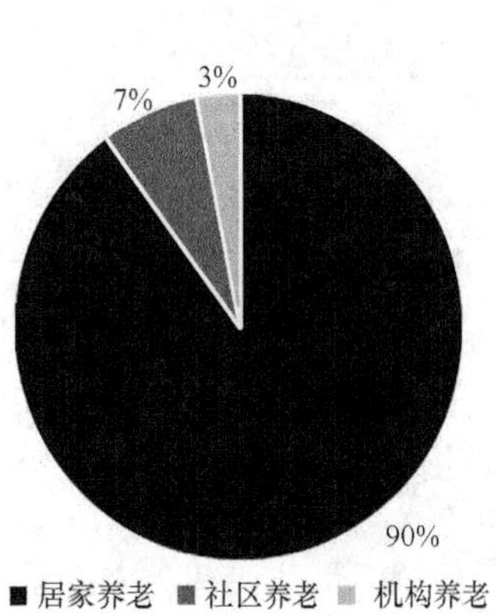

目前我国社会的养老模式主要有三种：即 90% 老年人选择居家养老、7%（或 6%）老年人选择社区养老和 3%（或 4%）老年人选择机构养老。不同养老模式各具特点，适合不同经济条件、家庭背景和身体状况的老年人的需求（图 1-1-3，表 1-1-1）。

（一）居家养老

居家养老是我国最为传统的养老方式，在中国传统文化和社会道德的支撑下，身体状况比较好的老年人愿意采取以家庭为基础的居家养老模式。这种养老模式由家庭成员（主要为子女）为长辈提供各方面支持，包括经济支出、日常照

图 1-1-3　我国社会养老模式占比情况

表 1-1-1　三种养老模式的对比

养老模式	优点	缺点
居家养老	社会成本低、不需要社会投入，养老成本由家庭成员承担 独特的伦理功能 历史传统悠久、接受度高	家庭规模小 家庭结构改变 人口流动性大、不稳定，难以保持和发挥社会功能
社区养老	符合我国的传统思想和国情 有亲属陪伴，享受更专业全面的照顾 提供群聚娱乐活动的场所 养老费用低 减轻家庭压力，又更有品质保证	较居家、机构养老方式发展晚 社区养老机构服务设施不全面、相关人员不够专业
机构养老	养老机构模式丰富，服务形式完善 发展较为成熟	传统观念的束缚和媒体负面宣传，老年人群体接受度不高，抗逆心理 费用昂贵 养老机构设施不够完善，基本服务形式不足 宣传不到位，吸引力不够

料等。居家养老沿袭了我国几千年的传统养老模式，目前我国大多数家庭仍然沿用这种模式来进行养老。从社会角度来看，居家养老的社会成本最低，基本不需要社会投入，养老成本由家庭成员承担，而且其独特的伦理功能就是能使老年人与家人尽享天伦之乐。但在家庭结构改变的今天，子女常常忙于工作或在外地，无暇照顾老人，使其面临着严峻的挑战，越来越难以保持与发挥应有的社会功能与作用。

（二）社区养老

社区养老是社区提供专业化服务的养老模式，其中不仅包括生活照护和医疗卫生保健，更包括对老年人的心理慰藉，但它同时又不脱离家庭。据统计，当今社会有 6%～7% 的老年人正接受这种依托社区的养老服务，社区为其提供日间照料的养老服务。虽然这种养老模式相较于居家、机构两种单纯的养老模式发展较晚，但已显示出强大的优势，符合我国的传统思想和国情。它让老年人不离开家庭又得到亲属陪伴的同时，还能就近去社区享受到专业化的照顾。与居家养老相比，老年人能得到更加全面的照料，同时又为老年人提供了一个群聚娱乐活动的场所。与单纯的机构养老相比，既能满足老年人"落叶归根"的心理，又降低了养老费用，让更大一部分的家庭能够支付其费用。当前，社会上考虑更多的是如何把社区养老机构服务设施建设得更加全面，把相关服务人员培训得更加专业，以此加大对老年人的宣传力度，既减轻家庭养老的压力，又让老年人过上更加有品质的晚年生活。

（三）机构养老

机构养老与居家养老和社区养老不同，它是通过社会途径、以一种社会制度为保障的养老方式。据调查，能接受这种养老模式的老人在当今社会仅有 3%～4%。这些机构包括：福利院（老人院）、幸福院、养护院、护理院等。近年来，随着经济发展和生活水平提高，新型养老机构也逐渐发展起来，例如康养小镇、医养小镇、医养机构、终养机构、大型养老机构综合体等。相对于国外养老机构的规模，目前国内养老机构的发展较为缓慢，其受限的主要原因归纳为以下几点：第一，我国大多数老年人受传统观念约束，认为唯有与子女生活才是自己孩子尽孝道的表现，去养老机构只有无子女或者子女不尽孝道的老年人才会选择，再加上某些媒体对养老机构的负面宣传，大多数老年人都担心在养老机构内的个人安全和尊严得不到保障，因此，对养老机构产生抗拒心理。第二，养老机构费用昂贵，大多数老年人的退休金不足以支付每个月开支，因此，不适合大多数工薪家庭。第三，国内大多数养老机构的设施不够完善，有的甚至连基本的文体与娱乐服务都缺乏。

三、我国老年人的健康问题

健康是保障老年人独立生活能力和参与社会活动的基础。老年人随年龄增长，身体各器官功能逐渐减退，各项生理指标出现不同程度的老化现象，给老年人带来一系列的身体健康问题：外表上，老年人皮肤松弛，面部皱纹增多，出现棕褐色老年斑，毛发稀疏，白发银须等。身体内部各器官呈现功能降低或功能障碍，例如，大脑和神经系统的功能衰退，记忆力、注意力下降；心血管系统容易发生冠心病、高血压，导致心功能降低；骨骼和肌肉系统功能减退造成老年人弯腰驼背，容易发生骨关节炎或跌倒骨折；呼吸系统功能减退导致老年人活动时容易气促气喘；消化系统容易发生消化不良、便秘等。此外，老年人的视力、听力和智力等也会显著降低甚至丧失。

（一）大脑和神经系统

老年人脑细胞死亡速度加快，细胞内水分流失，大脑变小变轻，至 75 岁时脑重量整体减轻 10% 左右。神经传导功能下降，对外界刺激的反应时间延长，动作的协调性下降，人看起来有些迟钝和呆滞；有效睡眠时间减少，容易疲劳；脑功能的衰退会引起智力的衰退，老年人可能因此患上阿尔茨海默病。

（二）心血管系统

心血管系统因衰老导致功能减退。血管硬化、失去弹性，心肌收缩力减弱，心脏输出血量减少，导致心、脑、肾等重要器官供血不足，因此，老年人容易患上冠心病、高血压、脑卒中等疾病。

（三）骨骼和肌肉系统

老年人骨骼钙质和胶原蛋白逐渐流失，容易出现骨质疏松和骨折；椎体容易压缩导致身材变矮，弯腰驼背；软骨退化引起骨关节炎；肌肉变得松弛无力，平衡感较差，行动迟缓，协调性降低，容易跌倒。

（四）呼吸系统

老年人呼吸道清除分泌物能力减弱，咳嗽能力降低，容易引起排痰不畅。肺泡弹性逐渐减弱，导致肺活量降低，容易患上呼吸系统疾病，如慢性支气管炎、肺气肿等。

（五）消化系统

消化系统主要包括口腔和胃肠。老年人牙齿松动脱落，唾液分泌减少，口腔黏膜和食管退化，胃液分泌减少，肠管肌肉萎缩，从而导致整体消化能力减弱，容易出现消化不良、胃炎、便秘等慢性病。

（六）内分泌及生殖系统

老年人内分泌及生殖器官的功能会随着年龄增长而减退。主要有肾上腺、甲状腺、性腺、胰岛等分泌的激素减少，引起内分泌系统的紊乱，如胰岛素分泌减少易引发糖尿病，性腺萎缩导致老年人围绝经期综合征。

（七）感觉系统

老年人的视觉、听觉、味觉、嗅觉、皮肤感觉等都会出现不同程度的退化。如视觉系统出现老年性白内障、老花眼等障碍，听力系统出现听力减退甚至耳聋等障碍，味觉迟钝，嗅觉不灵敏，皮肤感觉减退等。

当然，老年人在身体逐渐老化的过程中，心理也会随之发生一系列变化，产生诸多心理健康问题。由于家庭经济状况、老年人的婚姻状况、人际关系的变迁以及社会环境等因素，老年人在情绪上容易波动，易激怒或易哭泣，经常处于焦虑、抑郁、孤独、自闭和对死亡恐惧等心理状态。还有一些老年人由于长期患病，生活不能自理，从而感觉前途渺茫，容易出现消极行为等。

以上种种现象，造成我国失能和半失能老年人超过 4000 万人。据统计，2018 年时我国人均预期寿命就已达到 77 岁，但健康预期寿命仅为 68.7 岁，我国老年人大多都有近 8 年的带病生存期。而在此时，社区康复养老就显得十分重要，其能够有效保证老年人的身心健康。

知识拓展

医养结合养老模式可以对老年人的病情早预防、早发现，防患于未然。当前社会发展下的医养结合在社区出现几种类型共存的现象，它们有：社区卫生服务机构＋老年人日间照料中心型、社区医养设施共建共享型、专业养老运营机构＋老年人日间照料中心型、社区综合养老服务机构与社区卫生服务机构签订协议型、村卫生室＋农村幸福院型。以上几种类型有的是当下主流的运营模式，发展也相对良好，如前两种类型；有的发展缺乏一定的可持续性，如第三和第四种类型；有的尚不成熟，如第五种类型。基于此，未来的社区养老目前正探索围绕"自助-互助-共助-公助"的整合模式进行探索发展。

（梁　栋）

第二节　社区康复养老

老年人的身体功能随年龄增长逐渐衰退，慢性病的患病率和共病率明显升高，导致其生活自理能力和活动能力不断降低甚至丧失。进入失能或半失能状态，致残率升高和医疗费用支出增加给家庭和社会带来沉重的负担。"十四五"期间，国务院发布了老龄事业发展和养老服务体系规划，指出要健全老年健康支撑体系建设、推动养老服务高质量发展，不断提升老年人健康水平、延长健康寿命。社区康复是一种基于社区的康复医疗服务，集康复治疗、养生保健、健康促进为一体，将社区康复的适宜技术引入养老服务中，构建社区康复养老服务模式，对提高老年人日常生活能力和生活质量、促进健康老龄化具有极其重要的作用。

一、社区康复养老的基本概念

（一）社区康复

社区康复是建立在社区基础上的一种康复医疗服务。在社区层面上，采取康复措施使广大残疾人获得康复服务。2010 年世界卫生组织发布的《社区康复指南》指出，社区康复是为残疾人提供健康、教育、职业和社会等方面的康复服务，是减少贫困、实现机会均等和社会包容的一项社区发展战略。

我国的社区康复起步于 1986 年，在卫生部、民政部和残疾人联合会的共同推动下，逐步建立起完善的社区康复服务体系、健全保障机制。进入 21 世纪，社区康复进入快速发展阶段，党中央、国务院相继出台了中国残疾人事业发展的五年规划纲要和社区康复发展实施方案，旨在提高残疾人接受基本康复服务比例，加快康复专业人才培养。经过 30 多年的建设，我国初步实现了残疾人"人人享有康复服务"的目标。

我国对社区康复的定义是：在政府领导下、相关部门和残疾人及其亲友配合下，采取社会化方式，使残疾人得到全面康复服务，实现机会均等、充分参与社会生活的目标。由此可见，社区康复是社区建设的一部分。

值得注意的是，社区康复不仅针对残疾人，还包括功能减退和功能障碍的人群、慢性病患者和老年人。同时，社区康复除了进行功能康复外，还包含康复宣教、健康促进、职业康复、教育康复和心理辅导等。通过康复教育普及康复相关知识，使康复服务对象树立主动康复意识、积极配合康复训练，凸显社区康复的重要性。

（二）社区康复养老服务对象

目前社区养老的服务对象主要有三类：健康老年人或慢性病患者、半失能者、失能和失智者。目前社区养老机构根据老年人身体情况提供不同的养老服务。

第一类健康老年人或慢性病患者个人生活能自理，社区养老机构为他们提供人文关怀、文化娱乐活动、长者食堂、服药提醒等，不足之处是忽略了增龄给这些老年人带来的功能退化和衰弱问题。

第二类是半失能者，社区养老服务机构仅仅是提供日常生活照料、个人活动帮助或康复辅具，还缺少康复专业人员对半失能者进行康复训练、娱乐互动、心理慰藉等，以改善或维持身体功能和心理辅助。

第三类是失能和失智者，大多数是卧床的老人，社区养老机构需要提供长期的医疗护理和完全的生活照护。如果没有康复介入，长期卧床使老年人心肺功能进一步减退，肌肉萎缩、关节僵硬，出现肌少症，并容易反复出现皮肤、呼吸系统和泌尿系统的感染，如压疮、坠积性肺炎等并发症，导致身体功能恶化。

鉴于目前社区养老服务在维护健康、促进健康方面缺失，很有必要将康复理念和适宜技术引入养老服务中，加强失能预防、慢性病防治和治未病，创立社区康养融合的新模式。根据社区康养服务内容和目的，将社区康复养老定义为：依托社区康复平台，以老年人、慢性病患者、失能和半失能长者、疾病恢复期患者、亚健康人群为主体，以改善功能、维护健康为目的，通过专业评估为不同人群提供个性化康养服务和精细化管理。社区康复养老为老年人提供更有针对性的、专业化的和适老化的康复治疗与康复服务，达到健康老龄化的目的。

（三）社区康复养老的意义

社区康复养老将养老与康复相结合，在社区层面上建立老年疾病的"预防-治疗-康复"一体化服务体系，构建医疗、康复、养老、健康促进等综合性的养老服务模式。

康复养老兼顾生命的三个维度：生命的长度（寿命）、丰富度（精神层面）和自由度（生命质量）。通过康复预防疾病、延缓衰老、延长寿命。融合保健养生、文体活动、休闲旅游等方式，丰富精神生活。在生理、心理和精神层面上达到健康状态，提升了生存质量和生命尊严。

康复技术融入养老服务中，提升服务水平和质量，使老年人少失能、晚失能，康养融合将成为我国应对人口老龄化的新举措。

二、社区康复养老服务对象

社区康复养老服务对象是所有老年人，包括健康、亚健康、慢性病以及失能和失智者。

（一）健康、亚健康老年人

世界卫生组织将 60 周岁及以上的人群定义为老年人，并将 60 岁以上人口占总人口比例达到 10%，或 65 岁以上人口占总人口比例达到 7% 确定为老龄化社会的标准，我国参照世界卫生组织的标准。国家统计局发布的第七次全国人口普查统计数据显示，我国 60 岁及以上人口有 2.6 亿，占总人口的 18.7%，65 岁及以上人口有 1.9 亿，占总人口的 13.5%。有调查显示，65 岁以上老年人群中约 7000 多万人需要康复服务。预计到 2025 年我国老年人口将突破 3 亿，康复服务需求将进一步激增。

（二）慢性病患者

慢性病是一种非传染性疾病，是多因素长期影响的结果。目前社区常见的慢性病类型主要包括：心脑血管疾病，如高血压、脑卒中、冠心病；代谢性疾病，如糖尿病、肥胖、痛风；恶性肿瘤，如肺癌、胃癌、乳腺癌；慢性呼吸系统疾病，如慢性支气管炎、哮喘、肺气肿；遗传性疾病、慢性职业病、心理问题和精神病等。这些慢性病在老年群体的患病率明显高于年轻人。目前我国慢性病患者有 2 亿多人，需要提供康复服务的超过 1000 万人。预计 2030 年我国慢性病患病率将高达 65.7%，其中 80% 的慢性病患者需要康复治疗。

（三）失能和失智者

失能是指能力的减弱或消失，失智主要是智力的减弱或丧失。失能和失智是由创伤、疾病、遗传、发育缺陷和精神因素造成的生活自理能力、学习和工作能力的部分或全部丧失。目前对失能、失智的评估根据的是《国际功能、残疾和健康分类》（ICF），对失能程度、生存能力和健康状况进行分析，根据能力丧失情况制定康复对策。

老龄化带来人口预期寿命的提高，2018 年我国人均预期寿命为 77 岁。但另一方面，老年人的健康问题也非常突出。2016 年第四次中国城乡老年人生活状况抽样调查结果显示，全国失能、失智老年人大约有 4000 万。目前全国失能失智人数达 4500 万，预测 2030 年、2050 年中国失能、失智的人口数量将进一步升高。

三、社区康复养老服务模式

针对不同人群社区康复养老提供个性化的、精准的康养服务模式。

（一）主动健康的保养模式

主动健康的保养模式主要针对健康人群评估疾病危险因素与健康管理。通过专业化的健康检测与健康评估，了解健康状态、发现健康隐患。基于健康人群的康养主要采取体育运动、营养健身、健康教育、休息睡眠以及其他心理和精神方面的康养行为等，保持身心健康状态、预防疾病。

（二）体医结合的疗养模式

体医结合的疗养模式主要指为亚健康人群提供的医疗与体育相结合的康养模式。通过健康体检与健康风险评估，及早发现疾病或健康隐患。这类人群的康养主要采取生活方式干预、运动指导、康复训练、中医疗法、心理疏导、休闲旅游等康养行为，逆转亚健康状态、预防疾病、促进健康。

（三）康复训练的康养模式

康复训练的康养模式主要针对慢性病患者、慢性疼痛和功能障碍患者、精神疾病或失智老人等，是康复养老最主要的服务对象。医疗康复服务分为三级：初级、二级和三级。二级和三级康养服务主要由综合性医院和康复专科医院承担，收治这类人群的急重症患者。初级康养服务主要在社区，由家庭医生、康复治疗师、护士和社工共同承担。家庭医生主要是社区全科医师。

初级康养服务包含功能评估、康复治疗、慢病管理、膳食营养、康复护理、心理干预和环境改造等。康复治疗方法包括物理治疗、作业治疗、言语治疗、心理治疗、文体治疗、传统康复治疗、康复辅助具等，以着力提高老年人运动、感觉功能及日常生活、社会参与能力，加速疾病的康复进程，提高生命质量。

康养模式融合了康复医学的理念与康复治疗技术，以作业治疗理论（ICF）模式为指导，重视环境因素和个人因素对老年人的活动与参与能力的影响，通过环境评估和无障碍改造，增强老年人独立生活能力，并指导老年人正确使用康复辅助器具，例如拐杖、助行器、轮椅等，提高居家安全和出行安全，以适应老年人身体功能下降。

（四）入户服务的护养模式

对于高龄、虚弱或者卧床但家中有人照顾的老人，以长期照护为基础、与康复服务相结合。全科医生和康复治疗师入户为老年人进行康复评定、制定家庭康复方案，主要包括专业照护、健康指导、康复治疗等，目的是帮助老年人提升日常生活能力，防止并发症。

四、社区康复养老的基本原则

（一）社会化

突出政府主导作用，广泛动员社会力量，充分利用当地资源，引入专业化康复养老服务机构。同时，通过民办公助、购买服务等方式，鼓励社会力量兴办各类老年康复养老服务实体，搭建更多社区康复养老服务平台。

（二）以人为本

整合社区养老和社区康复的资源，从老年人的健康需求出发，结合老年人经济、身体、家庭等各方面情况，提供多样化、个性化、有针对性的社区康复养老服务项目。

1.低成本、广覆盖 是指投入较少的人力、物力和财力，采取实用易行、受益广的康复项目，使大多数社区老年人能够享有全面康复服务，获得较大的服务覆盖面，这有助于高效利用康复资源、提高康复服务质量。

2.因地制宜、技术实用 充分依靠社区原有的医疗、卫生、社会保障的服务网络，因地制宜地采取适合本地区的康复训练技术，方法简单、易学易会，并且与传统康复手段相结合，助力开展康复服务。

五、社区康复养老的主要目标

（一）维护与改善功能、提高生存质量

在社区层面，整合医疗、康复和养老资源，引导老年人树立健康老龄观，实施积极、主动康复训练，并且为老年人提供周到便捷、高效优质的专业化服务，促进老年人身心功能健康，提高其生活自理能力和活动参与能力，提升其生存质量与生命尊严。

（二）尽早发现健康风险、预防失能失智

通过健康体检和健康风险评估，尽早发现功能退化和健康风险，并及时干预、尽早康复，让老年群体人人享有康复服务，争取少得病、晚得病、少失能、晚失能，提高老年人日常生活与活动能力。

案例

某社区养护服务中心为老年人提供日间照料和社区养老服务，养老中心的老年人分为三类：生活自理、生活半自理和卧床，如果您是一位从事康复养老的专业人员，如何为不同功能的老年人提供养老服务？

1.对于生活能自理的老年人，社区养护中心主要开展健康教育，介绍预防疾病、养老保健的健康知识，组织一些文体健身活动，如唱歌、太极拳、八段锦、经络拍打操、弹力带操等，也可以组织郊游活动，延缓衰老、促进健康。

2.对于生活半自理老年人，社区养护中心为他们配备护理员和康复辅具产品，为老年人日常生活提供帮助，并且需要每天给老人进行辅助的康复训练，可以播放老年人喜欢的戏曲

和音乐，给他们生活增添乐趣，促进他们的身心健康。

3. 对于卧床老年人，护理员需要提供较多的服务，如定期为老人翻身拍背、帮助咳嗽排痰，利用康复设备在床上进行肢体的主动或被动活动等，需要做好皮肤和大小便后的清洁工作，避免感染。卧床老年人特别需要加强营养，养护中心需要为这些老年人配备营养餐。

老年人的康养服务需要极大的爱心、细心和耐心。因此，无论是护理员、康复治疗师还是管理人员，都应该具有仁爱之心和博爱的情怀，使老年人能够老有所养、老有所乐、老有所终。

（潘燕霞）

第三节 互联网＋社区康复养老

伴随着我国人口老龄化趋势的加剧以及互联网水平的快速发展，社区康复养老服务模式也发生了巨大的变化，通过以互联网为依托构建互联网＋社区康复养老服务模式，探索符合养老发展需求的创新养老服务模式，促进我国社区康复养老的持续健康发展。

一、互联网＋社区康复养老概念

"互联网＋"是指通过将大数据、云计算、移动互联网等信息技术应用于经济社会各领域和行业，从而整合和优化配置资源，提升行业创新能力与发展水平。随着互联网技术的迅速发展，其不断在各个行业领域中渗透融合，给各行各业带来了极其深远的影响。在互联网＋社区康复养老领域，并不是简单地将"互联网"和"社区康复养老"相加，而是两者之间的深度融合，通过互联网手段整合养老智能设备以及社会保障、康复医疗以及养老服务等资源，形成以互联网为基础的社区康复养老体系。

二、互联网＋社区康复养老的发展历史

早在2013年9月6日，国务院印发的《关于加快发展养老服务业的若干意见》中就提出"推动医养融合发展。各地要促进医疗卫生资源进入养老机构、社区和居民家庭""要探索医疗机构与养老机构合作新模式，医疗机构、社区卫生服务机构应当为老年人建立健康档案，建立社区医院与老年人家庭医疗契约服务关系，开展上门诊视、健康查体、保健咨询等服务，加快推进面向养老机构的远程医疗服务试点"。强调了要积极探索"医养结合"，整合社区养老和医疗两方面资源，打造集养老护理、医疗康复于一体的社区养老模式。

到了2015年7月1日，国务院印发的《关于积极推进"互联网＋"行动的指导意见》中提出："依托现有互联网资源和社会力量，以社区为基础，搭建养老信息服务网络平台，提供护理看护、健康管理、康复照料等居家养老服务。鼓励养老服务机构应用基于移动互联网的便携式体检、紧急呼叫监控等设备，提高养老服务水平。"则是重点强调了互联网在养老中的重要地位，要利用互联网技术来提高养老服务的质量与水平。

此后，全国多地民政部门根据政策要求，结合当地实际，也纷纷制定出台相关政策文件，来引导"互联网＋养老"产业的发展。例如广东省卫生计生委等13部门印发《广东省"十三五"健康老龄化规划》、浙江省政府印发《浙江省富民惠民安民行动计划》、山东省淄博市制定出台《关于加快推进养老服务业转型升级的实施意见》、江苏省苏州市制定出台《关于加快发展养老服务业的实施意见》等。这一系列的政策文件使得康复医疗、养老服务及相关产业与互联网技术的结合日趋紧密的同时，也让全国各地的互联网＋社区康复养老发展逐步加快。

三、互联网＋社区康复养老的现状

"互联网＋养老"作为养老服务发展的创新方向，既可以是利用"互联网＋"技术手段对传统

养老服务进行升级改造或是替代而形成的新的"互联网+"养老服务，也可以是养老服务中心运用"互联网+"技术统合、开展传统养老服务，因此，互联网运用于养老服务的方式和途径是多样的。而互联网+社区康复养老模式，则是在多种养老形式融合的基础上诞生的。该模式依托于互联网技术、养老服务和康复医疗资源，以社区为基础来搭建康复养老服务系统，从康复养老服务管理体系以及康复养老服务提供方式两方面开展服务模式的创新。

首先是康复养老服务管理体系方面，通过建立综合的互联网养老服务管理体系，来解决康复养老服务的协调管理问题和资源的优化利用问题。老年人随着年龄和身体状况的不断变化，对康复养老的服务资源的需要也是不断变化的。这就需要在为老年人提供养老服务的时候，不断更新老年人的康复养老服务需求并进行动态调整，提供对应的康复养老服务。因此，该体系通过对老年人的服务需求进行全面评估后，再进行个性化的老年康复养老服务制定开展，同时通过不断对老年人进行再次全面评估以及收集康复养老服务执行反馈，来不断改进优化老年康复养老服务及管理。从而实现"全面评估康复养老服务需求—制定个性化康复养老服务并实施—再次评估分析反馈"这样一个闭环的全生命周期康复养老服务流程。确保充分满足老年人的需求，制定个性化的全生命周期康复养老整合服务，建立多层次的、可流动的康复养老服务体系。

在康复养老服务提供方式方面，系统可以利用目前市场上的一系列智能居家养老、健康传感设备，来评估老年人的生活状态、居家环境、位置信息、身体健康等全方位的信息数据，并根据这些数据来实现对老年人状态监测与预警。也可以通过这些智能硬件来提供老年人远程康复管理、紧急救援、家政等服务。此外，还可以通过智能化的终端设备来辅助老年人线上完成日常购物、预约看病、家政上门等服务，从而建立远程、自助的服务方式。

四、互联网+社区康复养老的优势

相较于传统的社区养老服务模式，互联网+社区康复养老模式可以带来多方面的升级与优化。首先，通过互联网平台可以整合社区、医院、养老服务机构等多方面的资源，实现养老服务资源的联动，简化养老服务管理流程，为老年人提供方便及时的养老服务；其次，通过互联网技术整合老年人的养老信息与养老服务需求，有针对性进行养老服务资源匹配，从而最大程度减少了信息偏差和信息不对称的问题，以便老年人可以更为便捷地获得多层次、多样化且个性化的养老服务；最后，该模式在常规养老的基础上，利用基于互联网研发的社区居家化康复设备或康复系统，除了可以通过系统上的科普文章、视频或线上咨询来为老年人提供专业的健康资讯之外，也可以通过该系统或设备，远程监测老年人的健康安全情况，协助老年人完成居家康复锻炼。因此，互联网+社区康复养老模式能够在一定程度上减少养老服务的资源成本，促进养老服务技术升级及效率提升，提升养老服务机构服务能力、服务质量和水平，让更多老年人享受到高质量的康复养老服务。

五、互联网+社区康复养老的未来

虽然互联网+社区康复养老有着巨大的发展潜力，但目前仍然处于较为早期的发展阶段，存在诸如城乡养老服务发展不平衡、养老信息相对封闭、养老资源相对不足等问题。未来除了需要尽快统一康复养老信息的规范化和标准化，推动养老平台互联互通和信息开放及应用，助力养老服务资源整合和供需衔接之外，还需要结合分级康复诊疗体系，下沉优质的康复医疗资源，提升养老服务平台对接康复医疗资源的能力，推动康复进社区、进家庭；实现老年人的养老服务需求与社区服务、康复医疗、养老服务企业等养老服务供给机构的无缝衔接，促进社区养老、康复养老、互联网的深度融合发展，提高互联网+社区康复养老服务的发展水平。

（黄国志）

思 考 题

1. 请归纳出中国进入老龄化社会的特点有哪些。

2. 简述老年人的健康问题主要有哪些。

3. 社区康复养老模式有哪些？如何根据老年人的具体情况选择合适的康养模式？

4. 简述社区康复养老中应遵循的基本原则。

5. 康复医学在互联网＋社区康复养老模式中扮演什么样的角色？

第二章

老年人身体功能常用的评估方法

第一节　老年人体适能评估

　　体适能（physical fitness）是指人体在应对日常工作之余，身体不会感到过度疲劳，还有余力去享受休闲活动的乐趣以及能够适应和应对突发事件的能力。目前我国老年人群的体适能因自然老化衰退及生活方式改变而呈现明显的下降趋势，这给老年人群的生活质量造成严重威胁，导致患病率和病死率显著上升。体适能运动不仅有助于老年人身体的肌力及柔软度的提高，还能改善老年人的生活质量。对于老年人来说，最重要的是保持健康和足够的体适能，以保证生活质量和自立。然而，进行体育锻炼的人的体适能指标下降速度要低于那些不进行体育锻炼的人，老年人了解如何评估并确定他们目前的健康状态是非常必要的，这可以使他们监测自己以实现独立生活和健康的长期目标。目前国内外针对这方面的研究采用的是功能性体适能检测，包括：30秒单臂屈肘检测上肢肌力；30秒起立-坐下检测下肢肌力；起立-行走计时检测力量、速度、敏捷和平衡；2分钟踏步检测有氧能力；抓背检测上肢柔软度；改良坐位体前屈检测下肢柔软度。

一、简易肢体肌力评估

（一）30秒单臂屈肘试验

　　1. 测试目的　评估上肢肌力。

　　2. 测试器材　秒表，4.3kg（男）或3.6kg（女）重的哑铃。

　　3. 测试步骤　受试者坐位或站立位，挺直背部、双脚平踩地面，惯用手掌心向前握住哑铃下垂放置于体侧，手臂垂直于地面，屈肘上提哑铃，直至肘关节屈曲最大（图2-1-1），接着慢慢伸直肘关节（图2-1-2）。

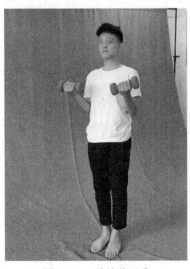　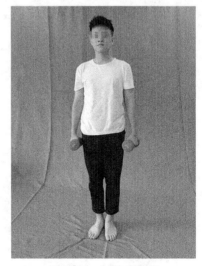

图2-1-1　肘关节屈曲　　　　　　　　　图2-1-2　肘关节伸直

　　4. 测试计分　在30s内完成肘部屈曲动作的次数即为分数，如果在30s结束时而受试者屈肘超过最大角度的一半，则这一次也计分，实施一次30s测试即可。

5. 注意事项　①受试者在测试过程中手腕不可弯曲，应该只有肘部屈伸的动作，手腕不可向前或向后屈曲。②在这个测试过程中上臂必须保持固定不晃动，让受试者手肘紧紧夹在体侧可以保持上臂稳定。③事先询问受试者是否有手肘、手腕或手掌疼痛的问题，如有必要则应修改测试方式，以减少疼痛的情况，或者根本不实施此项测试。

（二）30秒起立-坐下试验

1. 测试目的　评估下肢肌力。

2. 测试器材　秒表，座位高度约为43cm的直背椅或折叠椅。

3. 测试步骤　受试者坐在椅子中央，挺直背部，双脚平踩地面，双手手臂交叉并放在胸前（图2-1-3），当指导者喊出"开始"时，受试者立即起身站立再坐下（图2-1-4）。

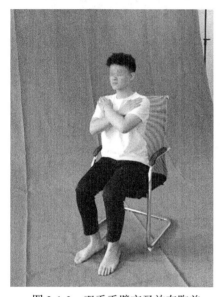 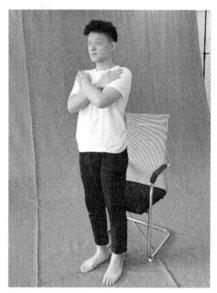

图 2-1-3　双手手臂交叉放在胸前　　　　　图 2-1-4　起身站立再坐下

4. 测试计分　在30s内完成起立-坐下的次数即为分数，如果在30s结束时，受试者正好起身在一半以上，则这一次也计分。实施一次30s测试即可。

5. 注意事项　①椅子紧靠墙壁放置，或让人扶住椅子以确保其稳定性，最好是放在铺有地毯的地板上，可进一步避免椅子滑动。②注意受试者坐下时椅子是否确实在身体正下方，尤其是视觉障碍或认知障碍者更应特别注意。③注意受试者是否平衡不良，对于感觉神经损伤（如视力或内耳的问题）者来说，快速动作很容易增加不稳定性，须特别小心。④此测试可能不适合慢性疼痛患者，身高较高的人工髋关节或膝关节置换术后的人可能也不适合，因为43cm高的椅子可能会让高个子的髋关节或膝关节屈曲超过90°，造成关节承受过度的压力。

二、起立-行走计时测试

1. 测试目的　评估功能性步行能力。

2. 测试器材　秒表，扶手椅（椅子座高约45cm，扶手高约20cm）。

3. 评定步骤　受试者穿日常用鞋，坐在椅上，背靠椅背，双手放在扶手上。如果有使用助行器（如手杖、助行架），则将助行器握在手中。在距离扶手椅3m远的地面上画一条可见的粗线或放一个明显的标志物。当测试者发出"开始"的指令后，受试者从椅子上站起。站稳后，按照平时的步态，向前走3m，直到过粗线或标志物处时再转身，然后回到椅子前，转身坐下，并靠到椅背上（图2-1-5）。

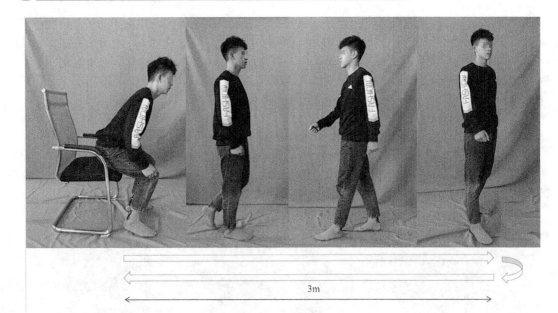

3m

图 2-1-5　起立-行走计时测试

4. 测试计分　测试者记录受试者背部离开椅背到再次靠到椅背所用的时间（以秒为单位）以及在测试过程中可能摔倒的危险性。对测试中的步态及可能摔倒的危险性进行打分。1 分：正常；2 分：非常轻度异常；3 分：轻度异常；4 分：中度异常；5 分：重度异常。

5. 注意事项　①测试中不能给予任何帮助。②正式测试前，允许受试者练习 1~2 次，以确保受试者明白整个测试过程。

三、2 分钟踏步测试

1. 测试目的　有氧运动能力评估。

2. 测试器材　秒表，软尺或长约 76cm 的线绳，胶带，计次器。

3. 测试步骤　测量出老年人膝盖和髂嵴之间的 1/2 高度，在同一高度的墙面上用胶带标识，让受试者靠近胶带标识处进行踏步测试（图 2-1-6）；当指导者喊出"开始"的口令后，受试者立即原地踏步（不可跑步），持续 2min，尽量多踏，每次踏步前膝盖都应抬到标识高度（图 2-1-7），

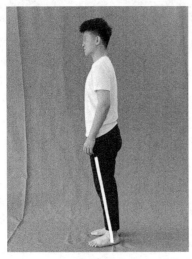

图 2-1-6　抬腿高度标志点测量

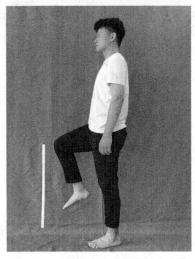

图 2-1-7　踏步动作需到达标志高度

但只将右膝抬到标识高度的次数作为所踏步数的计算。如果在提醒之后受试者仍无法抬到标识高度，则可以让其稍微减慢踏步速度或停止练习，直到能够抬到标识高度，但整个过程中不能停止计时。

4.测试计分　分数为 2min 内所踏的步数（即右膝抬高达到标识高度的次数），测试一次即可。

5.注意事项　①平衡较差的受试者应站在靠近墙壁、门框或两根平行把杆之间的位置，万一有需要可随时提供支持，指导者应特别注意安全性。②注意受试者是否出现过度用力的情况。③测试结束后让受试者继续慢走 1min，逐渐缓和。④假如受试者脚步踏得太用力，则提醒其脚步应轻柔，以免膝盖不适。

四、肢体柔韧性评估

（一）抓背测试

1.测试目的　评估上肢柔韧性。

2.测试器材　长度为 46cm 的硬尺。

3.测试步骤　受试者站立位，惯用手向上伸，超过同侧肩部，之后手指伸直摸向后背，要尽量向下伸，并保证手肘朝上（图 2-1-8），另一只手手肘伸直，掌心向外，从背后同侧腰部向上伸，尽量伸向惯用手（图 2-1-9）；指导者应引导受试者尽量将两手指尖所指的方向调整为上下相对，但千万不可用手互相推拉协助调整。受试者可左右两侧都试做，比较哪一侧两手较为靠近，然后以这一侧进行测试，测试前练习 2 次以热身。

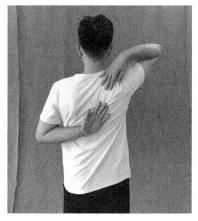 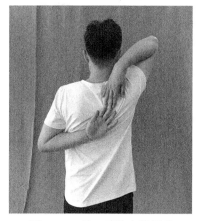

图 2-1-8　惯用手摸向后背　　　　图 2-1-9　另一手伸向惯用手

4.测试计分　以较佳的那一侧练习 2 次热身后，就以那一侧进行 2 次正式测试，并测量两手中指指尖之间的距离，取最佳分数。如果指尖无法相碰，则测量的距离记为负分（–），如果指尖刚好相碰，则记为"0"分，若指尖重叠，则以正分（+）记录。

5.注意事项　①假如受试者感觉疼痛则终止测试。②提醒受试者在伸展过程中保持正常呼吸。③提醒受试者不可做弹震或快速的动作。④指导者应尽快进行测量，以免受试者停在不适的姿势时间太久。⑤让受试者在 2 次测量之间轻松活动一下肩膀。

（二）改良坐位体前屈测试

1.测试目的　评估下肢柔韧性。

2.测试器材　长度为 46cm 的软尺。

3.测试步骤　受试者坐在平地上，两脚分开约 10～15cm，两腿伸直与上半身呈 90° 角，可用绑带固定双膝，两足与地面垂直（图 2-1-10），上体前屈，两臂向前伸直（图 2-1-11），记录中指指尖与拇趾的距离，测试 2 次并取最佳的成绩。

4. 测试计分　测量中指与拇趾的距离，超过拇趾以正分（+）记录，反之以负分（−）记录。

5. 注意事项　身体前屈，两臂向前伸直时不能弯曲双腿。测试过程中，动作要慢，不能突然用力。

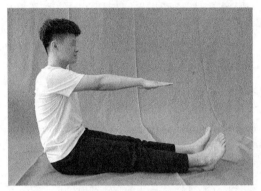

图 2-1-10　起始位

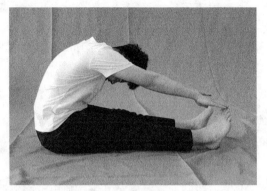

图 2-1-11　体前屈

案例

　　有一对退休夫妇，丈夫 65 岁，妻子 66 岁。丈夫身体肥胖、患糖尿病多年；妻子身体微胖、患冠心病。除此之外，两人无其他问题，能自己做家务。他们计划每年出行旅游，为了保持良好的身体状况，他们请专业人员对他们进行身体素质（又称体适能）评估，主要是心肺耐力、肌肉力量和平衡能力测试等。根据评估结果，专业人员给他们俩分别制订了运动计划，包括：有氧运动、抗阻运动、柔韧性训练等。妻子每天认真完成运动计划，并记录下运动后身体反应，经常与专业人员交流，还购买了计步器，记录走路的步数和锻炼时间。而丈夫认为平时的拖地、扫地等家务活就相当于锻炼，不必再进行额外运动。对于妻子的敦促，他只是随便应付一下，没有认真运动。1～2 年后，丈夫越来越胖，身体状况每况愈下，甚至上一层楼都出现气喘。而妻子坚持运动，体适能不断提高，冠心病的症状也得到缓解，对运动锻炼更加有信心了。

（林建平）

第二节　心肺功能评估

　　心肺功能是指循环系统和呼吸系统持续向机体运送氧气的能力，是健康和体能最有代表性的指标。心肺功能的强弱直接影响老年人的运动功能和生存质量，心肺功能评估对心肺系统疾病，如冠心病的早期诊断、判断预后，以及帮助老年人了解自己的运动功能状态，消除运动恐惧心理和指导日常生活等具有重要的价值。社区简易心肺功能评估包括：心功能分级评估、6 分钟步行试验等来判断老年人运动或活动的危险性，指导制定康复训练和运动处方。

一、心功能分级评估

　　按照纽约心脏病协会（NYHA）心功能标准分级，将慢性心功能分为四级（Ⅰ级：日常活动不受限制，运动耐量基本正常，一般活动不引起心悸疲乏、呼吸困难或心绞痛；Ⅱ级：体力活动受到轻度限制，休息时无自觉症状，但平时一般活动下出现心悸疲乏、呼吸困难或心绞痛；Ⅲ级：体力活动明显受限，小于平时一般活动即可引起上述症状；Ⅳ级：不能从事任何体力活动，休息状态下也出现心衰的症状，体力活动后加重，表明运动耐量严重降低）。

二、6分钟步行试验

1. 测试目的 评估心肺功能，侧重于日常体力活动的功能代偿能力。

2. 测试条件 30m长的走廊，每3m处要有标记，折返处也要有标志（如橙色交通锥标）（图2-2-1，图2-2-2）。物品包括：计时器（或秒表）、圈数计数器、一把可以沿步行路线灵活移动的椅子、血压计、博格（Borg）评分表、电话、氧气和急救药品（必要时）。

3. 开始试验

（1）按如下所示指引老年人："试验的目标是6min内步行尽可能远的距离。您将在30m长的走廊来回走，在这过程中可能会感到气喘吁吁或筋疲力尽，但必要时您可以放慢速度或停下来休息。"

"您在绕过锥标时不要犹豫停留，现在我给您做示范。"

"您在步行和绕过锥标时动作要轻快。"

"您准备好了吗？我将用计数器来记录您走的圈数，每次您绕过出发线时我就会按动计数器一次。记住目的是在6min内步行尽量远的距离，但不可以跑或跳。"

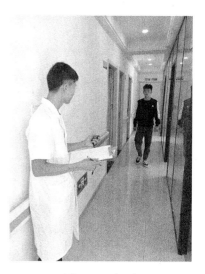

图 2-2-1 记录

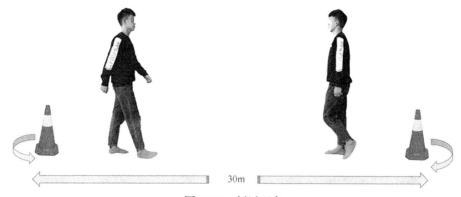

图 2-2-2 折返距离

（2）正式开始测试前，为老年人测量血氧饱和度、心率、血压、呼吸频率并记录在登记表上（表2-2-1）。

表 2-2-1 6分钟步行测试登记表

姓名		性别		年龄
记录时间				
测试前	心率（次/分）	血压（mmHg）	呼吸频率（次/分）	血氧饱和度（%）
测试后	心率（次/分）	血压（mmHg）	呼吸频率（次/分）	血氧饱和度（%）
6分钟步行距离（m）	是否完成测试 是 否		没有完成的原因	
测试后 Borg 评分：				
Borg 评分标准				
6分：毫不费力				

续表

| 7～8分：非常轻松 |
| 9分：很轻松 |
| 10～11分：轻松 |
| 12～14分：稍轻松 |
| 15分：费力 |
| 16～18分：很费力 |
| 19分：非常费力 |
| 20分：精疲力竭 |

注：1级为步行距离少于300m，2级为300～374.9m，3级为375～449.5m，4级超过450m，级别越低心肺功能越差。达到3级与4级者，可说心肺功能接近或已到正常。

1mmHg=0.133kPa。

（3）让老年人站在出发线上。试验过程中测试者也应该站在出发线附近，但不要跟着老年人步行。老年人一开始走就要开始计时。

（4）老年人步行过程中不要跟任何人交谈。要用平缓的语气以及标准用语鼓励老年人。每次老年人回到出发线时就要按动计数器一次（或在工作表上标记圈数），并让老年人看到它。

4. 试验结束后

（1）要先祝贺老年人所做出的努力，并递给他一杯水，测量血氧饱和度、心率、血压、呼吸频率、Borg评分（主观疲劳感评分）并记录在登记表上（表2-2-1）。

（2）休息3min后再测量血压、心率以及疲劳程度有无恢复。

5. 在6分钟步行试验中出现以下任何情况应立即停止试验

（1）胸痛。

（2）不能耐受的呼吸困难。

（3）下肢痉挛。

（4）走路摇晃。

（5）出虚汗。

（6）面色苍白。

（7）老年人要求终止试验。

6. 6分钟步行试验禁忌证

（1）绝对禁忌证：1个月内有不稳定型心绞痛或心肌梗死。

（2）相对禁忌证：静息状态时心率超过120次/分，血压超过180/100mmHg。

7. 注意事项

（1）在测试当天，受试者要注意休息，避免费力的体力活动或运动。

（2）受试者应当穿舒适的衣裤，包括适合走路或跑步的鞋。

（3）受试者要了解测试可能会导致的疲劳，可能需要有人陪伴参加测试，并在测试结束后送其回家。

（4）评价前治疗师或医师必须认真考虑绝对禁忌证和相对禁忌证。

（5）受试者了解整个评估过程和知情同意。

（林建平）

第三节　平衡功能评估

平衡是指身体所处的一种姿势状态，能在运动或受到外力作用时自动调整并维持姿势的一种能力。老年人的平衡功能由于生理功能的退行性变化而下降，容易出现跌倒的情况。通过对老年人进行平衡功能的跟踪监测，有助于及早发现障碍、对可能发生的危险情况进行预测并及时采取有效的预防措施。

一、平衡功能的分类

1.静态平衡　又称为一级平衡，是指身体不动时维持身体于某种姿势的能力，如坐、站立、单腿站立、倒立、站在平衡木上维持不动。

2.动态平衡　是指运动过程中调整和控制身体姿势稳定性的能力。动态平衡从另外一个角度反映了人体随意运动控制的水平。坐或站着进行各种活动、站起和坐下、行走等动作都需要具备动态平衡能力。动态平衡包括自动态平衡和他动态平衡。自动态平衡即二级平衡，是指在无外力作用下从一种姿势调整到另一种姿势的过程中保持稳定的能力，如站起、行走过程中的平衡。他动态平衡即三级平衡，是指人体在外力作用下身体重心发生改变时，能迅速调整重心和姿势重新恢复稳定状态的能力，例如在行驶的汽车上行走。

二、常用平衡功能评定方法

（一）观察法

观察法是通过观察受试者在坐位、站立位、行走时不同条件下的平衡表现，进行平衡评定的方法。

1.坐位平衡观察

一级平衡（静态）测试：受试者坐在椅子上，保持不动，观察身体平衡能否维持10s以上（图2-3-1）。

二级平衡（自动态）测试：受试者坐在椅子或床上，伴随上身运动，观察身体平衡能否维持10s以上（图2-3-2）。

三级平衡（他动态）测试：受试者坐在椅子或床上，被轻推时，观察身体平衡能否维持10s以上（图2-3-3）。

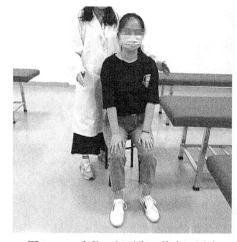

图2-3-1　坐位一级平衡（静态）测试

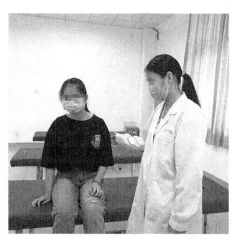

图2-3-2　坐位二级平衡（自动态）测试

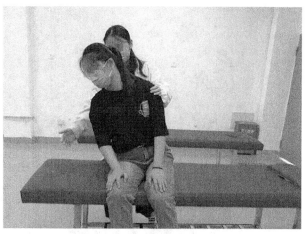

图2-3-3　坐位三级平衡（他动态）测试

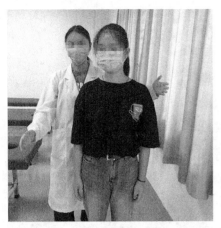

图 2-3-4 立位一级平衡（静态）测试

2. 立位平衡观察

一级平衡（静态）测试：受试者双足站立，保持不动，观察身体平衡能否维持 10s 以上（图 2-3-4）。

二级平衡（自动态）测试：受试者双足站立，伴随上身运动，观察身体平衡能否维持 10s 以上（图 2-3-5）。

三级平衡（他动态）测试：受试者双足站立，被轻推时，观察身体平衡能否维持 10s 以上（图 2-3-6）。

3. 单腿直立检查法 测试时受试者一腿屈膝，脚抬离地面 15～20cm，双腿不能相碰，并保持双手自然下垂于身体两侧（图 2-3-7），动作维持的时间为测量结果。若受试者单腿站立时间超过 60s，可增加测试难度，使其在闭眼状态下重复上述试验。

4. 不同条件下行走 观察受试者在脚跟脚尖走（"模特步"）、足尖行走、走直线、侧方走、倒退走、走圆圈、绕过障碍物行走、沿标志物走等时的身体平衡情况（图 2-3-8）。

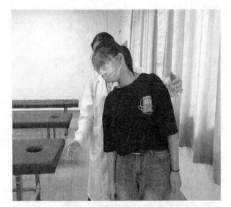

图 2-3-5 立位二级平衡（自动态）测试

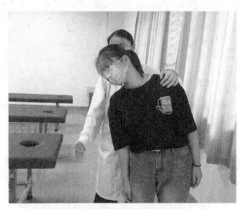

图 2-3-6 立位三级平衡（他动态）测试

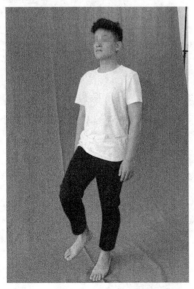

图 2-3-7 平衡测试——单腿直立检查法

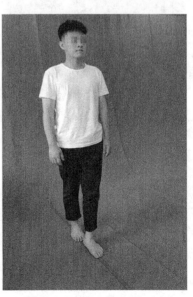

图 2-3-8 平衡测试——行走

（二）量表法

量表法属于主观评定后的记录方法，无需特殊的设备，结果易于量化，评分方法简单，应用方便，常用富尔-迈耶（Fugl-Meyer）平衡评估量表、伯格（Berg）平衡量表等进行评定。

1. Fugl-Meyer 平衡评估量表　适用于偏瘫患者的平衡功能评定。此法对偏瘫患者进行 7 个项目的检查，每个检查项目都分为 0～2 分三个级别进行记分，最高分 14 分，最低分 0 分，少于 14 分，说明平衡功能有障碍，评分越低，表示平衡功能障碍越严重（表 2-3-1）。

表 2-3-1　Fugl-Meyer 平衡评估量表

内容	患者反应	评分标准	得分（相应的分数打√）
1. 无支撑坐位	不能保持坐位	0	
	能坐但少于 5min	1	
	能坚持坐 5min 以上	2	
2. 健侧"展翅"反应	肩部无外展肘关节无伸展	0	
	反应减弱	1	
	正常反应	2	
3. 患侧"展翅"反应	肩部无外展肘关节无伸展	0	
	反应减弱	1	
	正常反应	2	
4. 支撑站立	不能站立	0	
	他人完全支撑时可站立	1	
	一个人稍给支撑能站立 1min	2	
5. 无支撑站立	不能站立	0	
	不能站立 1min 或身体摇晃	1	
	能平衡站 1min 以上	2	
6. 健侧站立	不能维持 1～2s	0	
	平衡站稳达 4～9s	1	
	平衡站立超过 10s	2	
7. 患侧站立	不能维持 1～2s	0	
	平衡站稳达 4～9s	1	
	平衡站立超过 10s	2	
总分			

注：无支撑坐位时双足着地。检查健侧"展翅"反应时，检查者从健侧向患侧轻推患者至接近失衡点，观察患者有无外展健侧上肢 90° 以伸手扶持支撑面的"展翅"反应。

2. Berg 平衡量表　由加拿大的 Berg 等人设计，于 1989 年正式公布。该量表为综合性功能检查量表，它通过观察老年人的多种功能活动来评价其重心主动转移的能力，可对老年人动静、动态平衡进行全面检查，已广泛应用于临床。评定内容包括在坐位或站立位时进行各种作业活动、站起和坐下等，共 14 个项目，每个项目得分 0～4 分，总分 56 分。评分越低，表明平衡功能障碍越严重。测试工具包括一块秒表、一根软尺、一个台阶和两把高度适中的椅子（表 2-3-2）。

表 2-3-2　Berg 平衡量表

评定项目	指导语	完成情况	评分
1. 由坐到站	请尽量不用手支撑站起	不用手支撑站起来，且保持稳定	4
		能用手支撑站起来，且保持稳定	3
		尝试几次之后，用手支撑站起来	2
		需要他人少量帮助，才能站起来或稳定	1
		需要他人中等或最大量帮助，才能站起来或稳定	0
2. 独立站立	请独立站立 2min	能独立站立 2min	4
		在监护下能站立 2min	3
		能独立站立 30s	2
		尝试几次能独立站立 30s	1
		无帮助时不能独立站立 30s	0
3. 独立坐	两手抱胸坐 2min（背部无支持，脚可踩在地上）	能安全无协助地坐 2min	4
		在监护下能坐 2min	3
		能独立坐 30s	2
		能独立坐 10s	1
		没有靠背支持，不能坐 30s	0
4. 从站立位坐下	请坐下	需要很少帮助（手支撑）就能安全坐下	4
		借助于双手能够控制身体的下降，慢慢坐下	3
		用小腿的后部顶住椅子来控制身体的下降，慢慢坐下	2
		能独立坐下，但不能控制身体的下降	1
		需要他人帮助，才能坐下	0
5. 转移	从床到椅子转移	稍用手扶着，就能够安全地转移	4
		在大幅度用手帮助下能够安全地转移	3
		需要口头提示或在监护下才能转移	2
		需一个人帮助转移	1
		为了安全，需两个人帮助或在监护下转移	0
6. 无支持闭眼站立	请闭上眼睛站立 10s	能安全地闭眼站立 10s	4
		监护下闭眼站立 10s	3
		闭眼站立 3s	2
		不能闭眼 3s，但能安全地站立	1
		需要帮助以防止摔倒	0
7. 双足并拢无支持站立	无支持下双足并拢站立	能自己并拢双足，并安全地站立 1min	4
		监护下能自己并拢双足，并安全地站立 1min	3
		能自己并拢双足，但不能保持 30s	2
		需他人帮助并拢双足，能保持 15s	1
		需他人帮助并拢双足，不能保持 15s	0

续表

评定项目	指导语	完成情况	评分
8. 站立位上肢前伸	抬起上肢呈 90°，伸开手指尽可能双手前伸以避免身体旋转	能安全地向前伸出超过 25cm 的距离（测量的距离是受试者身体从垂直位到最大前倾位时手指向前移动的距离）	4
		能安全地向前伸出超过 12cm 距离	3
		能安全地向前伸出超过 5cm 距离	2
		监护情况下能向前伸	1
		需要外部支撑或向前伸时失去平衡	0
9. 站立位从地上拾物	站立位拾起脚前面的物品	能安全、容易地拾起物品	4
		监护下能拾起物品	3
		伸手向下 2～5cm 且独立地保持平衡，但不能将物品拾起	2
		试着做伸手向下拾物品的动作时需监护，但不能拾起物品	1
		不能尝试做伸手向下的动作，或需要帮助以免失去平衡或摔倒	0
10. 站立位转身向后看	左转看身后，再右转看身后	能从两边向后看，重心转移较好	4
		能从一边向后看，另一边重心转移较少	3
		仅能转身向侧面，但身体的平衡可以维持	2
		转身时需监护	1
		需帮助以防止重心不稳或摔倒	0
11. 转身一周	顺时针转身一周，再逆时针转身一周	安全地转身一周用时不超过 4s	4
		只能一个方向安全地转身，一周用时不超过 4s	3
		能安全地转身一周，但动作缓慢	2
		需要密切监护或口头提示	1
		转身时需要帮助	0
12. 双足交替踏台阶	无支撑下双足交替踏台阶（或矮凳）8 次	能安全、独立地交替踏 8 次，用时不超过 20s	4
		能独立地交替踏 8 次，用时超过 20s	3
		监护下（不需帮助），双足交替踏 4 次	2
		需少量帮助，能双足交替踏超过 2 次	1
		需要帮助以防止摔倒，或完全不能做	0
13. 双足前后站立	双足一前一后站立	能够独立地将双脚一前一后地排列（无距离），并保持 30s	4
		能够独立地将一只脚放在另一只脚的前方（有距离），并保持 30s	3
		能够独立地迈一小步并保持 30s	2
		需要在帮助下才能向前迈步，但能保持 15s	1
		在迈步或站立时失去平衡	0
14. 单腿站立	单腿站立	单腿独立站立，并保持 10s 以上	4
		单腿独立站立，并保持 5～10s	3
		单腿独立站立，并保持 3～4s	2
		能单腿独立站立，但不能保持 3s	1
		不能尝试单腿独立站立，或需帮助以防止摔倒	0
总分			

　　注：0～20 分表示平衡能力差，只能坐轮椅；21～40 分表示平衡能力可，能辅助步行；41～56 分表示平衡能力好，可独立行走；<40 分预示着有跌倒的风险。

三、平衡功能评定步骤

（一）评定前沟通

1. 和老年人沟通，评估老年人的病情、意识、心理状态，告知平衡功能评定的目的、配合的方法，取得老年人的配合。
2. 指导老年人学会正确地配合，交代注意事项。

（二）操作准备

1. **照护人员**　洗净双手，着装整洁，态度亲切，举止端庄。
2. **老年人**　老年人理解和配合。
3. **环境**　整洁，宽敞，明亮，温湿度适宜，无障碍物。
4. **物品准备**　椅子或床。

（三）实施过程

按上述图 2-3-1～图 2-3-6 对老年人分别进行坐位和立位的三级平衡测试。同时评价老年人进行单腿站立、一前一后站立睁闭眼睛情况下的完成情况，并运用量表进行平衡功能评分，进而判断平衡能力。

（四）整理工作

整理用物，协助老年人取舒适体位，做健康宣教，洗手。

（五）结果记录

正确记录并签名，内容包括评定结果、评定过程中的问题与处置等。

四、注意事项

平衡功能评定时，一定要密切关注老年人的安全和反应，照护者始终应近距离站在老年人身旁，以便随时提供支持帮助，以免发生摔伤等意外情况。如若老年人在评定过程中出现任何不适，应及时终止评定，并查明原因，及时处理。

（卢健敏）

第四节　日常生活活动能力评估

日常生活活动（activity of daily living，ADL）能力是指人们在每日生活中，照料自己的衣、食、住、行，保持个人卫生整洁和独立的社区活动等一系列基本活动的能力。ADL 是指人们为了维持生存及适应生存环境而每天必须反复进行的、最基本的、最具有共性的活动。ADL 能力反映了人们在家庭（或医疗机构内）和在社区中的最基本能力，因而在康复服务中是最基本和最重要的内容。ADL 能力的评定内容大致包括运动、自理、交流、家务劳动和娱乐活动五个方面。ADL 的评定，通常可以用直接观察法、间接评定法和量表法。ADL 评定常用的量表是巴塞尔（Barthel）指数评定。

一、Barthel 指数评定

Barthel 指数评定是由美国马奥尼（Mahoney）和巴塞尔（Barthel）设计的，通过了解和评价日常生活情况，将每一项得分为 4 个等级。Barthel 指数评定是国际康复医学界常用的评估日常生活能力的方法，主要评估进食、洗澡、修饰（洗脸、梳头、刷牙等）、穿衣、控制大便、控制小便、上厕所、轮椅转移、行走、上下楼梯等10项内容（图2-4-1，表2-4-1）。

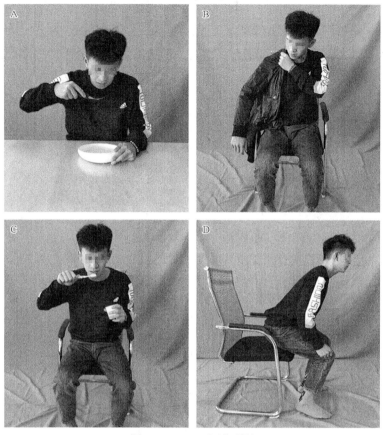

图 2-4-1　ADL 评估项目

A. 进食；B. 穿衣；C. 刷牙；D. 转移

表 2-4-1　Barthel 指数评定

ADL 项目	自理	较小依赖	较大依赖	完全依赖
进食	10	5	0	0
洗澡	5	0	0	0
修饰（洗脸、梳头、刷牙、刮脸）	5	0	0	0
穿衣（包括系带）	10	5	0	0
控制大便	10	5	0	0
控制小便	10	5	0	0
上厕所	10	5	0	0
轮椅转移	15	10	5	0
行走（平地45m）	15	10	5	0
上下楼梯	10	5	0	0
总分				

评分结果：正常总分为100分，60分以上为良，生活基本自理；60～40分为中度功能障碍，生活明显依赖；20分以下者为完全残疾，生活完全不能自理。Barthel 指数40分以上者康复治疗效益最大。

二、ADL 能力评定步骤

（一）评定前沟通

1. 和老年人沟通，评估老年人的病情、意识、心理状态、告知 ADL 能力评定的目的、配合的方法，取得老年人的配合。

2. 指导老年人学会正确地配合，交代注意事项。

（二）操作准备

1. 评定人员 洗净双手，着装整洁、态度亲切、举止端庄。

2. 老年人 理解和配合。

3. 环境 整洁、宽敞、明亮，温湿度适宜，无障碍物。

4. 物品准备 评估实训室；碗、勺、梳、牙刷、衣、裤、鞋等。

（三）实施过程

按表 2-4-1 对老年人进行进食、洗澡、修饰（洗脸、刷牙、梳头等）、穿衣、控制大便、控制小便、上厕所、轮椅转移、步行、上下楼梯等 10 个项目评定，并根据 Barthel 指数得分，对照评分标准，评定老年人的 ADL 能力等级。

（四）整理

整理用物，协助老年人取舒适体位，做健康宣教，洗手。

（五）记录

正确记录并签名，内容包括评定结果、评定过程中的问题与处置等。

三、注意事项

1. 在评定时注重观察老年人的实际操作能力，而不能仅依赖其口述。老年人在帮助下才可完成某种活动时，要对帮助的方法与帮助量予以详细记录。

2. 评定应在适当的时间和地点进行。通常应由照护者在早上起床时到病房观察患者穿衣、洗漱、刮脸或化妆等各种自理活动，以求真实。评估室内 ADL 评定设置，必须尽量接近实际生活环境。

3. 为避免因疲劳而失实，必要时评定可分几次完成，但应在同一地点进行。

4. 再次评定的时机 再次评定 ADL 的目的是观察疗效、检验康复方法，为及时调整治疗方案提供依据以及判断预后。因此，再次评定的时间应该安排在一个疗程结束时以及出院前。出现新发的功能障碍时应立即进行评定并记录。

（卢健敏）

第五节 睡眠障碍评估

2019 年 3 月 20 日，国家卫生健康委员会官方网站一则新闻显示，我国睡眠障碍发生率为 38%，其中，老年人更容易发生睡眠障碍。一项 2022 年的 Meta 分析研究发现，我国老年人的睡眠障碍患病率为 46%，其中男性睡眠障碍患病率为 40%，女性为 49.4%，并且 70～80 岁的老年人睡眠障碍发病率最高，为 46.1%。

睡眠对每一个人都至关重要，其主要作用在于促进体力与精力的恢复，加强记忆力，增强身体免疫力，清除神经系统活动产生的代谢物。阿尔茨海默病（Alzheimer disease，AD）是一种与睡眠有关的疾病，会引起大脑细胞变性，可导致痴呆，阿尔茨海默病患者的主要特征是思维能力和个人日常活动独立性的下降。阿尔茨海默病是一种多因素疾病，经过多年研究，除了年龄增长、遗传因素、头部损伤、血管疾病、感染和环境因素等多种风险因素外，科学家们提出了两个主要假设作为阿尔茨海默病的原因，其中一个是淀粉样蛋白假设，而淀粉样蛋白的沉积量与睡眠密切相关。同时有研究显示，睡眠可以清除神经系统活动产生的代谢物，比如痴呆相关蛋白 β-淀粉样蛋白和 tau 蛋白，因此睡眠时间缩短会对痴呆相关蛋白造成影响，每晚睡眠时间在 7～8h，β-淀粉样蛋白和 tau 蛋白几乎没有沉积，而每晚睡眠时间小于 6h，β-淀粉样蛋白和 tau 蛋白沉积量将呈指数型增长。另外还有研究发现，在 50～60 岁年龄段，睡眠时间小于等于 6h，痴呆的风险更高，因此，关注睡眠问题十分重要。目前有关睡眠障碍的评定主要通过问卷的形式进行，其中，改良匹兹堡睡眠质量指数量表、睡眠信念与态度量表和睡眠状况自评量表是评定睡眠障碍的常用量表。

一、匹兹堡睡眠质量指数量表
（Pittsburgh sleep quality index，PSQI）

此量表由比斯（Buysse）等人编制。分为两大部分，第一部分为 19 个自评条目，其中第 19 个条目不计分，第二部分为 5 个他评条目，这些条目也不计分，其余条目每条得分范围为 0～3 分，最后对所有条目得分求和，总分为 0～21 分，得分越高，睡眠状况越差，总分≥7 分则睡眠质量较差。此外，还有 5 个问题的询问对象是同寝室者或床伴，这几个问题可反映受试者自己因为处于睡眠状态而无法觉察的状态，有助于临床的诊治，但并不会计入总分（表 2-5-1）。

表 2-5-1　匹兹堡睡眠质量指数量表（PSQI）

姓名：	男□ 女□		年龄：
评定日期：		第　次评定	

填表提示：以下的问题仅与您过去 1 个月的睡眠习惯有关。您应该对过去 1 个月中多数白天和晚上的睡眠情况作精确的回答，要回答所有的问题。

1. 过去 1 个月您通常上床睡觉的时间是？上床睡觉的时间是

2. 过去 1 个月您每晚通常要多长时间（分钟）才能入睡？多少分钟

3. 过去 1 个月您每天早上通常什么时候起床？起床时间

4. 过去 1 个月您每晚实际睡眠的时间有多少？每晚实际睡眠的时间

◆从以下每个问题中选 1 个最符合您的情况作答，打"√"

5. 过去 1 个月您是否因为以下问题而经常睡眠不好：

（a）不能在 30min 内入睡：

过去 1 个月没有	（　　）	每周平均不足 1 个晚上	（　　）
每周平均 1 或 2 个晚上	（　　）	每周平均 3 个或更多晚上	（　　）

（b）在晚上睡眠中醒来或早醒：

过去 1 个月没有	（　　）	每周平均不足 1 个晚上	（　　）
每周平均 1 或 2 个晚上	（　　）	每周平均 3 个或更多晚上	（　　）

（c）晚上有无起床上洗手间：

过去 1 个月没有	（　　）	每周平均不足 1 个晚上	（　　）
每周平均 1 或 2 个晚上	（　　）	每周平均 3 个或更多晚上	（　　）

（d）不舒服的呼吸：

| 过去 1 个月没有 | （　　） | 每周平均不足 1 个晚上 | （　　） |

续表

| 每周平均1或2个晚上 | ( ) | 每周平均3个或更多晚上 | ( ) |

(e) 大声咳嗽或打鼾声:

| 过去1个月没有 | ( ) | 每周平均不足1个晚上 | ( ) |
| 每周平均1或2个晚上 | ( ) | 每周平均3个或更多晚上 | ( ) |

(f) 感到寒冷:

| 过去1个月没有 | ( ) | 每周平均不足1个晚上 | ( ) |
| 每周平均1或2个晚上 | ( ) | 每周平均3个或更多晚上 | ( ) |

(g) 感到太热:

| 过去1个月没有 | ( ) | 每周平均不足1个晚上 | ( ) |
| 每周平均1或2个晚上 | ( ) | 每周平均3个或更多晚上 | ( ) |

(h) 做不好的梦:

| 过去1个月没有 | ( ) | 每周平均不足1个晚上 | ( ) |
| 每周平均1或2个晚上 | ( ) | 每周平均3个或更多晚上 | ( ) |

(i) 出现疼痛:

| 过去1个月没有 | ( ) | 每周平均不足1个晚上 | ( ) |
| 每周平均1或2个晚上 | ( ) | 每周平均3个或更多晚上 | ( ) |

(j) 其他原因,请描述:

| 过去1个月没有 | ( ) | 每周平均不足1个晚上 | ( ) |
| 每周平均1或2个晚上 | ( ) | 每周平均3个或更多晚上 | ( ) |

您对过去1个月总睡眠质量评分:

| 非常好 ( ) | 尚好 ( ) | 不好 ( ) | 非常差 ( ) |

6. 过去1个月,您是否经常要服药(包括医生处方或者在外面药店购买)才能入睡?

| 过去1个月没有 | ( ) | 每周平均不足1个晚上 | ( ) |
| 每周平均1或2个晚上 | ( ) | 每周平均3个或更多晚上 | ( ) |

7. 过去1个月您在开车、吃饭或参加社会活动时难以保持清醒状态?

| 过去1个月没有 | ( ) | 每周平均不足1个晚上 | ( ) |
| 每周平均1或2个晚上 | ( ) | 每周平均3个或更多晚上 | ( ) |

8. 过去1个月,您在积极完成事情上是否有困难?

| 没有困难 ( ) | 有一点困难 ( ) | 比较困难 ( ) | 非常困难 ( ) |

9. 您是与人同睡一床(睡觉同伴,包括配偶)或有室友?

| 没有与人同睡一床或有室友 | ( ) | 同伴或室友在另外房间 | ( ) |
| 同伴在同一房间但不睡同床 | ( ) | 同伴在同一床上 | ( ) |

◆如果您是与人同睡一床或有室友,请询问他(她)您过去1个月是否出现以下情况:

(a) 在您睡觉时,有无打鼾声:

| 过去1个月没有 | ( ) | 每周平均不足1个晚上 | ( ) |
| 每周平均1或2个晚上 | ( ) | 每周平均3个或更多晚上 | ( ) |

(b) 在您睡觉时,呼吸之间有没有长时间停顿:

| 过去1个月没有 | ( ) | 每周平均不足1个晚上 | ( ) |

每周平均 1 或 2 个晚上	（ ）	每周平均 3 个或更多晚上	（ ）

（c）在您睡觉时，您的腿是否有抽动或者有痉挛：

过去 1 个月没有	（ ）	每周平均不足 1 个晚上	（ ）
每周平均 1 或 2 个晚上	（ ）	每周平均 3 个或更多晚上	（ ）

（d）在您睡觉时，是否出现不能辨认方向或混乱状态：

过去 1 个月没有	（ ）	每周平均不足 1 个晚上	（ ）
每周平均 1 或两个晚上	（ ）	每周平均 3 个或更多晚上	（ ）

在您睡觉时，是否有其他睡不安宁的情况，请描述：

过去 1 个月没有	（ ）	每周平均不足 1 个晚上	（ ）
每周平均 1 或 2 个晚上	（ ）	每周平均 3 个或更多晚上	（ ）

总分： 分

评价结果：	0～5 分 睡眠质量很好	6～10 分 睡眠质量还行
	11～15 分 睡眠质量一般	16～21 分 睡眠质量很差

二、睡眠信念与态度量表
（dysfunctional beliefs and attitudes about sleep scale，DBAS）

此量表由睡眠专家莫林（Morin）等人编写，首次发表于 1993 年，此后 Morin 等人也一直从事相关研究，同时对原版的量表进行简化，简化后的睡眠信念与态度量表如表 2-5-2 所示，也具有不错的信度和效度。

此量表可供睡眠障碍老年人自我诊断是否拥有错误的睡眠观念，有助于医生采用认知行为疗法针对性地纠正老年人的错误观念。此量表有 30 个条目，可分为 5 个部分：①睡眠期望，对应条目为 1、3、13；②睡眠方法，对应条目为 2、6、7、9、11、26、27；③夸大危害与错误归因，对应条目为 4、5、10、12、15、18、21、29、30；④睡眠控制和预测，对应条目为 8、16、17、19、20、22、23、25、28；⑤失眠原因，对应条目为 14、24。总分在 30～150 分，得分越低表示与睡眠相关信念的不合理程度越高（表 2-5-2）。

表 2-5-2 睡眠信念与态度量表（DBAS）

姓名： 性别：男□ 女□ 年龄：
评定日期： 第 次评定

填表提示：下列各项是有关人们对睡眠的信度和态度，请根据您自己对于这些问题的实际想法，从后面的 5 种态度中，选择一个最符合您个人意愿的答案，即使您没有睡眠问题或这些问题与您目前的情况无关，也要回答每一个问题。

题目	非常同意	同意	一般	不同意	非常不同意
1. 我需要睡足 8h 白天才能够精力充沛和活动良好	1	2	3	4	5
2. 当我一个晚上没有睡到足够的时间，我需要在第 2 天午睡或打盹，或晚上睡更长的时间	1	2	3	4	5
3. 因为我年纪正越来越大，我的睡觉时间应减少	1	2	3	4	5
4. 我担心如果我一或两个晚上没有睡觉，我可能会"精神崩溃"	1	2	3	4	5
5. 我担心慢性失眠会对我的身体健康产生严重影响	1	2	3	4	5
6. 如果我睡在床上时间越多，我通常睡觉时间也越多，第 2 天我的感觉会更好	1	2	3	4	5

续表

7. 当我入睡困难或晚上睡后醒来再难以入睡时，我应该睡在床上，努力再睡	1	2	3	4	5
8. 我担心我正失去控制睡觉的能力	1	2	3	4	5
9. 因为年纪正越来越大，我应该晚上早上床睡觉	1	2	3	4	5
10. 在经历 1 个晚上睡觉不好后，我知道这会影响我第 2 天白天的活动	1	2	3	4	5
11. 如果服安眠药能睡好觉或不服药则睡不好，为了使整个白天保持警觉和活动良好，我相信我应该服安眠药	1	2	3	4	5
12. 我整天烦躁、抑郁和焦虑，是因为我在头一晚没有睡好觉	1	2	3	4	5
13. 与我同睡的人一躺下就睡着，而且整个晚上睡得很好，我也能够做到	1	2	3	4	5
14. 我觉得失眠主要是年纪越来越大的缘故，对这样一个问题没有什么好办法解决	1	2	3	4	5
15. 我有时害怕在睡眠中死去	1	2	3	4	5
16. 当我一个晚上睡觉好，我知道第 2 个晚上会睡不好	1	2	3	4	5
17. 当我一个晚上睡不好，我知道这会干扰我整个星期的睡眠时间	1	2	3	4	5
18. 如果没有足够的睡眠时间，第 2 天我的精力和活动都差	1	2	3	4	5
19. 我不能够预测晚上我睡得好还是睡得不好	1	2	3	4	5
20. 我对睡眠被干扰后的负面影响无能为力	1	2	3	4	5
21. 我整天感到疲劳，无精打采，活动差，原因是我头天晚上没有睡好觉	1	2	3	4	5
22. 我整天头脑里想着晚上睡觉的问题，经常感到无法控制这种混乱思维	1	2	3	4	5
23. 虽然我睡眠困难，但我仍然过着一种满意的生活	1	2	3	4	5
24. 我相信失眠主要是体内化学物质不平衡的结果	1	2	3	4	5
25. 我感到失眠正在破坏我享受生活乐趣的能力，并使我不能做我想做的事	1	2	3	4	5
26. 临睡前喝酒是解决睡眠问题的好办法	1	2	3	4	5
27. 安眠药物是解决睡眠问题的唯一办法	1	2	3	4	5
28. 我的睡眠越来越差，我不相信有人能够帮助我	1	2	3	4	5
29. 从外表可以看出我的睡眠不好	1	2	3	4	5
30. 在睡不好之后，我避免或取消要承担责任的事或工作（包括社会与家庭方面）	1	2	3	4	5

总分：　　分

注：总分在 30～150 分，得分越低表示老年人存在错误信念越严重。

三、睡眠状况自评量表（self-rating scale of sleep，SRSS）

此量表由我国专家编制，与其他类型的睡眠障碍评估量表相比，此量表最大特点是题量少，可以大大缩短量表填写时间，符合我国人口基数较大的特点，有利于睡眠障碍的大规模筛查，并且此量表也在国内的相关领域广泛应用，信效度良好。问卷条目反映的问题如下：条目 1 可反映睡眠时间是否充足；条目 2 和条目 3 可反映睡眠质量；条目 4 可反映睡眠时长；条目 5 可反映是否有入睡困难；条目 6 可反映睡眠状态是否平稳；条目 7 可反映是否有早醒的情况；条目 8 可反映是否多梦；条目 9 可反映服药情况；条目 10 可反映睡眠态度和生理心理反应。此量表既可用于睡眠障碍的筛查，也可作为睡眠障碍患者治疗前与治疗后的疗效评价指标。评定结束时，主试者应仔细检查受试者的自评结果，避免漏题，以保证量表的有效性。SRSS 共有 10 个条目，每个条目 1～5 分，总得分最低分为 10 分，代表受试者睡眠状况良好，最高分为 50 分，表示受试者睡眠状况非常差，得分越高，受试者睡眠状况越差（表 2-5-3）。

表 2-5-3　睡眠状况自评量表（SRSS）

1. 您觉得平时睡眠足够吗？	①睡眠过多	②睡眠正好	③睡眠欠一些	④睡眠不够	⑤睡眠时间远远不够
2. 您在睡眠后是否已觉得充分休息过了？	①觉得充分休息过了	②觉得休息过了	③觉得休息了一点	④不觉得休息过了	⑤觉得一点也没休息
3. 您晚上已睡过觉，白天是否打瞌睡？	①0～5 天	②很少（6～12 天）	③有时（13～18 天）	④经常（19～24 天）	⑤总是（25～31 天）
4. 您平均每个晚上大约能睡几小时？	①≥9h	②7～8h	③5～6h	④3～4h	⑤1～2h
5. 您是否有入睡困难？	①0～5 天	②很少（6～12 天）	③有时（13～18 天）	④经常（19～24 天）	⑤总是（25～31 天）
6. 您入睡后中间是否易醒？	①0～5 天	②很少（6～12 天）	③有时（13～18 天）	④经常（19～24 天）	⑤总是（25～31 天）
7. 您在醒后是否难于再入睡？	①0～5 天	②很少（6～12 天）	③有时（13～18 天）	④经常（19～24 天）	⑤总是（25～31 天）
8. 您是否多梦或常被噩梦惊醒？	①0～5 天	②很少（6～12 天）	③有时（13～18 天）	④经常（19～24 天）	⑤总是（25～31 天）
9. 为了睡眠，您是否吃安眠药？	①0～5 天	②很少（6～12 天）	③有时（13～18 天）	④经常（19～24 天）	⑤总是（25～31 天）
10. 您失眠后心情（心境）如何？	①无不适	②无所谓	③有时心烦、急躁	④心慌、气短	⑤乏力、没精神、做事效率低

注：上面 10 个问题是为了了解您的睡眠情况，请您在最符合自己的每个问题上选择一个答案画"√"，时间限定在近 1 个月内。

四、注意事项

1. 在一个安静的环境进行评估，避免外界干扰因素对评估带来不利影响。

2. 治疗师或医师应对量表作出简单精练的解释，避免过度解读，同时不能表露出自身的主观态度，比如自己倾向的评定结果，这将会对受试者问卷的填写带来影响。

3. 受试者应充分理解评定目的，保持对评定的专注度，并且受试者应在自身生理状况良好时进行评定，避免自身睡眠障碍导致的焦虑对评定带来的影响。

（陈少清）

第六节　关节活动度及疼痛评估技术

社区老年人因脑卒中、创伤、制动、炎症及关节退变等引起关节活动受限时，准确测量关节活动度尤为重要。测量关节活动度多采用量角器测量，该种测量方式在康复医学中被视为金标准。

一、脊　柱

1. 测试目的　评估脊柱活动度，包括颈椎关节活动度及胸腰椎关节活动度。

2. 测试器材　量角器、直背椅。

3. 测试步骤

（1）颈椎关节活动度

1）颈椎前屈及后伸

体位：被试者端坐，胸腰椎紧靠椅背。

操作：量角器轴心位于肩峰，固定臂与地面垂直，移动臂与外耳道和头顶的连线一致。此时量角器读数为起始角度，嘱被试者做前屈（后伸）动作并于终末动作时姿势保持静止（图2-6-1）。

量角器轴心固定臂不改变位置，移动臂随外耳道位置变动移动。此时测得终末角度。

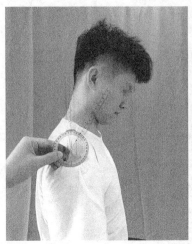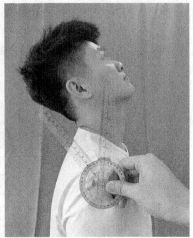

图 2-6-1　颈椎前屈、后伸

记录：起始角度～终末角度，颈椎前屈（后伸）活动度正常值为0°～45°。

2）颈椎侧屈

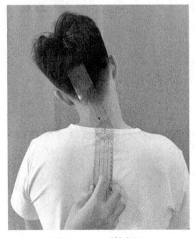

图 2-6-2　颈椎侧屈

体位：被试者端坐位，胸腰椎紧靠椅背。

操作：量角器轴心位于第7颈椎棘突，固定臂沿着胸椎棘突与地面垂直，移动臂以枕外隆凸为标志点与后头部中线一致。此时量角器读数为起始角度，嘱被试者做侧屈动作并于终末动作时姿势保持静止。量角器轴心和固定臂不改变位置，移动臂随着头后部中线方向变动而移动。此时测得终末角度（图2-6-2）。

记录：起始角度～终末角度，颈椎侧屈活动度正常值为0°～45°。

3）旋转

体位：被试者端坐位，胸腰椎紧靠椅背。

操作：量角器轴心位于头顶中心点，固定臂垂直于两侧肩峰连线，移动臂与头顶至鼻尖延线一致。此时量角器读数为起始角度，嘱被试者做旋转动作并于终末动作时姿势保持静止。量角器轴心固定臂不改变位置，移动臂随头顶至鼻尖延线方向变动而移动。此时测得终末角度（图2-6-3）。

记录：起始角度～终末角度，颈椎旋转活动度正常值为0°～60°。

（2）胸腰椎关节活动度

1）脊椎前屈及后伸

体位：被试者立位，胸腰椎无屈曲及旋转。

操作：量角器轴心位于第5腰椎棘突髂部投影点，固定臂与体侧中线平行，移动臂与第7颈椎（颈7）棘突和第5腰椎（腰5）棘突连线平行。此时量角器读数为起始度数，嘱被试者做脊椎前屈（后伸）动作并于终末动作时姿势保持静止。量角器轴心和固定臂不改变位置，移动臂随颈7腰5棘突连线位置变动移动至对应平行线。此时测得终末度数（图2-6-4）。

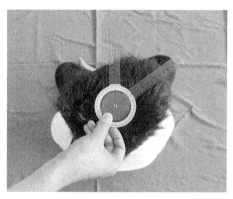

图 2-6-3　颈椎旋转

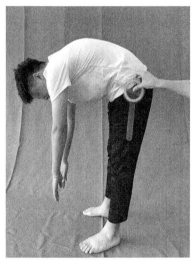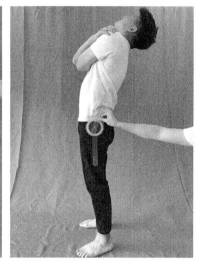

图 2-6-4　脊椎前屈及后伸

记录：起始角度～终末角度，脊椎前屈活动度正常值为0°～80°。脊椎后伸活动度正常值为0°～30°。

2）脊椎侧屈

体位：被试者立位，胸腰椎无屈曲及旋转。

操作：量角器轴心位于第5腰椎棘突，固定臂位于骶髂连线中点的垂直线，移动臂与颈7棘突和腰5棘突连线平行。此时量角器读数为起始度数，嘱被试者做脊椎侧屈动作并于终末动作时姿势保持静止。量角器轴心和固定臂不改变位置，移动臂随颈7腰5棘突连线位置变动移动至对应平行线。此时测得终末度数（图2-6-5）。

记录：起始角度～终末角度，脊椎侧屈活动度正常值为0°～40°。

3）旋转

体位：被试者立位，胸腰椎无屈曲及旋转。

操作：量角器轴心位于头部上面定点，固定臂垂直于双侧髂嵴下缘连线，移动臂垂直于双肩峰连线的平行线。此时

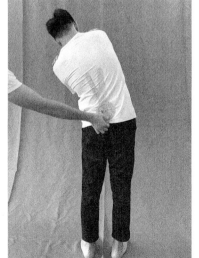

图 2-6-5　脊椎侧屈

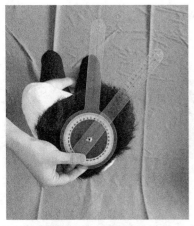

图 2-6-6 脊椎旋转

量角器读数为起始度数，嘱被试者做脊椎旋转动作并于终末动作时姿势保持静止。量角器轴心固定臂不改变位置，移动臂随双肩峰连线位置变动移动至对应垂直线。此时测得终末度数（图 2-6-6）。

记录：起始角度～终末角度，脊椎旋转活动度正常值为 0°～45°。

4. 注意事项 ①确保椅子稳定性；②防止跌倒；③在变换体位时如有头晕、黑矇、视物模糊、胸闷及剧烈疼痛等症状，终止测量。

二、肩 关 节

1. 测试目的 评估肩关节活动度。

2. 测试器材 量角器、直背椅或硬板床。

3. 测试步骤

（1）肩关节前屈及后伸

体位：被试者取坐位或立位。

操作：量角器轴心位于肩峰外侧，固定臂与腋中线平行，移动臂与肱骨纵轴平行。此时量角器读数为起始角度，嘱被试者做前屈（后伸）动作并于终末动作时姿势保持静止。量角器轴心固定臂不改变位置，移动臂随肱骨纵轴变动移动至对应平行线。此时测得终末角度（图 2-6-7）。

记录：起始角度～终末角度，肩关节前屈活动度正常值为 0°～170°/180°；后伸活动度正常值为 0°～50°/60°。

（2）肩关节外展

体位：被试者取坐位或立位。

操作：量角器轴心位于肩峰背侧，固定臂与身体中线平行，移动臂与肱骨纵轴平行。此时量角器读数为起始角度，嘱被试者做外展动作并于外展至最大限度保持静止。量角器轴心固定臂不改变位置，移动臂随肱骨纵轴变动移动至对应平行线。此时测得终末角度（图 2-6-8）。

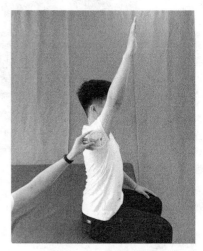

图 2-6-7 肩关节前屈

记录：起始角度～终末角度，肩关节外展活动度正常值为 0°～180°。

（3）肩关节水平外展及内收

体位：被试者取坐位或立位，肩关节外展 90°，伸肘，前臂旋前。

操作：量角器轴心位于肩峰，固定臂与肩峰至头颈连线平行，移动臂与肱骨纵轴平行。此时量角器读数为起始角度，嘱被试者做水平外展（内收）动作至最大限度保持静止。量角器轴心固定臂不改变位置，移动臂随肱骨纵轴变动移动至对应平行线。此时测得终末角度（图 2-6-9、图 2-6-10）。

记录：起始角度～终末角度，肩关节水平外展活动度正常值为 0°～40°；水平内收活动度正常值为 0°～130°。

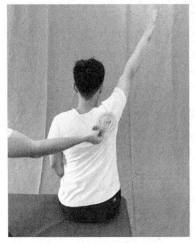

图 2-6-8 肩关节外展

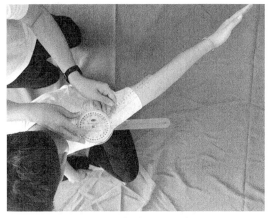

图 2-6-9　肩关节水平外展

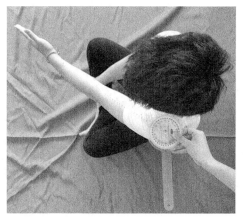

图 2-6-10　肩关节水平内收

（4）肩关节外展外旋及内旋

体位：被试者取仰卧位，肩关节外展 90°，肘关节屈曲 90°，前臂中立位，与身体冠状面垂直（图 2-6-11）。

操作：量角器轴心位于尺骨鹰嘴，固定臂与地面垂直，移动臂与桡骨纵轴平行。此时量角器读数为起始角度，嘱被试者做外旋（内旋）动作并于最大限度保持静止。量角器轴心固定臂不改变位置，移动臂随桡骨纵轴变动移动至对应平行线。此时测得终末角度（图 2-6-12）。

记录：起始角度～终末角度，肩关节外展外旋活动度正常值为 0°～90°；外展内旋正常值为 0°～60°。

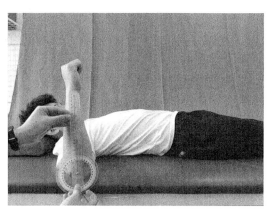

图 2-6-11　肩关节外展肘屈

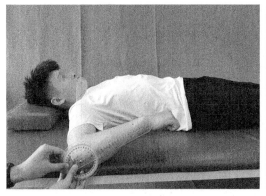

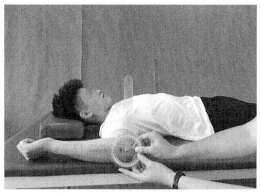

图 2-6-12　肩关节外展外旋及内旋

4. 注意事项　①确保椅子、硬板床稳定性。②防止跌倒。③变换体位时发生头晕、黑矇、视物模糊、胸闷及剧烈疼痛等症状则终止测量。

三、肘　关　节

1. 测试目的　评估肘关节活动度。

2. 测试器材　量角器、直背椅或硬板床。

3. 测试步骤

肘关节屈曲和伸展

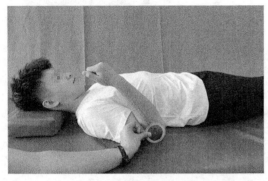

图 2-6-13　肘关节屈曲

体位：被试者取坐位或取仰卧位，上臂在体侧自然下垂，前臂旋后，掌心向前。

操作：量角器轴心位于肱骨外上髁，固定臂与肱骨纵轴平行，移动臂与桡骨纵轴平行。量角器读数作为起始角度，嘱被试者做屈曲（伸展）动作并于最大限度保持静止。量角器轴心固定臂不改变位置，移动臂随桡骨纵轴变动移动至对应平行线。此时测得终末角度（图 2-6-13）。

记录：起始角度～终末角度，肘关节屈曲活动度正常值为 0°～135°；伸展活动度正常值为 0°～–5°。

4. 注意事项　同肩关节活动度测量注意事项。

四、前臂活动度

1. 测试目的　评估前臂活动度。

2. 测试器材　量角器、直背椅或硬板床、铅笔。

3. 测试步骤

前臂旋前及旋后

体位：被试者取坐位，上臂置于体侧，肘屈 90°，前臂中立位。

操作：量角器轴心位于第三掌指关节骨突，固定臂与地面垂直，让受试者手中握一支铅笔。移动臂与铅笔纵轴平行。量角器读数为起始角度，嘱被试者做旋前（旋后）动作并于最大限度保持静止。量角器轴心固定臂不改变位置，移动臂随铅笔纵轴变动移动至对应平行线。此时测得终末角度（图 2-6-14）。

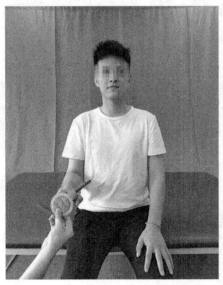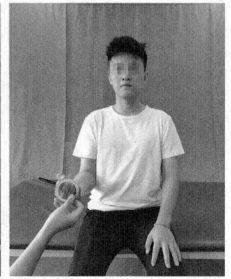

图 2-6-14　前臂活动度评估

记录：起始角度～终末角度，前臂旋前活动度正常值为 0°～90°；旋后正常值为 0°～90°。

4. 注意事项　同肩关节活动度测量注意事项。

五、髋 关 节

1. 测试目的 评估髋关节活动度。

2. 测试器材 量角器、硬板床。

3. 测试步骤

（1）髋关节屈曲

体位：被试者取仰卧位，下肢伸直。

操作：量角器轴心位于股骨大转子，固定臂与床面平行，移动臂与股骨纵轴平行。量角器读数为起始角度，嘱被试者做屈曲动作并屈膝至髋关节屈曲最大限度保持静止。量角器轴心固定臂不改变位置，移动臂随股骨纵轴变动移动至对应平行线。此时测得终末角度（图2-6-15）。

记录：起始角度～终末角度，髋关节屈曲活动度正常值为0°～120°。

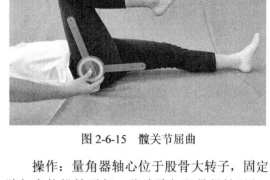

图2-6-15 髋关节屈曲

（2）髋关节伸展

体位：被试者取侧卧或俯卧位，下肢伸直。

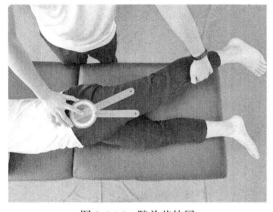

图2-6-16 髋关节伸展

操作：量角器轴心位于股骨大转子，固定臂与身体纵轴平行，移动臂与股骨纵轴平行。量角器读数为起始角度，嘱被试者做伸展动作至最大限度保持静止。量角器轴心和固定臂不改变位置，移动臂随股骨纵轴变动移动至对应平行线。此时测得终末角度（图2-6-16）。

记录：起始角度～终末角度，髋关节屈曲活动度正常值为0°～15°。

（3）髋关节外展

体位：被试者取仰卧位，下肢伸直。

操作：量角器轴心位于髂前上棘，固定臂与左右髂前上棘连线的垂线平行，移动臂与股骨纵轴平行。量角器读数为起始角度，嘱被试者做外展动作至最大限度保持静止。量角器轴心固定臂不改变位置，移动臂随股骨纵轴变动移动至对应平行线。此时测得终末角度（图2-6-17）。

记录：起始角度～终末角度，髋关节外展活动度正常值为0°～45°。

（4）髋关节内收

体位：被试者取仰卧位，下肢伸直。

操作：量角器轴心位于髂前上棘，固定臂与左右髂前上棘连线的垂线平行，移动臂与股骨纵轴平行。量角器读数为起始角度，嘱被试者做内收动作至最大限度保持静止。量角器轴心固定臂不改变位置，移动臂随股骨纵轴变动移动至对应平行线。此时测得终末角度（图2-6-18）。

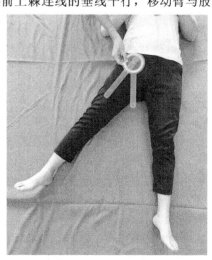

图2-6-17 髋关节外展

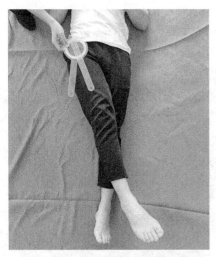

图 2-6-18　髋关节内收

记录：起始角度～终末角度，髋关节内收活动度正常值为 0°～45°。

（5）髋关节内旋及外旋

体位：被试者取坐位，膝关节屈曲呈 90°，下肢自然下垂。注意下垂的腿要伸出床沿的外面。

操作：量角器轴心位于髌骨下端，固定臂与地面垂直，移动臂与胫骨纵轴平行。量角器读数为起始角度，嘱被试者做内旋（外旋）动作至最大限度保持静止。量角器轴心固定臂不改变位置，移动臂随胫骨纵轴变动移动至对应平行线。此时测得终末角度（图 2-6-19、图 2-6-20）。

记录：起始角度～终末角度，髋关节内旋（外旋）活动度正常值为 0°～45°。

4. 注意事项　同肩关节活动度测量注意事项。

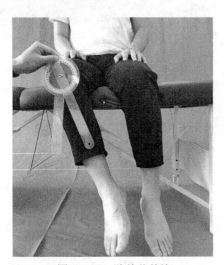

图 2-6-19　髋关节外旋

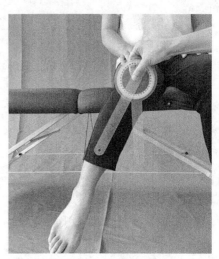

图 2-6-20　髋关节内旋

六、膝　关　节

1. 测试目的　评估膝关节活动度。

2. 测试器材　量角器、硬板床。

3. 测试步骤

膝关节屈曲和伸展

体位：被试者取侧卧位，膝关节自然伸直。

操作：量角器轴心位于股骨外侧髁，固定臂与股骨纵轴平行，移动臂与胫骨纵轴平行。量角器读数为起始角度，嘱被试者做屈曲（伸展）动作至最大限度保持静止。量角器轴心固定臂不改变位置，移动臂随胫骨纵轴变动移动至对应平行线。此时测得终末角度（图 2-6-21）。

记录：起始角度～终末角度，膝关节屈曲活动度正常值为 0°～135°；膝关节伸展活动度正常

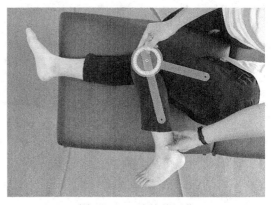

图 2-6-21　膝关节屈曲

值为0°～－5°。

4. 注意事项　同肩关节活动度测量注意事项。

七、踝关节

1. 测试目的　评估踝关节活动度。

2. 测试器材　量角器、硬板床。

3. 测试步骤

（1）踝关节背屈及跖屈

体位：被试者取仰卧位，膝关节自然伸直，踝关节中立位，踝关节无内外翻。

操作：量角器轴心位于腓骨纵轴与足外缘交点，固定臂与腓骨纵轴平行，移动臂与第5跖骨纵轴平行。量角器读数为起始角度，嘱被试者做背屈和跖屈动作至最大限度保持静止。量角器轴心固定臂不改变位置，移动臂随第5跖骨纵轴变动移动至对应平行线。此时测得终末角度（图2-6-22）。

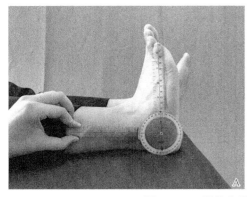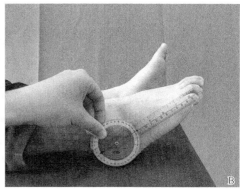

图2-6-22　踝关节背屈（A）及跖屈（B）

记录：起始角度～终末角度，踝关节背屈活动度正常值为0°～20°；踝关节跖屈活动度正常值为0°～45°。

（2）踝关节内翻及外翻

体位：被试者取坐位，膝关节屈曲呈90°，踝关节中立位。

操作：量角器轴心位于第2足趾，固定臂与地面垂直，移动臂与足底跖面垂直。量角器读数为起始角度，嘱被试者做内翻和外翻动作至最大限度保持静止。量角器轴心固定臂不改变位置，移动臂随足底的跖面变动移动至对应垂直线。此时测得终末角度（图2-6-23）。

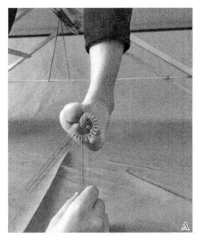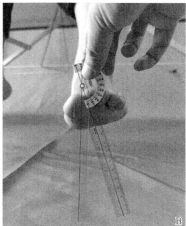

图2-6-23　踝关节内翻（A）及外翻（B）

记录：起始角度～终末角度，踝关节内翻活动度正常值为0°～35°；踝关节外翻活动度正常值为0°～20°。

4. 注意事项 同肩关节活动度测量注意事项。

八、疼痛评估

疼痛可引起焦虑、惊恐，严重者甚至可影响睡眠及日常活动的进行，降低生活质量。明确疼痛程度对医务工作者制订计划、采取措施、观察疗效及评估预后有重要意义。

1. 测试目的 评估感受疼痛的程度。

2. 测试器材 视觉模拟评分法（VAS）疼痛量表（图2-6-24）。

3. 测试步骤 尺端一侧为0，表示无痛；另一侧为10，表示剧痛最大值。VAS标尺中间刻度表示不同疼痛程度。嘱被试者在标尺上指出对应程度的刻度，表示自我感觉的疼痛程度。

记录：VAS评分：_____分。

4. 不同分数对应疼痛程度

0分：无痛。

2分：轻度疼痛：能忍受，不需止痛药，疼痛未影响睡眠质量。

4分：中度疼痛：需止痛药，或可影响睡眠质量。

6分：重度疼痛：需用麻醉止痛药，影响睡眠较重。

8分：剧烈疼痛：严重影响睡眠质量，伴有其他症状。

10分：无法忍受：不能睡眠或从睡眠中痛醒，伴有其他症状或被动体位。

5. 注意事项 ①意识清楚，拥有自知力；②如被试者因为文化程度受限而不能描述疼痛时，可用带有图画表情的VAS疼痛量表测量疼痛程度。③严格按照老年人描述记录，不可主观判断及诱导。

视觉模拟评分法（VAS）

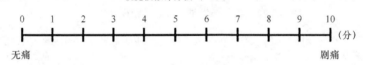

图2-6-24 VAS疼痛量表

案例

林某，男，65岁，2个月前骑电动车跌倒，右膝关节受伤，在医院做了右膝关节前交叉韧带重建手术，病情稳定后出院。出院6周后，康复治疗师来到患者家中，经询问，林老先生自述现在右膝做动作时有明显僵硬疼痛及不适感。为了比较康复治疗前后的关节活动改善情况，治疗师为其进行了膝关节屈伸活动度、肢体围度的测量。经过测量和评定，林老先生右大腿肌肉萎缩明显，右膝关节肤温较高，右膝关节活动范围和髌骨活动度明显减少，被动活动膝关节角度大于主动活动，髌骨加压时疼痛，VAS评分为6分。右膝关节屈、伸肌肌力均为4⁻级。说明膝关节除局部炎症、粘连和挛缩外，屈伸肌力也有下降。

因此，治疗师针对林老先生疼痛、肌力下降及关节活动度受限的问题，制定治疗处方如下：①理疗：超声波；运动训练前热疗（热水浸湿毛巾）；训练结束后冷疗（冰袋等）；各10min/次。②运动疗法：关节松动术、关节活动度训练，改善右膝关节屈伸活动度、髌骨活动度，30min/次；抗阻肌力训练，20min/次。③健康教育：疏导患者心情，必要时服用止痛药物；夜间抬高患肢；教给简单的居家运动防止关节僵硬；预防二次损伤；定期复诊，根据情况调整治疗计划。

经过1周左右的治疗，林老先生膝关节疼痛得到明显缓解，在家人的鼓励和帮助下，右膝关节周围的肌力逐渐恢复，能轻微抗阻力，关节活动度受限问题虽然略有改善，但还需要继续通过加强关节活动度训练进一步加强。再次评估中，治疗师也明显感觉到林老先生逐渐乐观的心态和康复为其带来的信心恢复。

（林　诚）

第七节　压疮评估

压疮（pressure sore），又称压力性溃疡（pressure ulcer），俗称褥疮，是指不同程度的压力或剪切力造成皮肤及局部组织缺血、缺氧而形成的坏死和溃疡。常见于长期卧床老年人和中枢神经系统损伤患者（如偏瘫、截瘫和四肢瘫患者）。压疮轻者表现为局部红肿，重者可出现深达骨骼的溃疡，甚至出现关节炎、骨髓炎，如果局部感染导致细菌入血可出现菌血症、毒血症及败血症。压疮本身不是原发疾病而是其他疾病护理不当所致，一旦发生压疮不仅给老年人带来痛苦，加重病情，延长疾病康复时间，严重时还会因继发感染而危及生命。压疮的发生是多种因素共同作用引起的复杂病理过程。

一、形成原因

压疮发生的原因有很多种，目前公认的有压力、剪切力、摩擦力、潮湿、感觉和运动障碍、营养不良和医源性因素等。其中压力和剪切力是形成压疮的主要原因。压力多发生在对骨突起部位压迫时。剪切力是指两个互相接触的物体沿相反方向平行运动时产生的力量。剪切力比压力的危害更大，因其可阻断大范围的血流。

当压力很大时，短时间内即可导致压疮。对皮肤的压力包括垂直压力和剪切力。外力牵拉皮肤产生的剪切力使皮肤的浅层和深层产生移位摩擦，导致局部组织损伤、坏死。骨突起部位的压疮大都由垂直压力所致，临床上常见的臀线处的压疮则是由剪切力引起的（图 2-7-1、图 2-7-2）。

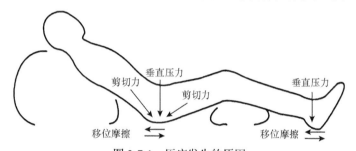

图 2-7-1　压疮发生的原因

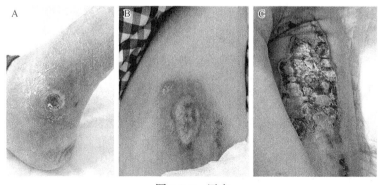

图 2-7-2　压疮

A.左侧踝骨处压疮；B.右侧臀部压疮；C.右侧臀线及右侧大腿后部压疮

引起压疮的临床因素有昏迷、肢体瘫痪、感觉障碍、年老体衰、术后低蛋白血症、长期卧床护理不当等。压疮的诱发因素包括营养不良、水肿、皮肤不卫生、皮肤破损擦伤、感染等。

（一）压力因素

正常人体毛细血管压力是 4.0～5.3kPa。当持续性的外部压力超过毛细血管压时，导致毛细血管血流受阻，组织发生缺血、缺氧、细胞代谢障碍致使组织坏死即出现压疮。压疮不仅由垂直压力引起，也可由摩擦力和剪切力引起。通常是 2 种或 3 种力联合作用引起。局部过度受压和受压时间过长是发生压疮的两个关键因素。

1. 垂直压力 对局部组织的持续性垂直压力是引起压疮的最重要因素，压疮的形成与压力的大小和持续的时间有密切关系。压力越大，持续时间越长，发生压疮的概率就越高。皮肤和皮下组织可在短时间内耐受一定的压力而不发生组织坏死，如果压力达到 8.0kPa 以上，会造成毛细血管血流受阻并持续作用不缓解，局部组织就会发生缺氧、血管塌陷、形成血栓，进而出现栓塞。

2. 摩擦力 两层相互接触的表面发生相对移动，摩擦力作用于皮肤时易损害皮肤的角质层。老年人在床上活动或坐轮椅时，皮肤随时都可受到床单和轮椅表面逆行阻力的摩擦。皮肤擦伤后受潮湿、污染而发生压疮。

3. 剪切力 骨骼及深层组织因重力作用向下滑行，而皮肤表层组织由于摩擦阻力仍停留在原位，两层组织产生相对性移位。两层组织间发生剪切力时血管被拉长、扭曲、撕裂而发生深层组织坏死。剪切力是由压力和摩擦力相加而成，与体位有密切关系，老年人平卧抬高床头时，身体下滑使皮肤与床铺间出现摩擦力，加上垂直方向的重力从而导致剪切力的发生。

（二）皮肤受潮湿或排泄物刺激

长期卧床老年人皮肤经常受汗液、尿液或各种渗出物的刺激，导致皮肤局部变得潮湿，出现酸碱度改变而致使表皮角质层的保护能力下降，皮肤组织破溃而继发感染。

（三）营养状况

营养障碍是形成压疮的一个重要因素。当营养摄入不足时，蛋白质合成减少，出现负氮平衡，肌肉萎缩，皮下脂肪减少，皮肤弹性变差。此时一旦受压，骨隆突处皮肤要承受外界的压力，而骨突处对皮肤也有挤压力，受压部位由于缺乏肌肉和脂肪组织的保护，容易引起血液循环障碍而出现压疮。过度肥胖老年人卧床时，体重对皮肤的压力较大也容易引起压疮的发生。

（四）年龄

年龄的增长会导致有效分配压力的能力被削弱，同时伴有胶原合成改变，导致组织机械力降低且程度增加，这些因素均可使组织中的液体流动的耐受性降低，当年龄增大时软组织弹性成分减少则皮肤上的机械负荷增加。因而压疮常发生于长期卧床的残疾老年人。

二、压疮的好发部位

压疮易发生于缺乏脂肪组织保护、无肌肉包裹或肌层较薄的骨突处。由于体位不同受压点不同，好发部位也不同。

1. 仰卧位 压疮好发于枕部、脊椎隆突、肩胛、肘部、骶尾部、足跟部等（图 2-7-3A）。

2. 侧卧位 好发于肩、肘部、膝部、足背部、大转子、内踝、外踝、足内侧跖趾关节等（图 2-7-3B）。

3. 俯卧位 好发于前额部、下颌部、肩前部、肘部、外生殖器、髂嵴部、膝髌骨部、足背侧部等（图 2-7-3C）。

4. 坐位 好发于骶骨、坐骨结节处（图 2-7-3D）。

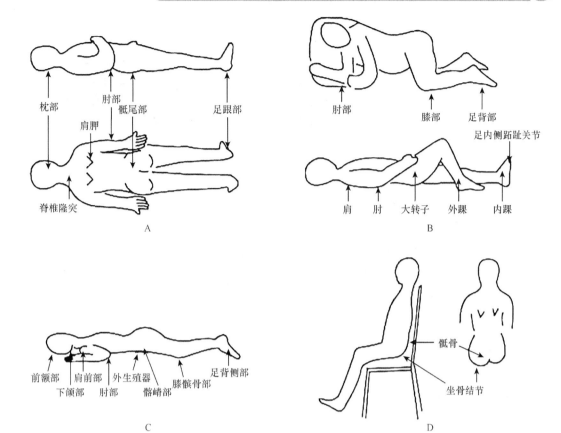

图 2-7-3　压疮的好发部位

A. 仰卧位；B. 侧卧位；C. 俯卧位；D. 坐位

三、压疮分期与评定

（一）压疮的分期

压疮的分期有多种，国内一般采用美国压疮协会压疮分期；谢伊（Shea）分级也很常用；近年来美国芝加哥脊髓损伤中心提出的新的压疮分级法亚科尼-柯克（Yarkony-Kirk）分级使用越来越广泛。

1. 美国压疮协会压疮分期（表 2-7-1、图 2-7-4）

表 2-7-1　美国压疮协会压疮分期

评定分级	评定标准
Ⅰ期	局部皮肤完整，有指压不变白的红肿
Ⅱ期	损害涉及皮肤表层或真皮层，可见皮损或水疱
Ⅲ期	损害涉及皮肤全层及皮下脂肪交界处，可见较深创面
Ⅳ期	损害涉及肌肉、骨骼或结缔组织（肌腱、关节、关节囊等）
可疑深部组织损伤期	局部皮肤完整，呈紫红色或黑紫色，或有血疱
不可分期	全皮层缺损，伤口床被腐肉和焦痂覆盖

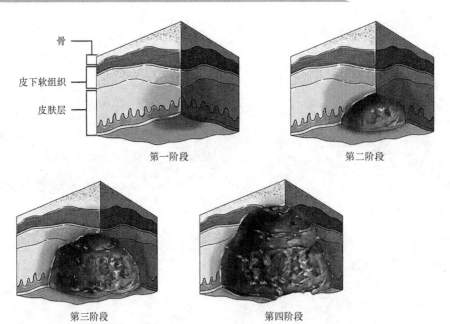

图 2-7-4　压疮的分期

2. Shea 分级

（1）1 级损害涉及表皮包括表皮红斑或脱落。

（2）2 级损害涉及皮肤全层及其皮下脂肪交界的组织。

（3）3 级损害涉及皮下脂肪和深筋膜。

（4）4 级损害涉及肌肉或深达骨骼。

（5）5 级损害涉及关节或体腔（直肠、小肠、阴道或膀胱）形成窦道。

3. Yarkony-Kirk 分级

（1）红斑区

1）呈现时间超过 30min 但不超过 24h。

2）呈现时间超过 24h。

（2）表皮损害不涉及皮下组织和脂肪。

（3）损害涉及皮下组织和脂肪但不涉及肌肉。

（4）损害涉及肌肉但未累及骨骼。

（5）损害涉及骨骼但未损害关节腔。

（6）涉及关节腔。

（7）压疮愈合但容易复发。

（二）预后评定

1. 危险度评估　评估危险度的目的是确定需要采取预防措施的危险人群和处于危险中的特殊因素。危险度评估表用于确定最危险的人群，以使人力、物力集中于这类特殊人群。危险度评估量表包括制动、失禁、进食、营养状况、意识障碍等。这些因素能增加压疮的发生率和严重程度。评估时按照量表对老年人定期进行评分。

2. 评估对象　危险度评估方法可用于早期预防及对高危人群的重点护理。

（1）神经系统疾病患者：如昏迷、瘫痪、长期卧床、自主活动能力丧失、身体局部组织长期受压。

（2）年老体弱、营养不良者：受压部位缺乏肌肉和脂肪组织的保护。

（3）肥胖老年人：过重的机体使承重部位的压力增加。

（4）水肿老年人：水肿降低了皮肤的抵抗力并增加了对承重部位的压力。

（5）疼痛老年人：为避免疼痛而处于强迫体位，机体活动减少。

（6）石膏固定患者：翻身、活动受限。

（7）大、小便失禁患者：皮肤经常受到污物、潮湿的刺激。

（8）发热患者：体温升高可致排汗增多，汗液可刺激皮肤。

3. 预后评定方法　目前常用的有布雷登（Braden）评分法和诺顿（Norton）评分法。即应用 Braden 量表和 Norton 量表通过评分的方式对患者发生压疮的危险性进行评定。

（1）Braden 评分法：是目前国内外预测压疮的最常用方法之一，有效性高。Braden 量表包括 6 个因素：活动性、运动能力、摩擦和切力、湿度、感觉能力、营养。除了摩擦和切力评分为 1～3 分，其余项目评分为 1～4 分，总分为 4～23 分。Braden 评分分值越少发生压疮的危险性越高。评分≤16 分，被认为具有一定危险性；评分≤12 分，属于高危患者，应采取相应措施实施重点预防。Braden 评分的分值越小发生压疮的危险性越高（表 2-7-2）。

表 2-7-2　Braden 评分法

因素	项目	4分	3分	2分	1分
活动性	身体活动程度	经常步行	偶尔步行	局限于床上	卧床不起
运动能力	活动能力改变和体力控制能力	不受限	轻度受限	严重受限	完全不能
摩擦和切力	摩擦力和剪切力	无	无明显问题	有潜在危险	有
感觉能力	感受对压迫有关的不适感受能力	未受损害	轻度丧失	严重丧失	完全丧失
湿度	皮肤暴露于潮湿的程度	很少发生	偶尔发生	非常潮湿	持久潮湿
营养	通常摄食状况	良好	适当	不足	恶劣

（2）Norton 评分法：是公认的预测压疮发生的有效评分方法。特别适用于评估老年人。其分值越小发生压疮的危险性越高。评分≤14 分提示易发生压疮。Norton 量表包括 5 个因素：精神状况、身体状况、运动能力、活动性及二便失禁情况。每个因素为 1～4 分，总分为 5～20 分，分值越小危险度越高（表 2-7-3）。

表 2-7-3　Norton 评分法

因素	项目	4分	3分	2分	1分
精神状态	意识状态	清醒	淡漠	模糊	昏迷
身体状况	营养状况	好	一般	差	极差
运动能力	运动	运动自如	轻度受限	重度受限	不能运动
活动性	活动	活动自如	扶助行走	依赖轮椅	运动障碍
二便失禁	排泄控制	能控制	小便失禁	大便失禁	二便失禁
	循环	毛细血管再灌注迅速	毛细血管再灌注减慢	轻度水肿	中度至重度水肿
	体温	36.6～37.2℃	37.2～37.7℃	37.7～38.3℃	>38.3℃
	药物使用	未使用镇静药和类固醇类药	使用镇静药	使用类固醇药	使用镇静药和类固醇类药

（三）临床评定

压疮的临床描述包括部位、形状、大小、颜色、深度、边缘、基底坏死组织、分泌物、周围皮肤情况等。其深浅大小可用皮尺或纤维素尺测量，因溃疡形状不规则，近年又有几种测量其大小、容积的精确方法，包括照相、昆金（Kundin）六角测量器、牙科印模材料等。这些方法均需数据分析技术或计算机辅助计算，较复杂，但能提供精确的测量，有利于临床对比研究。对潜行或隧道式溃疡，可用超声波或注射造影剂后摄 X 线片来确定其范围及深度。

四、注意事项

1. 评分力求客观，准确。

2. 检查活动及运动能力时，避免拖、拉、拽等行为发生。

3. 如果患者病情发生变化，需随时进行评估。

4. 感觉能力评估时，观察机体对压力所引起的不适感的反应能力，可观察患者对疼痛反应。

5. 营养情况评估时，观察通常摄食状况，未吃过完整的一餐、禁食或静脉营养支持为非常差，很少吃完一顿餐或所摄取的液态食物未达到理想需要量可考虑为可能不足；能吃完每餐 50% 以上，时有加餐考虑为充足；每餐均能吃完或基本吃完考虑为良好，以上可作为参考，视患者具体情况而定。

（陈秋欣）

第八节　营养与饮食状况评估

营养不良是全球范围内老年人的主要健康问题，在老年人中的发生率高达 40%～60%。老年人身体处于衰弱状态，营养供给与消耗失衡可使机体免疫功能降低、感染机会增加、组织器官萎缩加速、手术切口愈合延迟、抑郁症患病率增高、生活质量降低等。饮食评估是营养学研究的基本手段，无论是评价人群的饮食营养状况，或是探讨营养与疾病的关系，都需要进行饮食评估。简易的营养评估方法主要包括：人体测量学评估与主观评估量表。饮食评估方法有称重法、24 小时饮食回顾法、食物频率问卷法及记账法。

一、营养评估方法

（一）人体测量学评估

人体测量学是一种容易获得、廉价、非侵入性的操作，能反映老年人的营养状况。测量内容包括以下几项。

1. 体重指数（body mass index，BMI）　BMI= 体重（kg）/身高 ^{2}（m^2），根据世界卫生组织（WHO）最新制定的亚太地区诊断标准，BMI＜18.5kg/m^2 为体重过低，BMI 处于 18.5～23.9kg/m^2 为正常，BMI≥24kg/m^2 为超重，24≤BMI＜28kg/m^2 为肥胖前期，BMI≥28kg/m^2 为肥胖。BMI 是衡量人体胖瘦程度及是否健康、营养状况的常用指标，缺点是不能反映机体肌肉的损耗状况及脂肪、非脂肪成分。

2. 手臂测量　包括三头肌皮褶厚度（triceps skinfold thickness，TSF）、上臂围（mid-arm circumference，MAC）和上臂肌围（arm muscle circumference，AMC）。

3. 小腿测量　以腓肠肌围（calf circumference，CC）测量，用小腿测量值评估老年人营养状况比其他人体测量学指标更敏感，评估老年人营养不良的分界值为 31cm，并且该分界值对男性老年人更加敏感。

4. 人体成分测量法　有生物电阻抗法（bioelectric impedance assay，BIA）和双重能量 X 射线

吸收法（dual energy X-ray absorption，DEXA）。BIA 近年来发展比较迅速，该方法无创、快速、准确，现已和 DEXA 广泛应用于测量人体组成成分（人体脂肪、瘦体重、肌肉、骨骼、水分等）。

（二）主观评估量表

1. 营养筛查量表（nutrition screening initiative，NSI）　20 世纪 90 年代美国饮食协会编制了 NSI，它包括 10 个内容：近期饮食种类与数量变化，每天用餐次数，水果、蔬菜或奶制品的摄入频次，饮酒频次，是否患有牙齿或口腔疾病而影响用餐，经济状况对所需食物购买力的影响，就餐环境，每天服药情况，半年内体重增减幅度，能否自己购物、下厨和用餐。NSI 的评分标准：0～2 分为营养状态好；3～5 分为营养不良的中风险状态，需改善饮食习惯和生活方式；≥6 分为营养不良的高风险状态，应向医生或营养师咨询。NSI 内容简短、容易记分，可准确识别社区老年人是否存在营养不良的危险状况。

2. 营养危险评分量表（nutrition risk score，NRS）　是由英国的莱利（Reilly）提出的筛查社区老年人营养不良状态的工具，它包括 5 个评估内容：最近 3 个月体重下降情况，体重指数情况，食欲情况，进食和获得食物的能力，机体是否存在应激因素。NRS 的评分标准为：0～3 分为营养不良的低风险状态；4～5 分为处于营养不良的中风险状态；6～15 分为营养不良的高风险状态。NRS 是能被护理人员用于筛查社区和疗养院老年人营养危险状态的专业工具，但其仍需作一定的修改，如在对大规模老年人群（包括体形改变的老年人、卧床老年人等）运用该量表时应注意体重指数的精确获得方法。

3. 微型营养评估量表（mini nutritional assessment，MNA）和简易微型营养评估量表（short-form mini nutritional assessment，MNA-SF）　MNA 是由瑞士的 Duigaz 提出的，是目前最成熟的老年人营养筛查和评估工具，在护理院、社区、住院、门诊的老年人中均可使用，是一种简单、可行性高的营养评估方法。其评价内容包括：基本人体测量指标（体重指数、上臂围、小腿围和体重下降等），整体评价（独立生活能力、药物摄入情况、应激情况、活动能力、神经精神、皮肤情况），饮食评定（每日餐数，食物摄入量的改变，蛋白质食物和果蔬、饮料的摄入情况，自主进食能力），主观评定（自我营养状况的评价和与同龄人健康状况比较），共 18 项问题，总分 30 分。MNA 的评分标准：评分＜17 分提示营养不良，17≤评分＜24 分提示存在营养不良风险，评分≥24 分提示营养状况良好。MNA 的优点是能在老年人出现严重的体重下降之前诊断营养不良并且能够监测老年人的营养状态。其不足之处是内容包括主观性的问题，在低体重、低认知或残疾评估的人群中敏感度仍存在疑问，因此 MNA 更适合用于社区人群的营养状况评估，不适合住院的老年人群。

2001 年，Rubenstein 对 MNA 进行简化，提出 MNA-SF，其内容包括 6 项评估指标：近 3 个月内有没有因为食欲减退、消化不良、咀嚼或吞咽困难而减少食量，近 3 个月内体重下降情况，活动能力，近 3 个月内有没有受到心理创伤或患上急性疾病，精神心理问题，BMI。MNA-SF 总分为 14 分，评分≤7 分提示存在营养不良，7＜评分≤11 分提示存在营养不良风险，评分＞11 分为营养正常。MNA-SF 的优点是避免造成评定结果假阳性的主观因素，通过照护者协助完成，耗时约 5min。目前 MNA-SF 量表运用较为广泛，较其他方法更适用于老年人的营养评价，不但简便易行，准确性亦可靠，可作为社区老年营养状况筛查的方法，更利于早发现、早治疗营养不良老年人（表 2-8-1）。

表 2-8-1　MNA-SF 评分量表

项目	评分标准		
近 3 个月内有没有因为食欲不振、消化不良、咀嚼或吞咽困难而减少食量？	食量严重减少 0 分	食量中度减少 1 分	食量没有减少 2 分

项目		评分标准		
近3个月内体重下降情况	体重下降大于3kg	不知道		体重下降1~3kg	体重没有下降
	0分	1分		2分	3分
活动能力	需长期卧床或坐轮椅	可以下床或离开轮椅，但不能外出	可以出去	
	0分	1分	2分	
近3个月内有没有受到心理创伤或患上急性疾病？	有	没有		
	0分	2分		
精神心理问题	严重痴呆或抑郁	轻度痴呆		没有精神心理问题
	0分	1分		2分
F1: BMI（kg/m²）	BMI<19	BMI 19~21		BMI 21~23	BMI≥23
	0分	1分		2分	3分
F2: 腿围CC（cm）	CC<31	CC≥31		
	0分	3分		

注：如不能准确获得 BMI，请以 F2 代替 F1，如已使用问题 F1，请不要使用问题 F2。

4. 社区老年人饮食营养评估量表（SCREEN）Ⅱ 是在加拿大开发，在新西兰改编并授权使用的量表，包括医疗史、体格测量、饮食摄入 3 大方面，共 14 个条目。总分为 64 分，每个条目 0~4 分，<2 分的单个条目提示该方面是导致营养不良风险的可能原因。总分≥54 分提示没有营养不良风险，50~53 分提示有风险，≤49 分提示有高风险。

二、饮食评估方法

（一）称重法

称重法是称量每餐烹调前可食部分生食重、烹调后的熟食重、食后剩余食重，并统计准确的用餐人数，称量三餐外摄入的水果、糕点、瓜子、花生等零食。它的主要优点是比其他方法准确，可调查每人每餐饮食的变动情况，尤其是称量制作复杂的主食，为准确计算主食原料量提供了理论基础，但是此法需要较大的人力物力，并要求应答者要有一定的文化水平。该方法增加了调查对象的负担，可能会导致应答率下降，从而难以保持样本的代表性。

（二）24 小时饮食回顾法

24 小时饮食回顾法由受试者尽可能准确地回顾调查前一天至数天的食物消耗量。询问调查前一天的食物消耗情况。在实际工作中，一般选用 3 天连续调查方法（每天入户回顾 24 小时进餐情况，连续进行 3 天），具体询问获得信息的方式有多种，可以通过面对面、开放式表格或事先编码好的调查表询问。此调查方法对调查员的要求较高，需要掌握一定的调查技巧才能得到比较准确的结果。该法虽然适合一些散居的特殊人群调查，但由于调查主要依靠应答者的记忆能力来回忆、描述他们的饮食，因此不适合年龄>75 岁、记忆力差的老年人。

（三）食物频率问卷法（food frequency questionnaire，FFQ）

FFQ 被用来估计调查对象在规定的一段时间内进食某些食物的次数或种类来评价饮食营养状况，分为定性、定量及半定量食物频率法。定性的 FFQ 通常只得到每种食物在特定时期内所食用的次数，而定量的 FFQ 要求受试者提供食用食物的数量，半定量的 FFQ 通常要求受试者提供标准的食物份额大小的种类。简化版 FFQ 包括 17 类食物，对调查对象过去 1 年的食物摄入频率和摄入量进行询问,如主食(大米、面粉及其他谷类)和饮酒、肉、水产品、蛋、豆制品、蔬菜、奶及奶制品等按大类进行询问,问卷需要 8～10min 完成。

在 FFQ 短问卷的基础上建立了长问卷,长问卷进一步增加了食物的种类,共包含 16 类 84 种食物;另外,除了包括蔬菜消费频率和量外,还增加了"消费频率最高的前 10 种蔬菜"等内容,以评价不同地区及个体蔬菜摄入模式的差异。完成每份问卷需要约 20min。FFQ 的信度和效度在国际上已有多项研究得以验证。食物频率问卷的信度效度在很大程度上取决于研究对象对问卷的理解和回答,以及问卷本身对饮食摄入信息的提炼,因此如果目标人群或问卷本身结构发生了改变,必须对食物频率问卷进行信度和效度的检验,以保证获得资料的准确性和可靠性。

(四)记账法

记账法是根据被调查单位或家庭账目在一定期间内食物的消费总量、用餐人数的记录等计算出每人每日平均摄入各种食物的量。记账法的技术要点:①对于有食物账目的调查单位,要求账目完整、数据可靠;②对于无记账的家庭,调查期间消费食物的总量=储存的食物+购进的食物-剩余的食物。记账法操作简便、费用低、人力少,适用于大样本,但是一般不单独使用,常与称重法相结合使用。记账法一般适用于就餐人数变动不大的集体单位和家庭,在账目准确和每餐用餐人数统计确实的情况下,结果较准确,可调查较长时期的饮食。但由于家庭成员的性别、年龄、进食量存在较大差别,调查结果仅代表家庭人均的摄入量,故不能用来分析个体的饮食摄入状况。

三、注意事项

1. 在评定时,部分老年人可因驼背等脊椎的弯曲改变、久病卧床的老年人常有下肢的挛缩等,难以测量到老年人的准确身高。有腹水或水肿的老年患者的体重也不能准确反映其真实体重。因此,无法准确测量的体重或 BMI 不能作为老年人营养状态判定的标准指标。

2. 部分认知障碍或痴呆患者无法配合或因照护人员的原因,主观评定可能无法进行,需进行客观指标评定。

3. 血红蛋白、前白蛋白、白蛋白等血清生化指标,虽然是评估老年人营养不良的重要参考指标,但是这些指标易受疾病的影响,评估结果也不完全准确。因此,完整的营养评价需要结合客观和主观参数。

4. 营养评定的工具与量表种类繁多,各方法均有其优缺点,医护人员应针对具体情况,选择合适的评定量表进行评定。

案例

崔某,女,65 岁,身高 160cm,体重 47kg,于 4 个月前意外骨折,固定术后卧床休息 3 月余,极少运动,目前感觉做事虚弱无力。BMI = 18.4kg/m²,体形消瘦,根据身体成分检查肌肉质量结果以及测量肌肉力量和肌肉功能后,判断为肌少症。膳食摄入评价全天总能量为 1522kcal,蛋白质 57g(其中优质蛋白质 26g)、脂肪 57g、碳水化合物 197g,蛋白质、脂肪、碳水化合物三大营养素供能比分别为 15%、34%、51%。目前患者膳食总能量偏低,膳食结构不合理,蛋白质供能比稍低,优质蛋白质摄入量不足,脂肪摄入量偏高。根据以上情况制定营养和运动方案如下:

1. 增加总能量的摄入,逐渐增加体重至理想体重(55kg 左右),全天推荐总能量摄入约 1800kcal,三大营养素供能比分别为蛋白质 15%～20%、脂肪 20%～30%、碳水化合物 50%～65%。

2. 增加优质蛋白质摄入,鸡蛋 1 个,牛奶 250ml,瘦肉 100g,鱼或虾 160g(可适量选用富含 ω-3 脂肪酸的深海鱼),豆腐 100g,以上食物提供优质蛋白质约 67g。

3. 根据上述要求，患者全天食物摄入量为粮谷类250g，鸡蛋1个，牛奶250ml，瘦肉100g，鱼或虾160g，北豆腐100g，蔬菜500～750g，水果200g，全日烹调油25g。以上食物蛋白质、脂肪、碳水化合物供能比分别为20%、28%、52%。

4. 适当增加海鱼、动物肝脏和蛋黄等维生素D含量较高食物的摄入，建议维生素D的补充剂量为600～800IU/天，以减少跌倒引起的骨折风险。

关于运动指导方案，每周进行60min的中等至高强度抗阻运动，分配在2～3天完成，每天20～30min，每次5～10个由多关节参与的大肌肉群抗阻运动，每个运动做3组，每组重复10～15次，组间休息1～2min。对于同一组肌肉群，应隔天进行抗阻运动，不应连续2天进行。

（郭　琪　赵银娇）

思 考 题

1. 社区体适能评估方法有哪些？如何评估？
2. 社区简易心肺功能评估有哪些？如何评估？
3. 对老年人进行平衡功能评定有何意义？评定过程中应注意什么？
4. 老年人日常生活活动能力评定主要内容有哪些？
5. 老年人睡眠障碍常用的评估量表有哪些？
6. 关节活动度评估的目的和步骤？
7. VAS疼痛评估法的目的和步骤？
8. 压疮的好发部位有哪些？压疮预后的评定方法有哪些？
9. 王某，女，56岁，1.60m，60kg，因蛛网膜下腔出血行手术治疗。术后给予患者抗血小板、营养神经、抗炎等治疗，现需要对患者的营养状态进行评估，应如何进行评估？

第三章 康复养老适宜技术

第一节 老龄体适能康复技术

健康体适能是为了促进健康、预防疾病、提高日常生活质量、提升工作和学习效率所追求的体适能，内容包括有氧适能、肌适能、体成分、柔软素质等。它是维护自身健康的基础，是保证机体以最大活力完成日常工作的前提，是降低慢性疾病发病风险的条件。增强老龄体适能是促进老年人健康、预防疾病、提高日常生活质量的重要手段。

一、老年人力量练习方法

肌肉力量的发展有着明显的年龄特征。40岁以后人体大部分肌肉力量开始衰退；50岁以后，每10年肌肉力量下降约12%～14%；大约70岁时人体多数肌肉的力量只有其鼎盛时期的30%～60%。

力量训练是增强肌肉力量的最有效手段。运动训练不仅能使肌肉蛋白增加、肌纤维增粗、横断面积增大、结缔组织增强，同时也可提高中枢神经系统的兴奋水平与调控能力，改善运动单位的募集能力和同步化程度以及不同肌群活动的协调共济。

老年人在进行力量性训练时，强度不宜过大，在锻炼过程中应该注重自我监测，包括主观感觉和客观监测。力量训练的顺序为大肌群在先、小肌群在后，多关节在前、单关节在后。

老年人力量训练的注意事项：防止"憋气"；训练过程中要注意安全、动作缓慢；训练频率要合理安排，每周不超过3次。

（一）上肢力量训练

1. 手臂拉伸练习

（1）双脚站立，双手握住弹力带两端，双臂伸直并向前举起至水平位置。

（2）保持双臂伸直状态，将弹力带向两边拉，直至双臂完全侧平举（图3-1-1）。

（3）拉伸至极限位置，稍停留再缓慢还原，重复5～10次，共3组。

2. 反握拉伸

（1）双脚站立（可坐立完成），双手反手握住弹力带，肘关节抵着躯干，前臂和地面平行（图3-1-2）。

（2）肩胛骨往后翻，拉伸弹力绳，过程中上臂不要远离躯干。

（3）稍停留再缓慢还原，重复5～10次，共3组。

3. 二头弯举

（1）双脚站立，脚底踩在弹力带上（可坐立完成），双手反向拉住弹力带。

（2）确保弹力带两边平衡，前臂弯曲向上拉举（图3-1-3）。

（3）稍停留再缓慢还原，重复5～10次，共3组。

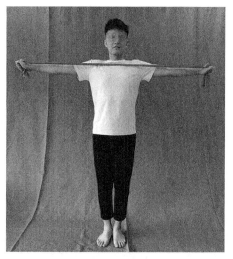

图 3-1-1 将弹力带向两边拉

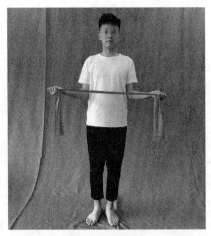

图 3-1-2　双手反手握住弹力带

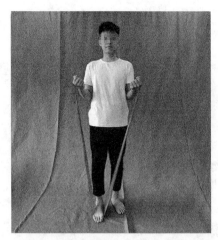

图 3-1-3　脚踩弹力带向上拉举

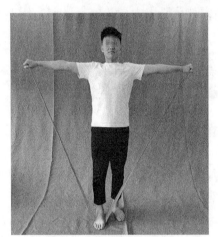

图 3-1-4　脚踩着弹力带侧平举

4. 弹力带侧平举

（1）脚底踩在弹力带上，身体直立，挺胸收腹（可坐立完成）。双手握住弹力带的两端，手臂自然放在双腿两侧。

（2）然后用肩部力量，将双臂向侧面举起，使双手尽量呈倒水的角度（图 3-1-4）。

（3）双臂举到水平位置，稍停留再缓慢还原，重复 5～10 次，共 3 组。

5. 抬放手臂

（1）双脚站立与肩同宽（可坐立完成），脚底踩在弹力带上固定底部。

（2）双手抓住弹力带两端，慢慢抬起手臂，再慢慢放下手臂（图 3-1-5）。

（3）稍停留再缓慢还原，重复 5～10 次，共 3 组。

6. 推墙练习

（1）站立位，双脚略打开。

（2）双手推墙，同时腹部和臀部用力，推墙时脚后跟不动（图 3-1-6）。

（3）稍停留再缓慢还原，重复 5～10 次，共 3 组。

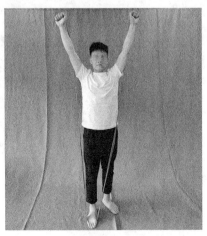

图 3-1-5　慢慢张开手臂

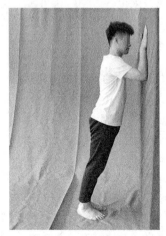

图 3-1-6　双手推墙

7. 卧位推举

（1）仰卧位，屈肘，手握小哑铃（图3-1-7），向上推动至手臂伸直（图3-1-8）。

（2）稍停留再缓慢还原，重复5～10次，共3组。

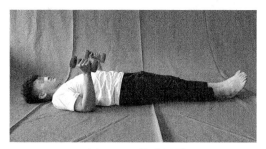 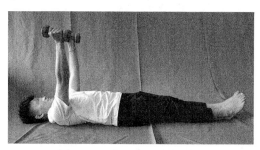

图3-1-7　仰卧屈肘　　　　　　　　　图3-1-8　向上推动小哑铃

（二）下肢力量训练

1. 髋部肌群训练

（1）坐立位，用弹力带绑住双腿，交替抬高左右腿，抬高和还原时速度均要缓慢匀速（图3-1-9）。

（2）每组左右各10次，共3组。

2. 腿部肌群训练

（1）坐立位，抬起左腿约10cm高，双手握住弹力带将其中部放于左脚下方固定，向前方踢腿，速度要缓慢匀速，直至膝盖伸直，还原，右腿动作如上所述（图3-1-10）。

（2）每组左右各10次，共3组。

3. 靠墙直体蹲

（1）站立位，双脚打开与肩同宽，背靠墙，手贴墙面，挺胸收腹。

（2）慢慢屈膝下蹲，完成半蹲动作，持续3～5s（图3-1-11）。

（3）还原，重复5～10次，共3组。

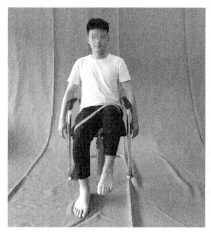 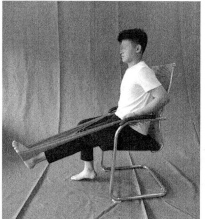 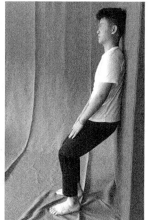

图3-1-9　抬左腿　　　　　　图3-1-10　踢左腿　　　　　　图3-1-11　屈膝下蹲

4. 踝泵运动

（1）卧位，双下肢伸直，踝关节向上屈曲，脚尖向上勾，维持10s（图3-1-12）。

（2）踝关节向下屈曲，脚尖尽量向下压，维持10s（图3-1-13）。

（3）重复5～10次，共3组。

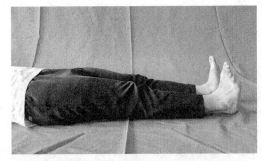

图 3-1-12　脚尖上勾

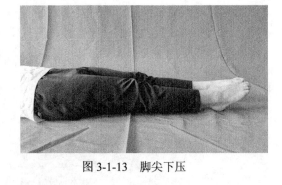

图 3-1-13　脚尖下压

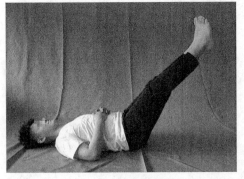

图 3-1-14　双腿上举

5. 仰卧直举腿

（1）仰卧位，两腿并拢伸直，两手位于腹部或贴于身体两侧。

（2）双腿上举至与身体呈 60°～90°（图 3-1-14）。

（3）还原，重复 5～10 次，共 3 组。

6. 踏车运动

（1）仰卧位，腰腹收紧。

（2）两脚抬起在空中，做踏车运动，先左脚起踏然后再右脚，每组左右各重复 8～15 次，共 3 组（图 3-1-15）。

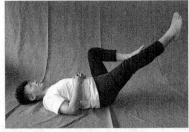
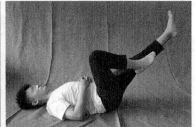

图 3-1-15　双脚做踏车运动

7. 高抬腿

（1）身体直立，双脚打开与肩同宽。

（2）手扶两侧物体，抬腿提膝，左右交替（图 3-1-16）。

（3）每组左右各重复 8～15 次，共 3 组。

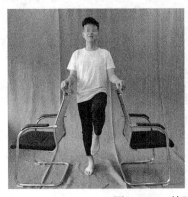
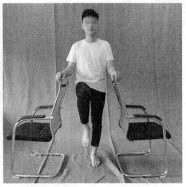

图 3-1-16　抬腿提膝左右交替

（三）核心力量训练

1. 仰卧提臂

（1）仰卧位，两膝弯曲与肩同宽，两手分开置于体侧。

（2）髋部顶起使得头部、胸部、腹部、髋部、大腿呈一直线，保持3～5s，缓慢放下（图3-1-17）。

（3）每组重复8～15次，共3组。

2. 简化仰卧起坐

（1）仰卧位，两膝弯曲与肩同宽，两手分开置于体侧。

（2）左臂向斜上方伸直，手臂和地面呈45°，右臂置于体侧，与地面保持平行，左右交替（图3-1-18）。

（3）每组左右臂各重复8～15次，共3组。

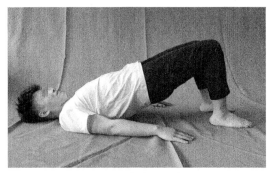
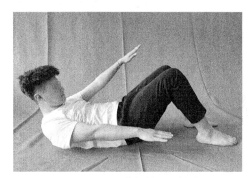

图3-1-17　臀部向上顶起　　　　　　　　图3-1-18　左臂向斜上方伸直

二、老年人柔韧性练习方法

柔韧性是人体在运动过程中完成大幅度运动技能的能力，它对于快速、有力、轻松、富有表现力的高难度运动技能的学习和掌握有重要的影响。

柔韧性取决于运动器官的构造（包括关节的骨结构）、关节周围组织的体积和髋关节的韧带、肌腱、肌肉及皮肤的伸展性。同时，也与支配骨骼肌的神经系统的功能状态、骨骼肌的收缩能力和不同肌群间的协调和放松能力有关。

老年人柔韧性训练的注意事项：准备活动要充分，动作幅度与强度要由小到大，拉伸到微微"酸、胀、痛"的感觉即可，不同部位的练习要交替进行，做到由小到大，由弱到强，持之以恒，效果更佳。

（一）上肢柔韧性训练

1. 颈部拉伸

（1）双脚站立与肩同宽，双手叉腰。

（2）头部向左倾斜，返回中位，然后向右倾斜，返回中位，左、右各保持10～30s（图3-1-19）。

（3）头部向前点头，返回中位，然后向后点头，返回中位，前、后各保持10～30s。

（4）前后左右交替重复3～5次。

2. 颈肩拉伸

（1）双脚站立与肩同宽。

（2）十指交叉于背后并上抬，头部后仰（图3-1-20）。

（3）保持10～30s，然后放松，共3组。

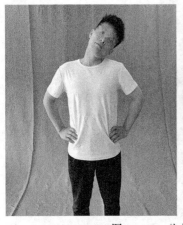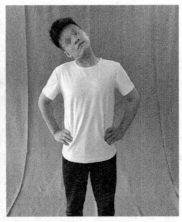

图 3-1-19　头部向左、右倾斜

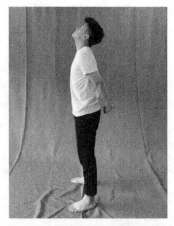

图 3-1-20　十指交叉于背后头部后仰

3. 肩部拉伸

（1）身体直立，躯干稳定，面向前方。

（2）左臂肘关节屈曲，右臂水平伸向左侧，左臂肘关节套住右臂肘关节，左臂向左后方用力，头部向右侧转头。

（3）左右交替重复 3～5 次（图 3-1-21）。

4. 背部后拉伸

（1）坐在凳子上，双脚打开与肩同宽，双手向后抓住凳子腿，身体前倾，抬头挺胸。

（2）慢慢将肩胛骨挤在一起，直到胸部、肩部和手臂感到张力为止（图 3-1-22）。

（3）保持 10～30s，然后放松，重复 3～5 次。

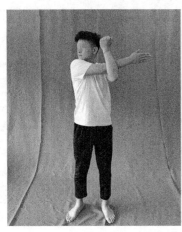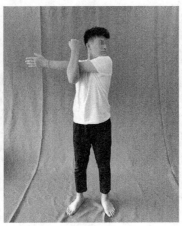

图 3-1-21　肩部拉伸左、右交替进行

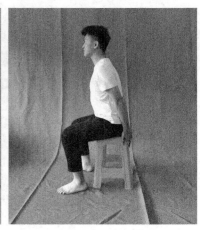

图 3-1-22　身体前倾

5. 背部前拉伸

（1）坐立挺直，双脚与肩同宽，双手放于前椅背上。

（2）躯体向前直至背部有拉伸感（图 3-1-23）。

（3）保持 10～30s，然后放松，重复 3～5 次。

6. 翻掌背部拉伸

（1）自然站立，双脚与肩同宽，双手相扣，掌心对着身体，然后翻掌，手背对着身体向前。

（2）推出时低头，身体随着手前推的力量，向后弓背到最大幅度（图 3-1-24）。

（3）保持 10～30s，然后放松，重复 3～5 次。

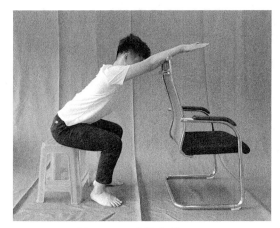

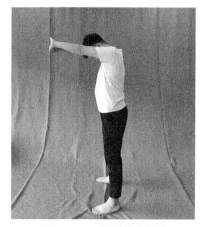

图 3-1-23　躯体向前　　　　　　　　图 3-1-24　翻掌推出低头

（二）下肢柔韧性训练

1. 髋关节灵活性

（1）双腿并拢，膝盖弯曲，双脚平放，在整个伸展过程中尽量稳定双肩。

（2）尽可能舒适地缓慢外展单膝，尽量不要移动另一条腿（图 3-1-25）。

（3）达到最低点保持 10～30s，左右交替，各重复 3～5 次。

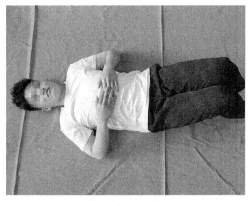

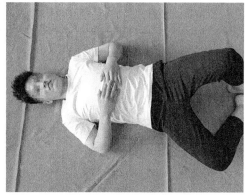

图 3-1-25　外展右膝

2. 大腿后侧拉伸

（1）平躺于垫上或床上，双手交叉平放在胸前。右脚向后滑向大腿方向，膝盖指向天花板。

（2）右腿缓慢伸直，左腿伸直平放在地面上，直至感受到右腿后侧有牵拉感（图 3-1-26）。

（3）保持这个姿势 10～30s，返回到初始位置，两腿轮换各重复各 3～5 次。

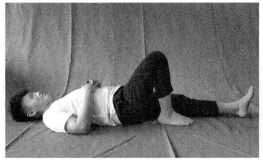

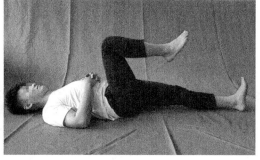

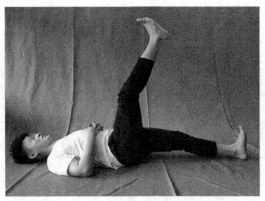

图 3-1-26　伸直右腿

3. 大腿前侧拉伸

（1）自然站立，勾起左脚，左手握住左脚脚踝。

（2）收紧腹部左手发力向上拉，髋部前顶，直至左侧大腿前侧有明显牵拉感，保持姿势，均匀呼吸，不要憋气（图 3-1-27）。

（3）保持这个姿势 10～30s，两脚轮换，各重复 3～5 次。

4. 弓步拉伸

（1）弓步压腿拉伸（图 3-1-28）。

（2）保持这个姿势 10～30s，两脚轮换，各重复 3～5 次。

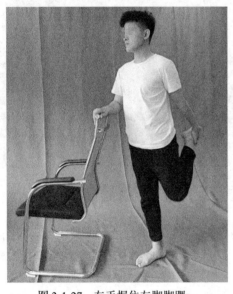

图 3-1-27　左手握住左脚脚踝

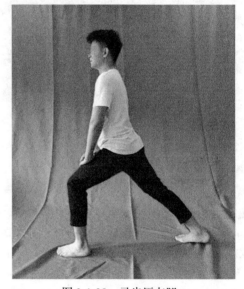

图 3-1-28　弓步压左腿

5. 小腿拉伸

（1）面向墙（或椅子）站立，距离墙（或椅子）一臂远，双脚与肩同宽。

（2）左脚向前一步，弯曲左腿膝盖，将手臂抬至肩膀高度，双手与肩同宽。微微弯曲右膝，直到右侧小腿有牵拉感，保持 10～30s（图 3-1-29）。

（3）慢慢回到开始位置，两腿轮换，各重复 3～5 次。

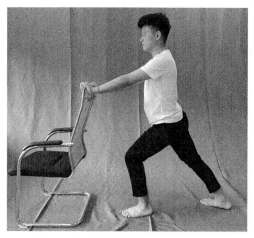

图 3-1-29 弯曲左腿膝盖

知识拓展

有研究报道：70 岁的老年人中，有 26% 的人登一层楼过程中，不得不停下来休息一下，有 31% 的人举不起大约 9kg 的重物，有 36% 的人走 200～300m 都有困难，这个结果表示老年人的肌力和肌耐力明显下降了，这是什么原因造成的呢？答案是老年人的肌肉萎缩，因为肌肉萎缩导致肌力和肌耐力明显降低。

研究表明，肌肉的力量与肌肉大小有关。不论男女，每平方厘米肌肉可产生 16～30N 的力。如果不进行力量训练，30 岁以后肌肉数量和体积开始减少，到 60 岁时，肌肉萎缩程度可达 20%～40%。肌肉中比例也发生变化：青壮年时，70% 的肌肉是肌纤维，到了老年人这个比例只有 50%。老年人，尤其是久坐不动的老年人，肌肉毛细血管供血和供氧能力下降，处于营养不良的肌纤维工作起来自然达不到应有的功能。

（陈丽妹）

第二节　心肺功能康复技术

心和肺两个脏器是人体氧气供给的主要器官。心肺功能是人体生理功能的基础，心肺功能的强弱直接影响着老年人的生命质量。心肺康复是指通过全面、规范的评定，采取综合医疗干预手段，包括药物、运动、营养、教育、心理等，提高老年人循环系统和呼吸系统功能，改善老年人生活质量，促进其回归家庭和社会生活。由于心肺疾病患者老年人数量庞大，综合医院和康复专科医院难以解决所有老年人的康复问题，大部分老年人需要更加便捷、经济的康复方式，因此社区心肺康复成为必然趋势。

一、运 动 训 练

运动训练是心肺功能康复技术的核心内容。运动训练能提高肌肉细胞的有氧代谢，增加肌肉的毛细血管密度，改善心肺系统协调工作的能力，显著提高老年人的最大摄氧量，从而改善呼吸困难，提高运动耐力和生活质量。

（一）运动处方的制定

运动处方的制定应遵循安全、有效、个体化、全面的原则。运动处方内容一般包括运动类型、运动频率、运动时间、运动强度。

1. 运动类型

（1）肌力训练：如弹力带、哑铃操等可增强上肢的肌力，呼吸阻抗训练可增强呼吸肌的肌力。

（2）有氧训练：主要涉及大肌群运动，如步行、慢跑、游泳等。

选择运动种类时要综合考虑老年人的需求、兴趣爱好和居住周边的环境。目前在心肺康复运动训练中多采用耐力训练。

2. 运动频率　根据老年人的健康状况和年龄有一定变化，一般运动频率为每周 3～4 次。运动强度低，运动时间少则运动频率可以适当增加；反之则需适当减少。

3. 运动时间　可细分为准备运动期、运动期和整理运动期。运动期时间至少为 15～20min，一般建议 30min 左右。准备运动和整理运动一般在 5～10min。

4. 运动强度　是运动处方中的核心要素，是处方定量化与科学性的最重要问题，它直接关系到运动效果和安全。一般可采用心率、最大吸氧量、代谢当量、主观疲劳量表等作为指标。因心率和有氧容量呈线性关系，且心率容易测量，因此最常用于运动处方中来决定运动的强度。具体方法如下：

（1）年龄计算法，即运动适宜心率 = 180 或 170 − 年龄。

（2）最大心率法，即以心率达到老年人最大心率 70%～80% 的强度作为标准进行康复训练的方法，运动强度适宜心率 =（220 − 年龄）×（70～80）%。

（3）储备心率法，即运动强度适宜心率 =（最大心率 − 安静时心率）×70% + 安静时心率。

运动强度也可采用自觉疲劳程度（rating of perceived exertion，RPE）快速评估判断。主观疲劳量表也称为 Borg 量表，多采用 6～20 分的 Borg 评分表，根据老年人自身感觉的劳累程度打分，通常建议老年人在 12～16 分范围内运动。

（二）有氧训练

有氧训练能提高机体氧化代谢能力，在调节运动的能量产生、血流量和底物利用率方面起到稳态作用。

1. 有氧训练的实施　有氧运动的目的是以安全有效的运动促进身体功能和提高活动能力。目前研究表明，缺乏运动是心脑血管疾病发病的独立危险因素，也加速了其他慢性疾病的发展。选择中等强度的有氧运动比改善单一素质，譬如提高耐力水平、增加肌肉力量更易达到健身锻炼的目标。

（1）有氧训练方式：社区中老年人在选择运动类型时应尽可能考虑自身的身体素质、兴趣爱好以及锻炼目的等因素，选择步行、慢跑、功率自行车、游泳、有氧体操等耐力项目，也可选用球类运动及我国健身气功如：太极拳、八段锦、易筋经、六字诀等进行锻炼。确定运动方式后，根据运动处方制定的运动强度、频率和时间进行训练。一般情况下，低危老年人采用中高强度有氧运动；中危老年人采用中等强度有氧运动；高危老年人采用低强度有氧运动；极高危老年人暂不建议有氧运动，待病情改善后再重新评估。

（2）注意事项

1）确保充分的准备和整理活动，预防发生运动损伤和心血管意外。每次运动前应先做运动肌肉的牵伸，以改善柔韧度及关节活动范围，预防运动伤害。

2）选择适当的运动方式：由于不专业的跑步姿势容易导致膝关节和踝足部的劳损，因而近年来选择慢跑的人群逐渐减少，采用快走方式的人群逐渐增加，选择游泳、登山、骑车等方式的人群也在增多。平常不运动的老年人应从低强度、低冲击的运动开始。其中，步行是最适合老年人的运动形式，运动强度以低强度为原则。

3）注意心血管反应：老年人应该明确了解自己的心血管状态，40 岁以上者特别需要进行心电图运动试验等心血管功能检查，以保证运动时不超过心血管系统的承受能力。注意心血管用药与运动反应之间的关系、血管活性药物对靶心率的影响等。

2. 医疗步行 因具有较高安全性和有效性，常作为有氧训练的举荐项目。

（1）装备：主要的装备有运动鞋、运动服、水壶等。运动鞋应合脚、轻便舒适，具有减震性能，可选择徒步专用的健走鞋。运动服装要舒适宽松，不妨碍肢体活动；根据季节的变换，适当增减衣服。长距离步行时，可随身携带水壶便于随时补充水分。

（2）运动场地：应尽可能选择在空气清新、环境安静、车辆稀少的地方，比如操场和公园。恶劣天气或者无法出门者，可于跑步机上进行步行训练。

（3）运动时间段：步行的锻炼时间最好选在上午 7 时后、下午 3 时后或晚上 9 时前。

（4）准备活动：步行锻炼前要做好充分的准备活动，促使身体的主要肌肉群、关节得到充分的活动，如果不能及时做准备活动，运动开始前段时间可以放慢步伐，进行有意识准备活动的慢走。

（5）正确技术要领：医疗步行的动作要领：头部端正，目视前方，颈部肌肉放松，挺胸收腹，保持躯干正直，两臂自然前后摆动，两脚自然迈步。呼吸方法：采用口鼻同时呼吸，以鼻呼吸为主；采用两步一呼和两步一吸。慢速走一般为 70～90 步/分，约每小时走 3～4km；中速走一般为 90～120 步/分，约每小时走 4～5km；快速走一般为 120～140 步/分，约每小时走 5.5～6km；极快速走一般为 140 步/分以上，约每小时 6.5km 以上。老年人应根据自身耐受情况选择步行速度。

（6）整理运动注意事项：运动后的整理运动是身体从运动到停止运动的一个缓冲过程，目的是让紧张的肌肉逐渐到放松状态，升高的心率和血压逐渐降低以至恢复到正常状态，兴奋的情绪逐渐恢复至平静状态。健步走运动结束后，最好再慢步一段距离，伴随做一些深呼吸，或做一套轻松的徒手操。

3. 功率自行车 早已被广泛应用于工程学、医学及体育竞技研究等众多领域中。在临床医学中，功率自行车训练是内科老年人、中枢神经系统疾病和术后老年人常见的治疗方法。

（1）骑行调整：先调整好座椅高度，一般与髋关节同高，再就是座椅与把手的距离，一般约一个前臂的距离（手肘到手掌的距离）。

（2）骑行姿势：一边轻松踩踏，一边确认膝盖的位置，踩踏时应朝前，不要过度外翻，以免对膝关节造成压力。踩踏到底，应该保留一些空间，不要将膝盖锁死，如果发现膝盖完全伸直，应该再调整座椅高度。上半身保持轻松，不要刻意前压，也不要驼背（图 3-2-1）。

（3）训练方法：先不设阻力，空踩 5min 进行热身运动。随后根据自身耐受情况调整阻力大小进行训练，以微微喘气为佳，维持 20～30min。运动训练后，将阻力调整为 0，继续踩自行车 10min 作为放松运动。

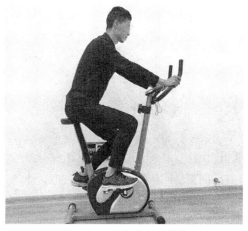

图 3-2-1 功率自行车训练

（三）抗阻运动

抗阻运动可提高肌肉力量和耐力，防止日常生活活动能力减少后产生的肌力下降和肌肉萎缩。

1. 运动类型 可通过哑铃或弹力带等来进行躯干、上下肢或全身的力量训练，以老年人功能性训练为目标选择合适的抗阻运动方式。

2. 运动强度 建议为 1 次重复最大力量（1 repetition maximum，1RM）的 20%～50%（对于老年人、青少年、儿童、高血压患者、心脏病患者，1RM 测试具有较高危险性，因此临床常使用极限阻力测试的值 10RM 预测最大负荷量）。

3. 运动时间 1 次 8～10 项综合性训练项目，应在 15～20min 内完成，并且在充分的有氧锻炼后进行。

4. 运动频率 对初始训练者，建议每周至少 2 天进行单一项目训练，如时间允许，可增至每周 3 次的练习。

二、肺功能训练

我们常将肺的呼吸训练称为呼吸功能训练。呼吸训练的目标主要是改善通气；改善呼吸肌的肌力、耐力及协调性；建立有效呼吸方式；提高咳嗽机制的效率；保持或改善胸廓的活动度；教育老年人处理呼吸急促；提高老年人的整体功能。

（一）放松体位

用辅助呼吸肌群减少呼吸肌的耗氧量，缓解呼吸困难。具体方法为：当出现气促时，站立位下，先找到一个支撑，然后身体半前倾（图 3-2-2），坐位时直接身体半前倾即可（图 3-2-3）。

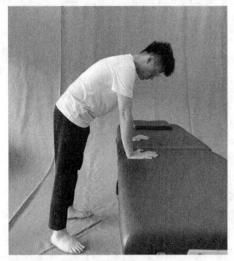
图 3-2-2 半前倾站位

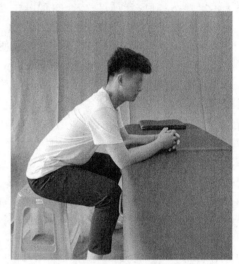
图 3-2-3 半前倾坐位

（二）腹式呼吸

当腹式呼吸时，横膈上下活动 1cm，可增加 250mL 的通气量。腹式呼吸是呼吸训练中的基本方法，具体训练方法如下：老年人采用坐位或卧位，思想集中，肩背放松，经鼻吸气，嘴巴吐气。治疗师将一手置于上腹部，吸气时，上腹部对抗该手压力，将腹部徐徐隆起，该压力既可吸引老年人的注意力，又可诱导呼吸的方向和部位；呼气时腹部下沉，此时该手再稍稍加压用力，以使腹压进一步增高，迫使膈肌上抬。

（三）缩唇式呼吸

此方法可增加呼气时的阻力，这种阻力可使支气管内保持一定的压力，防止肺泡、气管迅速塌陷，维持气管的通畅。

具体做法是：嘱老年人放松肩颈部，用鼻子缓慢吸气，然后微微嘟起嘴巴呈"O"形，缓慢呼气（图 3-2-4）。吸呼比为 1∶2～1∶5，或呼吸频率＜20 次/分。5～10 次/分，3～5min 为 1 组，3 组/天。

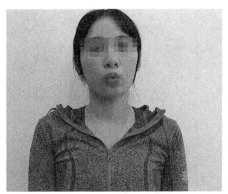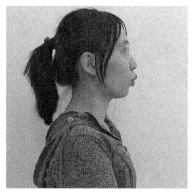

图 3-2-4　缩唇式呼吸

（四）呼吸肌练习

缓解呼吸困难症状，改善呼吸肌的肌力和耐力的过程称为呼吸肌训练，主要目的是增加最大呼气肌和吸气肌的肌力、耐力，从而有助于肺泡排空，并改善肺泡侧支通气和小气道分泌物向大气道引流。用于治疗各种急性或慢性肺疾病。

1. 吸气肌训练　老年人通过呼吸肌训练器（图 3-2-5）训练后，可以改善吸气肌的肌力及耐力，减少吸气肌的疲劳。呼吸肌训练器有各种不同直径的管子，气道管径越窄则阻力越大。在老年人可接受的前提下，通过调节吸气管口径，将吸气阻力增大，吸气阻力每周逐步递增 $2\sim4cmH_2O$。开始训练时一般 $3\sim5$ 分/次，$3\sim5$ 次/天，以后训练时间可增加至 $20\sim30$ 分/次，以增加吸气肌耐力（图 3-2-6）。

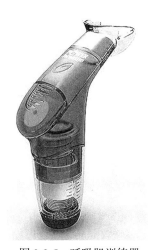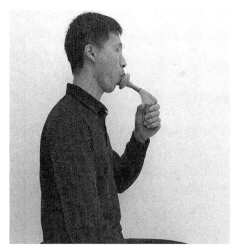

图 3-2-5　呼吸肌训练器　　　　图 3-2-6　呼吸肌训练器使用

2. 增强腹肌肌力训练　腹肌是最主要的呼气肌。腹肌无力会使腹腔失去有效压力，从而减少膈肌支托及外展下胸廓的能力。老年人取仰卧位，将沙袋置于腹部，做挺腹训练，开始为 $1.5\sim2.5kg$，以后可逐步增加至 $5\sim10kg$，5 分/次；也可做仰卧位下双下肢屈髋屈膝，双膝尽量贴近胸壁的训练，以增强腹肌肌力。

3. 激励式呼吸训练器（图 3-2-7）　是一种低阻力的训练方法，主要强调最大吸气量的维持。老年人采用坐位或站位；嘴含训练器吹气口，深吸气至最大，憋气 $0\sim3s$（视自身情况而定），缓慢呼出气体，尽量把气体全部呼出。鼻吸口呼，观察肺活量计数。$3\sim5$ 次/分，持续 $3\sim5min$ 为一组，5 组/天。

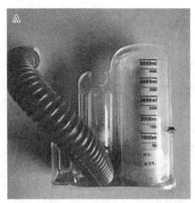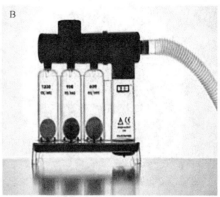

图 3-2-7　激励式呼吸训练器（A）与三球仪（B）

（五）手法排痰

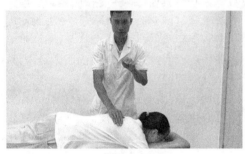

图 3-2-8　叩击法

治疗师通过手法促使老年人气道内的分泌物移动，有助于黏稠的痰液脱离支气管壁，便于排出。具体方法包括叩击法、震颤法。

1. 叩击法　治疗师将手屈曲成杯状，手指并拢，肩肘腕要放松，在老年人的胸部与治疗师的手之间形成空腔，叩击以便分泌物可以通过吸气或呼气而被清除（图 3-2-8）。运用腕动力量从胸背下部向上方双手轮流叩击拍打 30～45s，频率一般为 100～480 次/分，可在呼吸的呼气和吸气阶段同时进行。叩击力度不应使老年人感到疼痛或不适，根据老年人的年龄、胸壁情况、老年人耐受力等做适当调整。

2. 振颤法　振颤是在所涉及的肺段处，通过照顾者对胸壁施加压力时上肢的持续共同收缩传递产生的振动力而产生的，频率是 12～20Hz。只在呼吸的呼气阶段进行。

（六）主动循环呼吸技术

已有研究证实，主动循环呼吸技术（active cycle of breathing technique，ACBT）可以有效地清除支气管分泌物，改善肺功能而不加重气流阻塞和低氧血症。ACBT 由三个阶段反复循环构成，分别是呼吸控制、胸廓扩张运动和用力呼气技术。ACBT 是一种可变化的弹性治疗方法，应根据每个老年人气道分泌物的情况进行调整，老年人可以主动完成或经过辅助完成（图 3-2-9）。

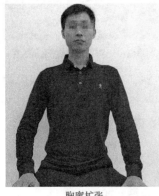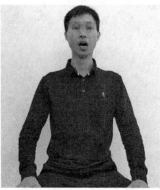

胸廓扩张　　　　　　　　　　　　用力呼气

图 3-2-9　ACBT

1. 呼吸控制　指的是放松上胸部和肩部，同时进行缓慢的潮式呼吸，常采用腹式呼吸。它在 ACBT 中介于两个主动部分之间的休息间歇，目的是使肺部和胸壁回复至其静息位置。

2. 胸廓扩张运动　是指着重于吸气的深呼吸运动，在吸气末屏气 3s，然后完成被动呼气动作。每次循环中，胸廓扩张运动进行 3 次左右后需暂停，然后进行呼吸控制，否则过多的深呼吸会引起通气过度，容易疲劳，从而减少老年人能完成的呼气次数。这个阶段可以帮助松动分泌物。

3. 用力呼气技术　包括一个或两个呵气，像把窗户吹雾或像用呼气清洁眼镜一样。操作时指导老年人在吸气后进行用力呼气动作。一般以中、低等深度的吸气开始，当分泌物已经达到中央气道时再进行高肺容积位的哈气或咳嗽。

ACBT 是一种比较灵活的方案，任何老年人，只要存在支气管分泌物过量的问题，都可以单独应用 ACBT 或辅以其他技术。

（潘泳鸿）

第三节　平衡功能康复技术

随着年龄的增长，老年人的身体功能衰退而出现力量、速度、灵敏性、协调性等功能下降，加上感知觉功能衰退，身体对姿势的控制能力减弱，平衡能力降低，因而极易发生跌倒。平衡功能训练是以恢复或改善身体平衡能力为目的的康复性训练。人体平衡功能不是基于一个固定的平衡反射模式，而是基于灵活的、功能性的运动技能，通过训练可改善老年人的反应能力、反应速度及身体的稳定性，还可提高老年人上下肢的协调运动性，从而提高老年人的平衡控制能力，有助于减少老年人跌倒风险。

一、坐位平衡训练

1. 触碰物体训练　老年人取坐位，可坐于床面或活动而软的支撑面（训练球），治疗师位于老年人的对面，手拿物体放于老年人的各个方向，让老年人来触碰治疗师手中的物体。

2. 抛球、接球训练　在进行抛接球训练时要注意从不同的角度向老年人抛球（图 3-3-1），同时可逐渐增加抛球的距离和力度来增加训练的难度（图 3-3-2）。

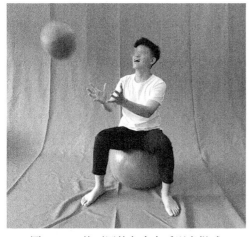 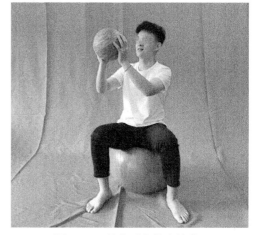

图 3-3-1　从不同的角度向受训者抛球　　　　图 3-3-2　接住对方抛来的球

二、站立平衡训练

1. 单腿站立平衡练习　建议从最简单的站立平衡开始练习，扶住椅子（图 3-3-3），用一侧腿站立保持平衡，注意重心落在脚踝处（图 3-3-4）；练习时要循序渐进——从单脚尝试几秒，到站立 1min；由双手扶椅子到单手，最后完全放手。

　　注意事项：不要闭上眼睛和屏住呼吸，保持呼吸平稳。

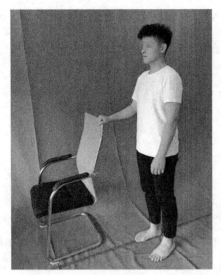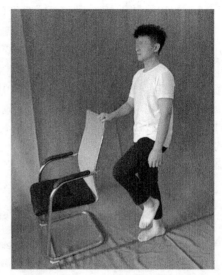

图 3-3-3　扶住椅子　　　　　　　　　　　图 3-3-4　一条腿站立保持平衡

2. 时钟练习

（1）用一侧手扶住椅子（图 3-3-5），单腿站立（图 3-3-6）。

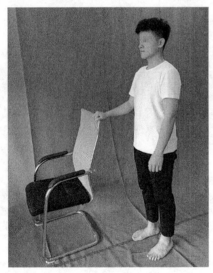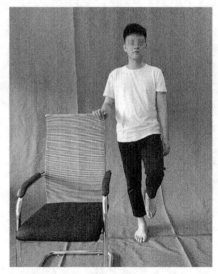

图 3-3-5　一侧手扶住椅子　　　　　　　　　图 3-3-6　单腿站立

　　（2）想象一个时钟，身前是 12 点身后是 6 点。将另一侧手臂带到 12 点、9 点、6 点钟位置（图 3-3-7～图 3-3-11）。

　　（3）左右侧交替练习。

　　注意事项：在尝试这项练习时，一定要抓住椅子以防摔倒。如果肩膀有疼痛，就不需要伸展到太远（如果达不到 6 点位置，只做到 9 点位置即可）。切记量力而为。

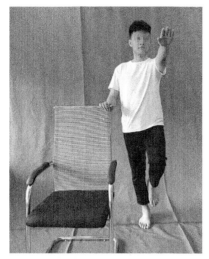
图 3-3-7　平举手臂向前

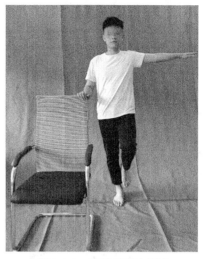
图 3-3-8　平举手臂向侧方

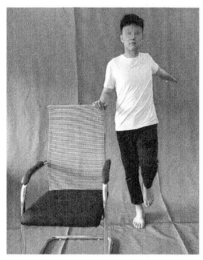
图 3-3-9　平举手臂向后

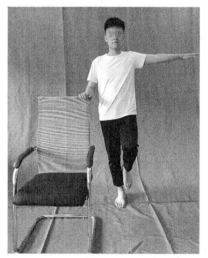
图 3-3-10　平举手臂回到侧方

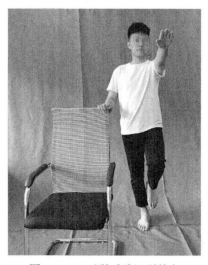
图 3-3-11　平举手臂回到前方

3. 同侧抬起练习

（1）站立位，双手自然垂于身体两侧（如果需要可以用一侧手扶住椅子）（图 3-3-12）。

（2）抬起另一侧手臂和腿，保持 10s（图 3-3-13）。

（3）左右侧交替练习。

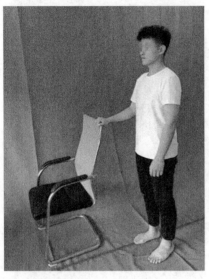 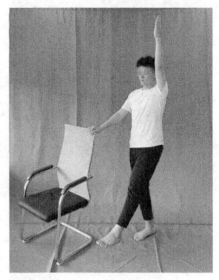

图 3-3-12　站立位　　　　　　　　图 3-3-13　抬起另一侧手臂和腿

4. 高抬腿练习

（1）站立位，双脚与肩同宽，双手自然垂于身体两侧。

（2）抬起一侧腿（在其舒服的范围内），保持 20s（图 3-3-14）。

（3）左右腿交替练习（图 3-3-15）。

注意事项：不要闭上眼睛和屏住呼吸——保持呼吸平稳。

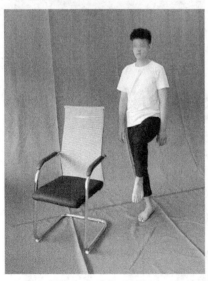 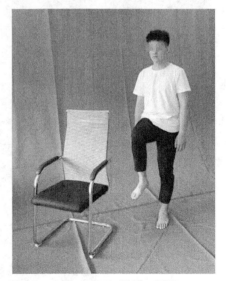

图 3-3-14　抬一侧腿　　　　　　　　图 3-3-15　抬另一侧腿

5. 身体画圈练习

（1）站立位，双脚与肩同宽，双手自然垂于身体两侧。

（2）挺直身体，在一个圆圈中摇摆，持续 1min（图 3-3-16、图 3-3-17）。

注意事项：可以伸开两臂帮助保持平衡，切记不要屏住呼吸。当感到眩晕时，即可停下。

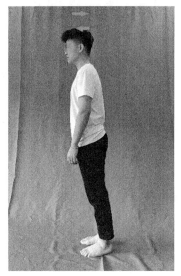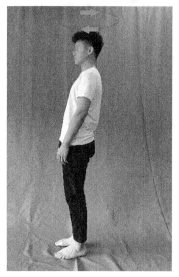

图 3-3-16　身体向前　　　　　　　图 3-3-17　身体向后

三、站立动态平衡训练

1. 太极拳云手式练习　可以采用太极拳的云手式进行平衡训练。云手式是身体重心一个连续的前后左右的转移过程，同时又伴随上肢的运动，因而是一个训练平衡的实用方法。

2. 触碰物体练习　治疗师手拿物体，放于老年人的正前方、侧前方、正上方、侧上方、正下方、侧下方等各个方向，让老年人来触碰物体（图 3-3-18）。

3. 抛接球练习　在进行抛接球训练时可以从不同的角度向老年人抛球，同时可逐渐增加抛球的距离和力度来增加训练的难度（图 3-3-19）。

4. 伸手拿物练习　拿一物体放于地面上距离老年人不同的地方，鼓励老年人弯腰伸手去拿物体。

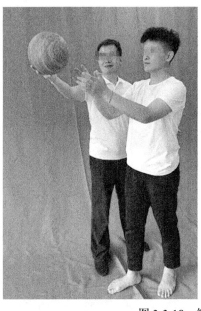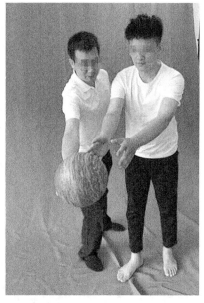

图 3-3-18　触碰物体训练

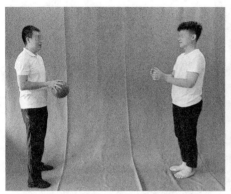
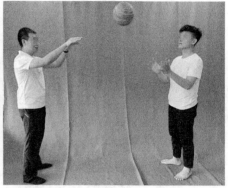

图 3-3-19　抛接球训练

四、眼动追踪训练

1. 眼部追踪练习

（1）屈肘，拇指竖起于面前（图 3-3-20）。

（2）将拇指向左、右、上、下移动，眼睛跟随拇指移动的方向——但保持头部静止（图 3-3-21～图 3-3-24）。

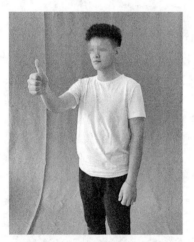

图 3-3-20　在面前竖起拇指

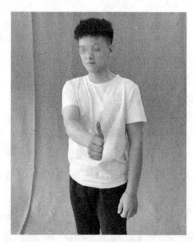

图 3-3-21　拇指移向身体左侧

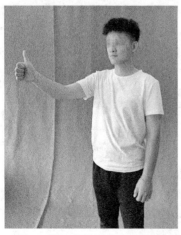

图 3-3-22　拇指移向身体右侧

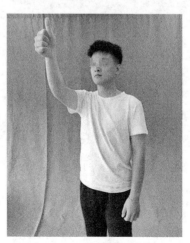

图 3-3-23　拇指移向上方

2. 头眼追踪练习

（1）拇指竖起于面前（图 3-3-25）。

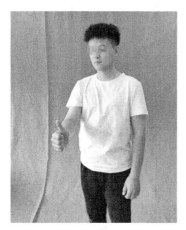

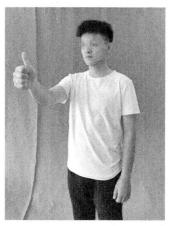

图 3-3-24 拇指移向下方　　　　图 3-3-25 在面前竖起拇指

（2）将拇指向左、右、上、下移动，眼睛和头部一起跟随拇指移动的方向（图 3-3-26～图 3-3-29）。

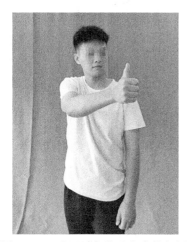

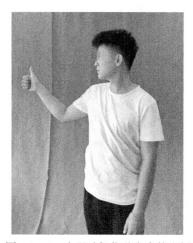

图 3-3-26 头眼随拇指移向身体左侧　图 3-3-27 头眼随拇指移向身体右侧

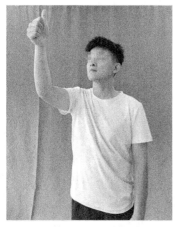

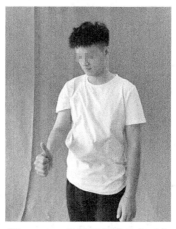

图 3-3-28 头眼随拇指移向上方　　图 3-3-29 头眼随拇指移向下方

注意事项：这项练习可能会使被训练者感到头晕——当出现眩晕，立刻停止练习。休息一段时间后用较小的头部动作进行练习。慢慢地，被训练者将逐渐掌握这项练习并从中受益。如果被训练者始终感到头晕，或怀疑头晕是低血压、药物作用等造成的，就停止此项练习，向专业人士寻求帮助。

3. 平衡棒练习

（1）用惯用手捧着平衡棒（图 3-3-30）。

（2）集中注意力于棒的顶端，保持棒的平衡（图 3-3-31）。

（3）左右侧交替练习。

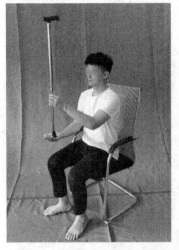
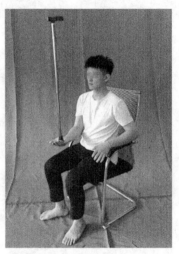

图 3-3-30　用惯用手捧着平衡棒　　　　图 3-3-31　保持棒的平衡

五、步 行 训 练

运动中的平衡练习是更难的，只有当你在前面几项静态练习中感觉良好时，才可进行这些运动练习。

1. 正走练习

（1）一只脚放在另一只脚前站立（图 3-3-32）。

（2）向前迈步，保持前脚脚跟与后脚脚趾相接（图 3-3-33）。

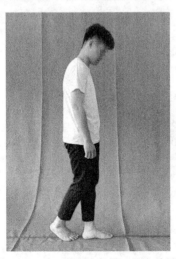
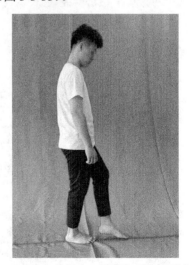

图 3-3-32　一只脚放在另一只脚前站立　图 3-3-33　向前迈步，脚跟与后脚脚趾相接

（3）继续练习。

注意事项：如果不确定是否能保持平衡，可以抓住别人的手进行练习。

2. 侧走练习

（1）双脚并拢站立，双手自然垂于身体两侧。

（2）侧步、两腿交叉行走（图 3-3-34、图 3-3-35）。

注意事项：如果不确定是否能保持平衡，可以抓住别人的手进行练习。

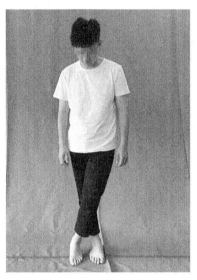 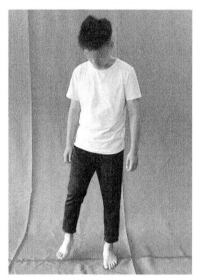

图 3-3-34 两腿交叉行走　　　　　　　图 3-3-35 侧步行走

3. 错步练习

（1）双脚并拢站立，双手自然垂于身体两侧。

（2）左脚向前迈出，双臂水平伸直，保持 10s（图 3-3-36）。

（3）两脚轮流进行。

注意事项：如果感觉不稳，可以用一手扶住椅子；如果对这项练习感觉良好，可以尝试闭上眼睛，增加练习难度。

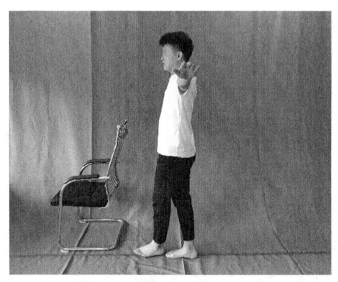

图 3-3-36 两脚轮流迈步，保持平衡

4. 障碍行走练习

（1）在地板上布置 2 个以上的瑜伽块，间隔 30～40cm。

（2）将脚抬高至少 15cm，空踩在瑜伽块上，试着跨过每个瑜伽块（图 3-3-37、图 3-3-38）。

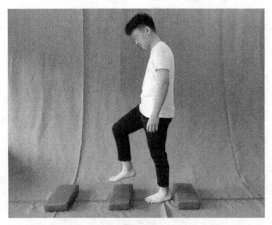

图 3-3-37　脚抬高至少 15cm

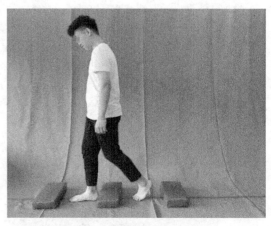

图 3-3-38　跨过每个瑜伽块

（3）更高难度的进阶练习，如图 3-3-39、图 3-3-40 中箭头路线。

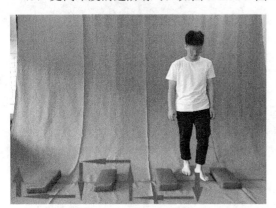

图 3-3-39　进阶练习一

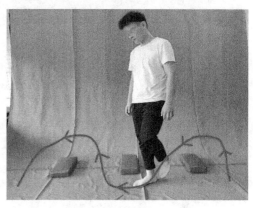

图 3-3-40　进阶练习二

5. 动态行走练习

（1）站在房间的一端（图 3-3-41）。

（2）走路时将头从一侧转向另一侧（图 3-3-42）。

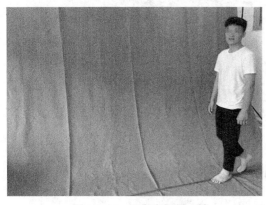

图 3-3-41　站在房间的一端

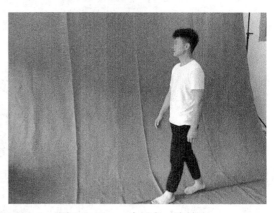

图 3-3-42　一边行走一边转头

知识拓展

　　持杖健走是一项新兴的运动方式,借助手杖(图3-3-43)使"两驱"行走,变成了"四驱"行走,接近人类的原始行走模式。持杖健走过程,通过地面反作用力对上肢肌肉力量的募集作用,让身体在步行运动更加均衡。国外临床试验证实了老年人经过持杖健走运动后,不仅改善了身体健康,而且明显提高保持平衡的能力,包括静态和动态的平衡。持杖健走还增加手的灵活性和力量,这对提高平衡能力十分重要。这种运动方式适合个人或者在社区开展团队运动(图3-3-44)。

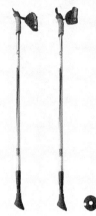

图3-3-43　健走杖

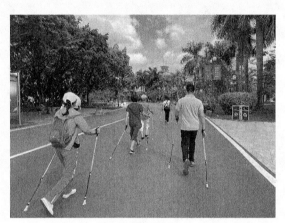

图3-3-44　社区持杖健走运动团体活动

(钟彩红)

第四节　日常生活活动能力提升技术

　　老年生活中,身体素质对其日常生活活动(ADL)能力具有重要影响,早期较差的身体功能可能预示着未来的生活活动能力会受到影响,因此对于早期老年生活应当重视身体素质的加强和锻炼,进一步提升老年人的运动能力,尽量延迟日常生活活动能力受限的时间、减轻活动受限的程度。对于已经出现日常生活活动能力受限情况的老年人,应当加强训练其对轮椅、生活辅助用具等辅助技术的使用能力,教给老年人如何在现有的身体条件下完成各种日常生活活动能力的提升,改善老年人心理状态,减轻家庭和社会负担。本章节着重介绍基本日常生活活动(basic activity of daily living, BADL)能力提升技术,其对于老年人日常生活活动能力提升更有意义。

一、移动障碍的自理能力提升

(一)肌力低下者的训练

　　1. 可安装牢固可靠的床栏,抓住床栏或床旁的轮椅扶手起身。

　　2. 可以采取在床尾系一根绳索,老年人借助抓握绳索的方式辅助坐起(图3-4-1)。

(二)轮椅的使用

1.普通轮椅选择

　　(1)座位宽度为坐下时两臀间或两股间距离加5cm(图3-4-2)。

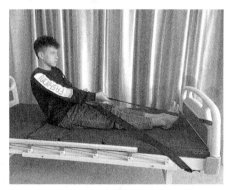

图3-4-1　起身辅助带

（2）座位长度为坐下时臀部至小腿腓肠肌之间的水平距离减 6.5cm（图 3-4-3）。

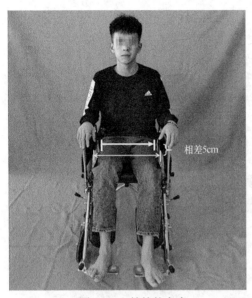

图 3-4-2　轮椅的宽度

粗线：两臀间距离；细线：座位宽

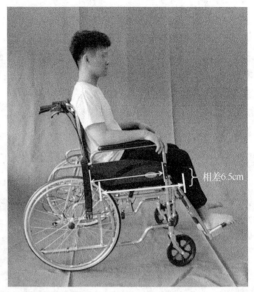

图 3-4-3　轮椅的长度

粗线：臀部至小腿腓肠肌之间距离；细线：座位长

（3）座位高度为坐下时足跟至腘窝的距离加 4cm（图 3-4-4）。

（4）靠背高度分低靠背和高靠背，低靠背为坐面至腋窝距离减 10cm，高靠背为坐面至肩部或后枕部的实际高度（图 3-4-5）。

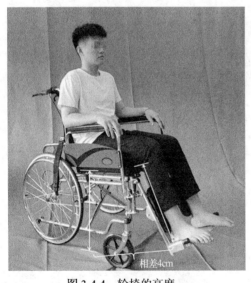

图 3-4-4　轮椅的高度

粗线：足跟至腘窝；细线：座位高

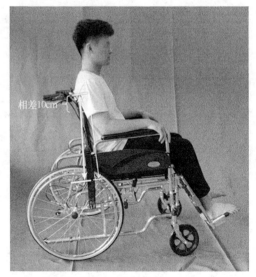

图 3-4-5　靠背高度

粗线：坐面至腋窝距离；细线：靠背高度

（5）扶手高度为坐下时上臂垂直，前臂平放于扶手上，测量椅面至前臂下缘的高度加 2.5cm。

2. 轮椅推进或后退训练　臀部坐稳，身体保持平衡，双眼注视前方，然后双臂向后伸，肘关节微屈，手握轮环（稍偏后），身体略向前倾，双臂同时用力搬动轮环向前推，使轮椅前行，重复上述动作。后退时，双臂动作相反，身体微前倾，缓慢后退。

3. 转移训练　训练床↔轮椅、轮椅↔厕所、轮椅↔浴盆、轮椅↔地面等转移训练。例如：

在训练轮椅到床面转移时，先用刹车将轮椅锁定，将臀部慢慢移动到座位前缘，手握住同侧扶手，健侧手伸向床面，随后重心移向健侧，臀部逐渐离开座位，健侧上肢在支撑躯干的同时缓慢屈肘，使老年人坐到床上。老年人从床面回到轮椅时，先将轮椅从老年人健侧固定好，身体尽量靠近轮椅座位与床之间空间，通过健侧上肢支撑在轮椅远侧扶手借力支撑，健侧下肢带动患侧撑起臀部移至轮椅座位上，再慢慢调整坐姿。

（三）手杖的使用

1. 手杖适配　手杖或助行器的正确长度是从股骨大转子到地板的长度。把老年人的手放在手杖或助行器的把手上。如果手杖或助行器的长度合适，肘部应呈 20°～30° 的弯曲。

（1）穿正常的鞋子。

（2）让老年人的手臂放松地垂在身体两侧。

（3）测量老年人手腕到地板的距离。这个测量值应该等于老年人的股骨大转子到地板的距离。按照这个距离来调节老年人的手杖或步行器（图3-4-6）。

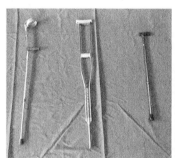
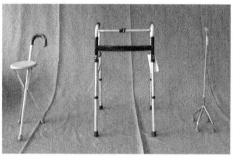

图3-4-6　助行器的类型

2. 手杖使用

（1）手杖三点步：第1步迈出健侧手杖，第2步身体前倾将体重移动至手杖后，迈出患腿，第3步健侧下肢向前迈出跟进，依次重复1、2、3步骤。适用于患肢可部分负重（图3-4-7）。

（2）手杖两点步：第1步拐杖和患腿同时迈出，第2步迈出健侧腿，依次重复，此种步态方式快于"三点步"，多为轻病例或恢复后期老年人应用（图3-4-8）。

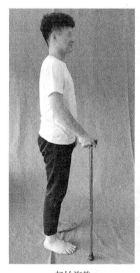
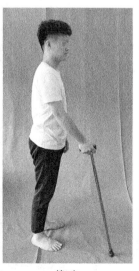
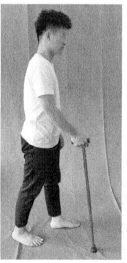
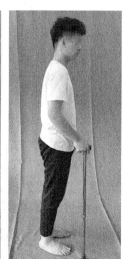

起始姿势　　　　　第1步　　　　　第2步　　　　　第3步

图3-4-7　手杖三点步

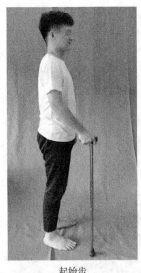
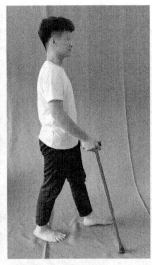
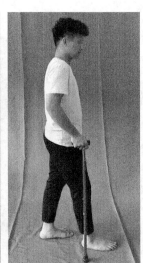

起始步　　　　　　　　　第1步　　　　　　　　　第2步

图 3-4-8　手杖两点步

二、穿脱衣物障碍的自理能力提升

（一）便于穿脱衣物的适应性辅助用具

1. 用衣钩将衣袖上提至肩部或在腋窝水平协助将袖子穿上（图 3-4-9、图 3-4-10）。

2. 用尼龙搭扣替代普通扣子、拉链、鞋带，或使用纽扣牵引器（图 3-4-11、图 3-4-12）。

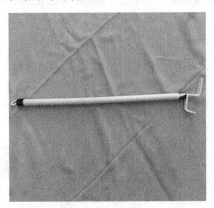

图 3-4-9　穿衣辅具——衣钩

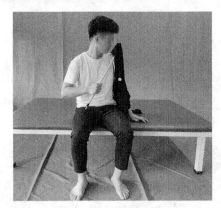

图 3-4-10　穿衣训练

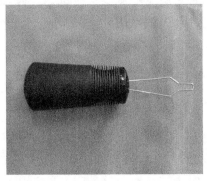

图 3-4-11　穿衣辅具——纽扣牵引器

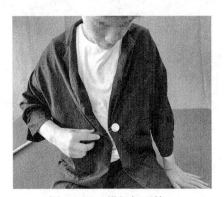

图 3-4-12　搭纽扣训练

3. 在拉链上加上拉环，使手指对捏无力或不能者能够开关拉链。

4. 用长柄鞋拔、穿袜辅助具。

（二）一侧上肢或身体障碍者的训练

1. 穿着轻便、宽松的上衣、穿前开襟的衣服时，先穿患侧，后穿健侧；脱衣时，先脱患侧一半，再将健侧袖子全部脱下，最后退出患侧的衣袖。

2. 穿套头式上衣时，先将上衣背朝上放在膝上；将患手插入衣袖，并将手伸出袖口；再将健手插入衣袖并伸出；用健手将衣服尽量往患肩上拉；然后将衣服后身部分收起并抓住；头从领口钻出；最后整理衣服。

3. 脱衣时，将衣服后身部分向上拉起，先退出头部，再退出双肩与双手。

4. 在床上穿裤子时，先穿患腿，后穿健腿；用健腿撑起臀部，上提裤子；用健手系皮带（图3-4-13）。

5. 在椅子上穿裤子时，先穿患腿，再穿健腿；然后用健手抓住裤腰站起，将裤子上提；最后坐下用健手系皮带。

6. 在椅子上脱裤子时，先在座位上松解皮带或腰带；站起时裤子自然落下；先脱健侧，再脱患侧。

7. 在椅子或床上穿脱袜子和鞋子时，选择合适码数的鞋子，选择魔术贴的扣子或无需鞋带的鞋子。先将患腿向上拉起放在健腿上，穿好患侧袜子和鞋子，放下患腿，再将健腿袜子和鞋子穿好（图3-4-14）。

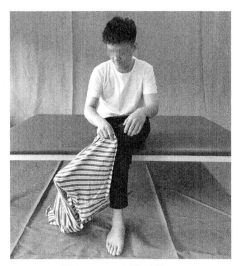
图 3-4-13　穿裤训练

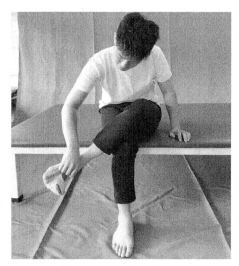
图 3-4-14　穿袜训练

三、进食障碍的自理能力提升

（一）进食障碍适应性辅助用具（图3-4-15）

1. 握力减弱者可使用手柄加粗的勺、刀、叉。

2. 肩、肘关节活动受限者可使用手柄加长或成角的勺、刀、叉。

3. 手指伸肌肌力低下者可使用加弹簧的筷子。

4. 不能单手固定餐具或食物者可使用防滑垫、吸盘等辅助用品固定碗或盘子。

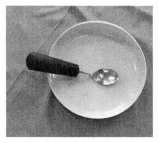
图 3-4-15　增持握力和防洒的餐具

5. 使用加盖及有饮水孔的杯子，或用吸管喝水。

（二）进食障碍的自理能力提升训练

1. 选择疏松较容易吞咽的食物，避免过硬或难以咀嚼的食物；吞咽功能差的老年人饮水时可适量添加藕粉等增加黏稠度防止呛咳。

2. 帮助老年人形成良好的进食姿势，摆好头、颈及躯干的位置，坐位中立位稍前倾，腰背部直立，髋关节、膝关节屈曲90°，双脚置于地面。

3. 一侧上肢置于桌面固定碗、杯子或盘子，另一侧上肢抓握勺、刀、叉或筷子等进食。

四、如厕障碍的自理能力提升

（一）如厕障碍适应性辅助用具

1. 上肢关节活动受限、截肢或手指感觉缺失的老年人可使用安装在坐便器上的自动冲洗器及烘干器清洁（图3-4-16）。

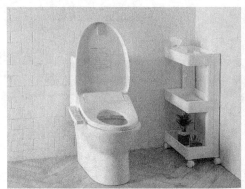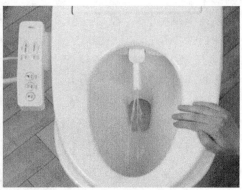

图3-4-16　坐便器上的自动冲洗器及烘干器辅助清洁

2. 肌力弱或协调性差的老年人在如厕和清洁时可采用扶手保持稳定（图3-4-17）。

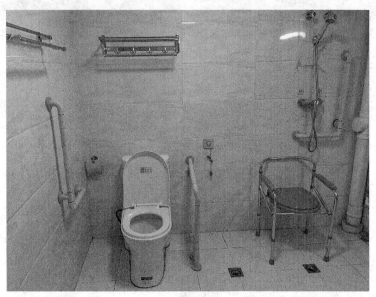

图3-4-17　无障碍化的卫生间扶手设计

3. 采用可调节坐便器，如升高坐便器的高度有助于下肢关节活动受限的老年人（图3-4-18）。

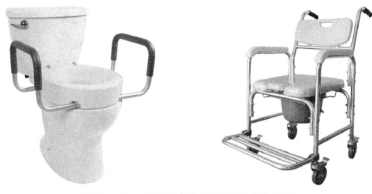

图 3-4-18　可调节高度和可移动式坐便器

4. 夜间在床旁放置尿壶或便盆等床边便器以免去夜间如厕转移的不便。

5. 如厕穿脱裤子如前所述。

（二）如厕的训练

1. 老年人在可站稳并能熟练安全起坐的前提下，可以进行独立如厕训练，可使用拐杖等助行器进行辅助下如厕训练，有助于提升安全性。

2. 在马桶前完成转身动作尽可能借助厕所内坚固、牢靠耐用的扶手，如无扶手，需要扶持稳定可靠的物品。

3. 在完成擦拭清洁、站起穿裤、按冲厕按钮等如厕动作时，需注意保持身体平衡，如有扶手可以抓握扶手，防止倾斜摔倒。

4. 手纸需事先准备好，放在触手可及的位置，以便于完成取厕纸动作，避免非正常如厕动作引发的摔倒意外。

五、修饰障碍的自理能力提升

（一）修饰障碍适应性辅助用具

1. 手柄加粗或手柄加长或成角的牙刷、梳子。

2. 带有吸盘的刷子或牙刷：固定在水池边刷手或刷假牙。

3. 安装在剃须刀上便于持握的结构。

4. 带有放大镜的指甲刀（图 3-4-19）。

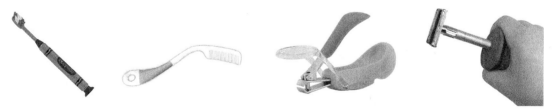

图 3-4-19　常见的修饰障碍适应性辅助用具

（二）肌力低下者及关节活动受限者的刷牙训练

1. 将固定水龙头改造为可灵活旋转的水龙头，改用流动水冲洗口腔，无须用水杯装水。

2. 使用挤牙膏器挤牙膏。

3. 改用电动式牙刷，其手柄较粗方便抓握且刷牙时无须用较大的力。

4. 最后用流动水冲洗干净口腔。

（三）肌力低下、关节活动受限及协调障碍者的洗脸训练

1. 对于手部肌力弱或协调性差的老年人，拧干毛巾因需要双手配合，往相反的方向转动以拧干毛巾，可以选用小毛巾或一次性洗脸巾以单手挤干毛巾取代双手拧毛巾。

2. 对于只能使用单侧肢体的偏瘫老年人，可将毛巾绕过水龙头将其作为一端的固定点，使用健手转动毛巾来拧干。

3. 对于偏瘫老年人可以使用健侧手辅助将毛巾折叠固定在患侧手拇指与四指之间，运用健手握持患手手腕扶持下擦洗面部，避免造成患手废用性功能退化。

六、沐浴障碍的自理能力提升

沐浴障碍适应性辅助用具

1. 坐便椅可使老年人在坐位淋浴，提升安全性（图 3-4-20）。

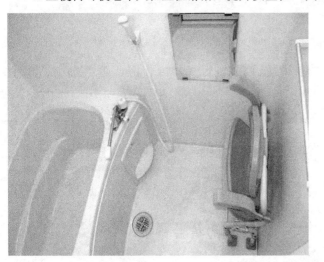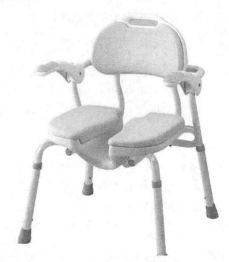

图 3-4-20　卫浴坐便椅

2. 使用按压式沐浴露，用背部沐浴板或长柄的海绵刷擦背。

3. 使用卫浴坐便椅或墙面扶手协助老年人站起。

4. 长把开关水龙头有助于老年人拧开水龙头。

5. 浴盆底部及淋浴的地面铺设防滑垫。

七、腰部功能障碍的自理能力提升

（一）上下床及翻身

1. 上床法　背对床靠近床边中央，稍下蹲，双手后伸，扶床轻坐于床沿，然后健侧上肢后撤，健侧下肢伸放于床上，屈曲患侧肘，护士轻抬老年人患肢慢慢放于床上。

2. 翻身和起床　床头侧应有一支撑物，翻身时移动双腿至床沿，一手的肘部支撑床面，另一手抓住支撑物，依靠双手的力量使身体向床沿转动，完成由平卧到侧卧的翻身动作。

3. 下床法　帮助老年人先改为侧卧位，健侧在下，患侧在上，缓慢移动双下肢至床沿外，将患侧上肢置于面前方床沿用力支撑，结合双下肢重力作用支撑起上身后坐起。

（二）适应性辅助用具

1. 腰围佩戴　直立步行前腰部佩戴钢条腰围，预防脊柱弯曲，维持腰椎的生理曲度和稳定性

（图 3-4-21）。长期佩戴腰围不利因素需避免：因外力的束缚会限制腹式呼吸，使呼吸表浅不深沉；腰围捆绑松弛，无法稳定腰椎；捆绑过紧，影响胃肠蠕动，出现便秘；长期依赖外力，腰肌功能退化，不利腰痛问题解决，需辅助日常腰腹肌的功能训练。

2. 俯身取物

（1）桌上作业时躯干的前屈不靠脊柱而靠髋关节保持脊柱的伸展位。

（2）低位作业时，一侧脚向后退，用两脚保持身体的平衡，下蹲操作，必要时使用取物钳夹取（图 3-4-22）。

3. 举重物时将重物移至身体重心附近，用下肢伸展之力拿起（图 3-4-23）。

4. 搬运重物时，将重物和上肢的负荷落到两脚间，保持脊柱伸直，使之达到身体平衡。

注：更多关于"老年人日常生活能力提升与康复辅具应用"内容请详见第七章第三节。

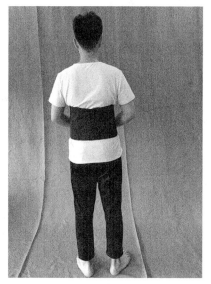

图 3-4-21　辅助性腰围

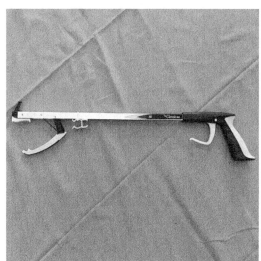 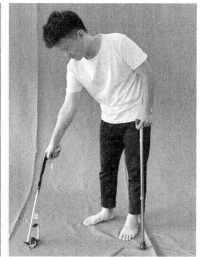

图 3-4-22　使用取物钳辅助拾物

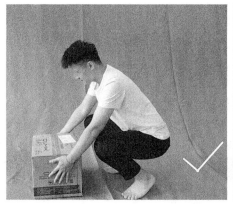 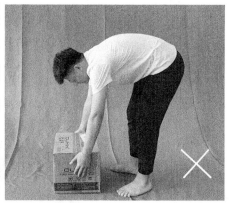

图 3-4-23　掌握正确的搬运物品的姿势

八、注意事项

（一）训练原则

1. 充分发挥老年人主观能动性，帮助老年人习惯养成及目标建立。

2. 提供良好的训练环境，所有的训练必须在保证老年人安全的前提下进行，循序渐进，逐渐适应，反复训练。

3. 采取示范、暗示、鼓励等方式进行训练，根据老年人的身体状况调整训练方式和强度，尊重老年人的想法。

（二）适应证与禁忌证

1. **适应证**　具备坐位和站位二级平衡以上，具备一定的运动能力（肌力、耐力、关节活动度、协调能力等），希望能够独立完成日常生活活动。

2. **禁忌证**　病情尚未进入稳定期，严重认知功能障碍，精神障碍，没有学习能力和恢复自理能力的欲望。

知识拓展

截至 2019 年 12 月 31 日，我国 60 岁以上老年人口超过 2.53 亿，1.8 亿以上的老年人患有慢性病，患有一种及以上慢性病的比例高达 75%，失能和半失能老年人约 4200 万人。有 4.8% 的老年人处于日常活动能力重度失能状态、7% 处于中度失能状态，总失能率为 11.8%。超过 10% 的老年人在穿衣、吃饭、洗澡、如厕等方面的基本生活无法完全自理。

老年人生活无法自理会让家庭人手立刻变得紧缺、经济压力增大、工作受到影响，"小"老人照顾"老"老人是当下很多失能家庭的真实写照，不专业的照料导致老人生活质量不高。面对我国人口快速老龄化、失能失智人口快速增加、照护需求快速增长和家庭结构变迁的现实，失能和半失能老年人进行及时有效的日常生活活动能力训练是解决问题的最好办法和最急切的需求。

案例

叶某的父亲 63 岁时，没有任何征兆，突然就病倒了。叶老先生有高血压和糖尿病史，原本计划帮助女儿照看二孩，可在女儿生产前，他却因突发脑梗死住进了医院，一侧肢体偏瘫，生活不能自理。为了照顾老人，叶某辞掉了工作，在家既要照顾儿女，又要照顾老人，非常辛苦。"老人一旦失去自理能力就需要全天候有人在旁边，除了生活上的照顾，还要经常给他按摩、说说话。所以照顾失能老人不是简单喂个饭、洗衣服那么简单，心理上承受的负担更大。"回忆起那段时间，叶某备感难受和无助。

叶某的父亲病后初期吃饭都需要喂饭，经过住院康复一段时间后，慢慢会笨拙地使用患侧手辅助健侧手使用餐具了，但进食时还是把食物撒得衣服、桌子、椅子上到处都是，叶某只能无奈地换下父亲身上的脏衣服，重新把家里收拾干净。同样在刷牙洗脸、如厕、上下床等生活自理方面，叶老先生都需要家人的照顾。然而，这一切都在叶某送父亲前往社区康复中心后发生了转变。社区康复中心根据叶老先生的情况，针对性开展了以提高日常生活自理能力为主的作业治疗康复训练。如今，叶老先生刷牙洗脸、吃饭、上厕所都能自己完成了。叶某父亲的康复也得益于国家医保政策对社区康复的大力支持，社区康复不仅可以满足叶某带其父亲就近就医的需求，而且医保报销以后费用也较低，叶某总算可以松口气，身上的担子也减轻了许多。

（李　明　林晓敏）

第五节　睡眠障碍康复技术

睡眠是人体最基本的生理需求，能缓解疲劳、恢复脑力和体力等。随着年龄的增长，老年人的生理功能逐渐发生变化，最为显著的则是睡眠质量下降，睡眠质量受多种因素影响，除了生理因素之外，还包括社会因素、心理因素、生活习惯、环境、慢性躯体疾病及药物等综合因素的影响。常见的问题有难以入睡、早醒、眠浅易醒、多梦等。长期睡眠质量下降会导致老年人注意力集中障碍、记忆力下降、认知功能减退，还可引起焦虑、抑郁、高血压、冠心病、脑卒中等疾病，可增加心脑血管事件的发生率及死亡率，严重影响老年人的身心健康及其生活质量。

一、老年人常见睡眠问题

1. 失眠　包括入睡困难、睡眠表浅、做梦、易醒、早醒，造成睡眠时间减少，伴随白天打盹、嗜睡。

2. 睡眠呼吸障碍　尤其是阻塞性睡眠呼吸障碍类型，在老年人当中并不少见。

3. 不宁腿综合征　表现为安静时尤其是临睡眠之前，在肢体（常见于腿部）出现难以描述的不适感，可以呈现为疼痛、麻木、虫爬、酸胀等感觉，需要通过按摩、拍打、行走或者热敷等方法，才能获得缓解。这些表现都可能引起入睡困难或者频繁觉醒。

4. 日夜睡眠颠倒　表现为日间频繁打瞌睡或者反复短暂睡眠，夜间难以入睡，或者始终处于觉醒状态，尤其常见于长期卧床的老年人。

此外，老年人还常常存在周期性肢动症、快速眼球运动睡眠期行为障碍（RBD）等。

二、长期失眠会给老年人带来的影响

1. 焦虑、抑郁等精神心理问题。

2. 高血压。夜间睡眠紊乱，使交感神经兴奋性增加，造成血压升高。夜间血压增高带来的直接后果就是诱发心脑血管病。

3. 认知障碍。研究显示，睡眠不足与老年性痴呆存在内在的联系，长期睡眠不好会导致痴呆相关蛋白增高，这已经在动物实验和临床流行病学中得到证实。

三、睡眠障碍康复原则

1. 找出病因，去除病因。

2. 非药物治疗。非药物治疗中很重要的就是认知和行为治疗。如前面所讲的，老年人睡眠不好，很多是由心理行为问题引起，常常存在不良的睡眠卫生习惯。所以，首先要纠正不良的睡眠卫生习惯，进行充分的认知、行为方面观念的更新。比如，有些老年人觉得必须要睡足 8 个小时才正常，睡 6 个小时不正常。其次，睡眠个体差异很大，老年人睡眠时间相对偏少。

3. 药物治疗，请求专科医生帮助。需注意药源性因素引起的睡眠障碍。有些老年人本身患有其他疾病，治疗这些疾病的一些药物本身会引起睡眠障碍，这属于人为因素导致的失眠的症状。

四、睡眠障碍的相关康复技术

（一）认知行为疗法

1. 睡眠卫生与健康教育

（1）晚餐不要过饱，避免吸烟、饮酒。不要服用含咖啡因或尼古丁类的药物或食物，尤其是上床入睡前 4～6h。

（2）睡前 4h 避免锻炼，日间有规律的锻炼有益于睡眠，但睡前锻炼却会干扰睡眠。

（3）不要带着问题睡觉。改变不合理的想法及错误的信念，通过治疗排除疑虑，减少很想入睡产生的期待性焦虑，获得正常睡眠。

（4）矛盾意向法，要求老年人尽可能地保持清醒，不要去试图入睡，只是想象要保持清醒状态，以消除老年人对不能入睡的恐惧。如果老年人放弃了入睡的努力，而代之以保持清醒，那焦虑将得以缓解，入睡更易发生。

2. 刺激控制训练

（1）消除干扰，卧室仅用来睡觉，在其他的房间看书，观看电视。卧室温度适当，安静，光线尽可能暗。

（2）只有在出现睡意时才上床。如果 15～20min 不能入睡的话就离开卧室，直到产生睡意时再回到卧室睡觉。可重复多次，整晚都要坚持。

（3）白天避免午睡或打盹，确实困倦尽量把午睡时间控制在 15～20min 以内。

（4）定时休息，准时上床，准时起床。目的是重塑生物节律，因为起床时间对于规律的生物钟的养成很重要。

（5）将钟表放到看不见的地方。减少因频繁看表所引起的焦虑和愤怒。

3. 松弛疗法　可以降低卧床时的警觉性及减少夜间觉醒，减少觉醒和促进夜间睡眠的技巧训练包括渐进性肌肉放松、指导性想象和腹式呼吸训练。计划进行松弛训练，应坚持每天练习 2～3 次，环境要求整洁、安静。

（1）渐进放松训练。

（2）腹式呼吸训练：腹式呼吸帮助放松。

（3）冥想：临睡前，不出声，反复集中地念一个字，一句话，一个形象或一个声音。

4. 中医气功疗法　是中医治疗疾病的重要方法之一，对于失眠的治疗应当首选静功、八段锦、太极拳、易筋经、内养功等，古人还有睡功也可供参考。一般来说，应用气功治疗失眠，可用以下简易方法。

卧床后，排除杂念，身体放松，默念"六字诀"以诱导入睡，六字诀即呼气声念："嘘、呵、呼、呬、吹、嘻"六字配六组，即"嘘"配肝，"呵"配心，"呼"配脾，"呬"配肺，"吹"配肾，"嘻"配三焦。此法对诱导入睡有益处。

表 3-5-1　六字诀

六字	脏腑	口型
嘘	肝	微合，嘴角横绷，略向后用力
呵	心	口半张，舌平放于口内，舌尖轻顶下齿，下颌放松
呬	肺	开口张腭，舌尖轻抵下腭
吹	肾	撮口，嘴角后咧，舌尖微向上翘
呼	脾	撮口如管，舌放中央，两侧向上微卷
嘻	三焦	两唇微启，嘻笑自得之貌，怡然自得之心

5. 音乐疗法　轻柔舒缓的音乐可以使老年人交感神经兴奋性降低，焦虑情绪和应激反应得到缓解，也有将老年人的注意力从难以入眠的压力中分散出来的作用，这可以促使老年人处于放松状态从而改善睡眠。

首先，选择和声简单、和谐、旋律变化跳跃小、慢板的独奏曲或抒情小品音乐。其次，选择一个冷色安静的环境。每天睡前聆听 45min 的镇静音乐，连续 3 周，能够缩短入睡时间，延长睡眠时间，改善白天的社会功能。音乐治疗的疗效是剂量依赖的，时间越长效果越好。如小夜曲、二泉映月、黄庭骄阳、荷花映日等。

6. 芳香疗法　香味不仅给人以舒适的感觉，还对人体的健康大有益处。我国古代名医华佗曾用香（麝香、丁香、檀香）制成粉末，装入丝绸制成的锦囊里，悬挂于室内，治疗呼吸道和上消化道疾病。芳香疗法的给药方式是通过精油挥发，利用芳香油和其他一些芳香物质与人体接触来预防和治疗精神和神经等心身方面的疾病。

合欢花香味使人兴奋，还能净化环境；天竺花香味有镇静安神、消除疲劳、促进睡眠的作用，有助于治疗神经衰弱；月见草的香味可清除不良气味；郁金香香味可辅助治疗焦虑症和抑郁症；牡丹花香味可使人产生愉快感，还有镇静和催眠作用。

7. 中药足浴 足浴桶中倒入煮沸的水约 2000mL，将合欢皮 10g、远志 20g、酸枣仁 20g 制成的小药包置入水中，待水温降至约 40～45℃时进行足浴，嘱老年人背靠座椅，身心放松，闭目养神，双腿下垂置于足浴桶中，用毛巾盖好膝盖。

（尹鹭峰 高毅东）

第六节 骨关节疾病康复治疗技术

骨关节疾病在社区中属于常见病、多发病，其中以颈椎、腰椎、肩关节和膝关节慢性疼痛者居多，居家康复训练和自我防护是有效的康复方法。本节内容主要围绕颈肩腰腿痛的居家康复训练和预防保健两个方面进行介绍。

一、颈痛的康复治疗技术

（一）颈托佩戴

颈托有固定及保护颈椎的作用，同时可以防止颈椎过度运动，避免造成脊髓和神经的进一步损伤，并减轻脊髓水肿及椎间关节创伤性反应。颈托可应用于各型颈椎病急性期或症状严重的老年患者，但不合理地长期使用颈托，会导致颈肌无力及颈椎活动受限，应注意避免。选择合适的颈托，应以紧贴颈部为度。佩戴方法：颈椎病急性发作或症状严重者建议白天佩戴颈托 3 周，夜晚可取下，并尽可能多休息；3 周后可改为间断佩戴颈托，间断佩戴颈托 6 周后建议完全摘下。

（二）运动疗法

1. 颈部肌肉自我牵伸

（1）颈椎后伸肌群牵伸：坐在靠背椅子上，双上肢放松于躯干的两侧，前屈颈椎，双手抱头，肘尖朝向地面，牵伸颈部后伸肌群，增加颈椎前屈活动范围（图 3-6-1）。每组重复 3～4 下，每次 2～3 组，每天 2～3 次。

（2）颈椎前屈肌群牵伸：体位同上，后伸颈椎，牵伸颈部前屈肌群，增加颈椎后伸活动范围（图 3-6-2）。每组重复 3～4 下，每次 2～3 组，每天 2～3 次。

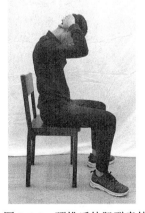 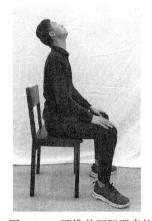

图 3-6-1 颈椎后伸肌群牵伸　　　图 3-6-2 颈椎前屈肌群牵伸

（3）颈椎侧屈肌群牵伸：体位同上，牵伸侧手置于臀下，颈部向一侧做侧屈运动，牵伸颈侧屈肌群，可用对侧手辅助侧屈运动，增加牵伸感（图3-6-3、图3-6-4）。每组重复3～4下，每次2～3组，每天2～3次。

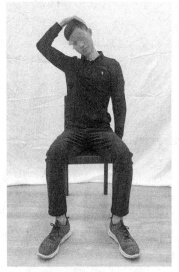
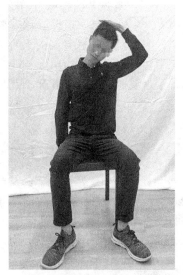

图3-6-3　左侧屈肌群牵伸　　　　　　　　　　图3-6-4　右侧屈肌群牵伸

2. 颈部肌肉自我力量训练

（1）颈伸肌群的收缩-放松训练：老年人取俯卧位，头部伸出床沿，嘱老年人做头部后仰动作，保持头部后仰5～10s后缓慢将头部前屈回正（图3-6-5）。每组重复10～15下，每次2～3组，每天2～3次。

（2）颈屈肌群的收缩-放松训练：老年人去枕平卧，老年人缓慢向上轻抬起头部，使头部离开床面，保持5～10s后缓慢将头部放回床面，注意头抬离床面时稍收下巴，避免下巴上仰（图3-6-6）。每组重复10～15下，每次2～3组，每天2～3次。

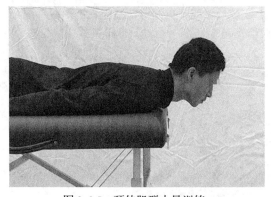
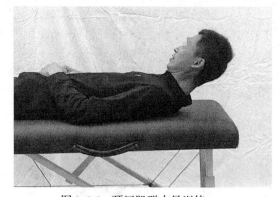

图3-6-5　颈伸肌群力量训练　　　　　　　　　图3-6-6　颈屈肌群力量训练

（3）颈侧屈肌群的收缩-放松训练：老年人取坐位，老年人左手置于左侧颞部，嘱头部左侧屈与手部对抗发力，使头部产生静力性收缩3～5s后放松。老年人右手置于右侧颞部，嘱头部右侧屈与手部对抗发力，使头部产生静力性收缩3～5s后放松（图3-6-7、图3-6-8）。每组重复10～15下，每次2～3组，每天2～3次。

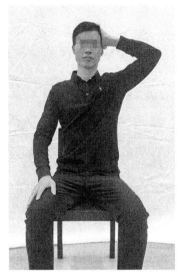
图 3-6-7　左侧屈肌群力量训练

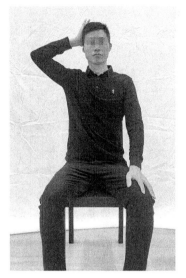
图 3-6-8　右侧屈肌群力量训练

3. 颅颈屈曲运动（图 3-6-9）

（1）老年人去枕仰卧位，屈髋屈膝。

（2）教导老年人将舌头放置在上腭，嘴唇开合但上下齿列分开。如此可防止老年人使用颈阔肌或舌骨肌肉来做动作。

（3）将手动式血压计（图 3-6-10）或者"稳定器"置于枕骨下位置使用，并充气至 20mmHg 压力，口头指示受试者弯曲他们的头部（如同"点头"的动作），实现颈屈曲运动。

（4）当看着压力计时，要求屈曲颅颈关节，将压力增加 2mmHg 并保持 5～10s，然后放松 10s。

（5）重复增加 2mmHg 直到最大压力值为 30mmHg 或无法保持收缩 5～10s。

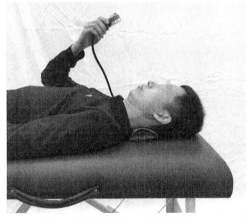
图 3-6-9　颅颈屈曲运动

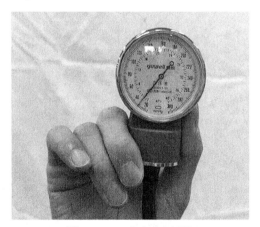
图 3-6-10　手动式血压计

（三）健康宣教

1. 避免长期伏案　避免长时间低头伏案工作，应每隔 1～2h 稍活动颈部，放松颈部。

2. 选择合适的座椅　座椅的高度以端坐时双脚刚能触及地面为宜。

3. 注意日常姿势　避免长时间屈颈斜枕、半躺看书等不良姿势。

4. 睡姿及枕头的选择　睡眠时应保持头颈部处于一条直线，枕头长度要超过肩的宽度，枕头高度以平卧后握拳高度为宜，枕头的颈部稍高于头部，避免颈部悬空。

5. 颈部保暖　颈部应预防风寒湿邪侵入，注意保暖，夏天时不可对着空调直吹。

6. 积极治疗咽喉部疾患　咽炎、扁桃体炎等咽喉部疾病的防治有利于颈椎病的恢复。

7. 保护颈部，避免损伤　开车、乘车注意系好安全带或扶好扶手，防止急刹车致颈部"挥鞭样损伤"，乘车、体育锻炼时做好自我保护，避免头颈部受伤。

二、肩痛的康复治疗技术

（一）肩周炎医疗体操

肩周炎医疗体操主要对肩周炎老年人肩关节活动度及肩部肌群肌力进行训练，从而起到缓解肩部疼痛、改善肩关节活动度及增强肌力的作用。

具体方法：

第一节　棍棒练习：利用体操棒，做上举、侧举、上提、下压、后举的动作，每组动作20下（图3-6-11）。

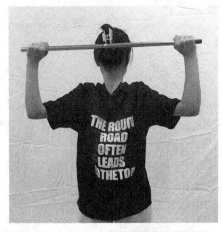
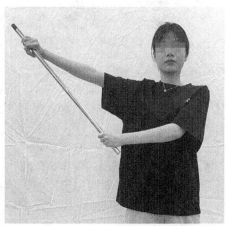
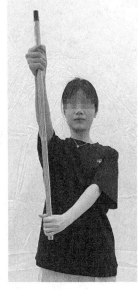
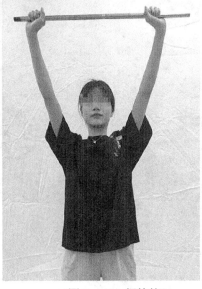
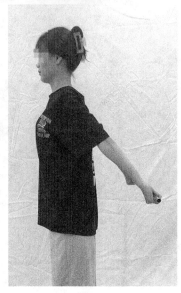

图 3-6-11　棍棒练习

第二节　爬梯练习：老年人站立位，患侧手顺着肩梯或者墙面，向前上爬、向侧上爬，爬至最高点时停留10s，每组动作重复10下（图3-6-12、图3-6-13）。

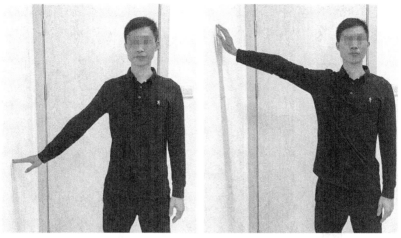

图 3-6-12　爬梯练习（外展）

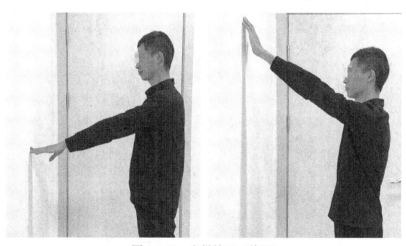

图 3-6-13　爬梯练习（前屈）

第三节　搁臂练习：老年人站立位，患侧手臂搁在木板桌面上，健侧手叉腰，做下蹲、弯腰动作，每组动作 10 下（图 3-6-14、图 3-6-15）。

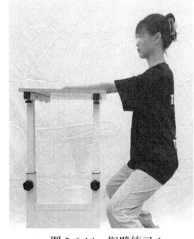

图 3-6-14　搁臂练习 1

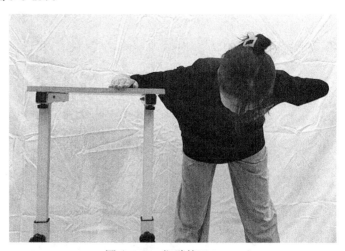

图 3-6-15　搁臂练习 2

第四节 摆臂放松练习：老年人站立位，稍弯腰，双手持适当重量的哑铃，肘伸直，做前后、左右摆臂运动，每组动作 20 下（图 3-6-16）。

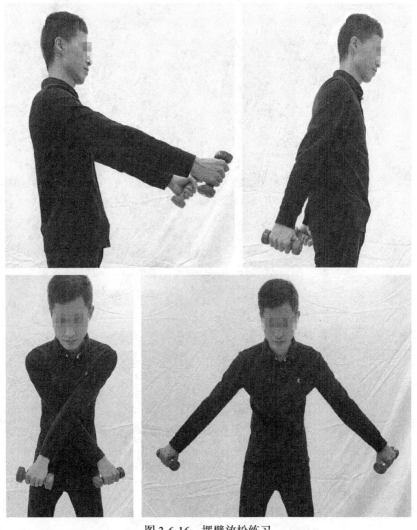

图 3-6-16　摆臂放松练习

（二）肩部肌肉力量自我训练

1. 哑铃平举　分为：侧平举、前平举、后平举。主要训练三角肌肌力。

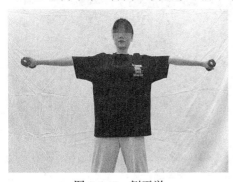

图 3-6-17　侧平举

（1）侧平举：身体直立，双手握哑铃，保持上肢伸直，自身体两侧外展至水平，然后缓缓落下（图 3-6-17）。每组重复 8～12 下，每次 3～5 组，每天 1～3 次。

（2）前平举：身体直立，双手握哑铃，保持上肢伸直，沿身体矢状面平举哑铃至肩关节水平，两臂同时或交替进行（图 3-6-18）。每组重复 8～12 下，每次 3～5 组，每天 1～3 次。

（3）后平举：身体直立，双手握哑铃，保持上肢伸直，沿身体矢状面平举哑铃做肩关节后伸运动至终末端，两臂同时或交替进行（图 3-6-19）。每组重复 8～12 下，每次 3～5 组，每天 1～3 次。

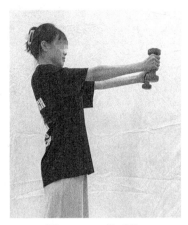

图 3-6-18　前平举

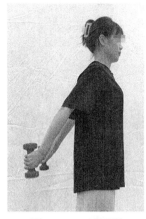

图 3-6-19　后平举

注意事项：动作一定要慢，尤其放下时更要慢，且哑铃在最高点及最低点均要停留片刻，身体不要前后晃动，以免产生惯性。没有哑铃的可用矿泉水瓶等替代。

2. 飞鸟练习

（1）俯卧飞鸟：训练的肌肉主要为三角肌后束、背阔肌、斜方肌。

训练方法：老年人俯卧位。两手握哑铃，自然下垂，然后向两侧展开，直至水平（图 3-6-20）。每组重复 8～12 下，每次 3～5 组，每天 1～3 次。

（2）仰卧飞鸟：训练的肌肉主要为胸大肌、三角肌、三角肌前束。

训练方法：平躺，双手握哑铃 90° 外展，然后内收肩关节使哑铃置于身体正上方（图 3-6-21）。每组重复 8～12 下，每次 3～5 组，每天 1～3 次。

注意事项同上。

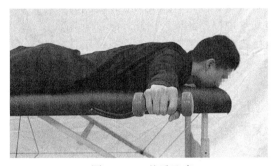

图 3-6-20　俯卧飞鸟

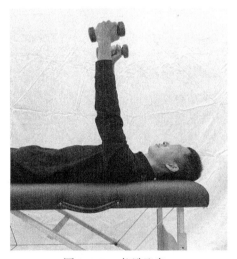

图 3-6-21　仰卧飞鸟

（三）肩部肌肉自我牵伸

1. 肩后伸肌群自我牵伸　方法：老年人坐在桌旁一侧，面朝桌子，牵伸侧上肢放在桌上，伸肘，前臂旋前，非牵伸侧手放在上臂上面，身体向前方及桌子方向倾斜，以牵伸肩后伸肌群（图 3-6-22）。

2. 肩前屈肌群自我牵伸　方法：老年人背对桌子而坐，牵伸侧上肢后伸，手放在桌子上，肘伸直，非牵伸侧手放在肩部以固定肩关节，身体向前并向下运动，以牵伸肩前屈肌群（图3-6-23）。

3. 肩内收肌群自我牵伸　方法：老年人坐在桌旁，面朝侧方，牵伸侧上肢放在桌上，伸肘，前臂旋前。非牵伸侧手放在上臂上面，身体向下及桌子方向倾斜，以牵伸肩内收肌群（图3-6-24）。

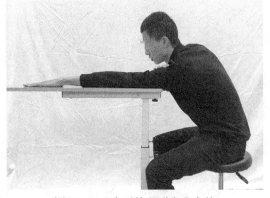　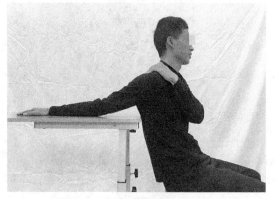

图 3-6-22　肩后伸肌群自我牵伸　　　　　　图 3-6-23　肩前屈肌群自我牵伸

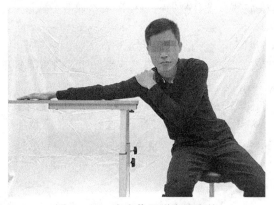

图 3-6-24　肩内收肌群自我牵伸

（四）健康宣教

1. 避免肩部受凉，注意保暖，不要让空调或者风扇直接对着肩关节吹，以免诱发肩关节疾病。

2. 避免提重物，注意保护关节，避免做易引起肩部损伤的剧烈运动，防止关节受伤。

3. 加强锻炼，加强肩部肌肉的功能训练，可以很好地保护关节。

4. 补充营养，应加强优质蛋白、纤维等营养，增强体质。

5. 避免长时间操作电脑，或者长时间用手拿手机，尤其是避免躺着看手机。

6. 一旦肩部出现疼痛等其他症状，要及时去医院就诊，做相应的治疗。

三、腰痛的康复治疗技术

（一）卧床休息

老年人腰痛急性期，疼痛较剧烈时可指导老年人卧床休息，一般以2～3天为宜。也可采用麦肯基姿势疗法，俯卧位时在胸部或小腿下垫一软枕，保持5～20min。

（二）腰围佩戴

腰围能够起到限制腰椎活动、支撑腰部的作用，提供损伤组织的修复环境。特别适合急性腰痛老年人使用。但腰围不宜长时间佩戴，以免造成腰部肌肉力量和耐力下降，形成依赖性。一般建议在下地行走、长时间维持坐位等情况下使用，卧床时解除。佩戴时间不宜超过 1 个月。

▍（三）运动疗法

运动疗法对缩短病程，减少慢性下背痛的发病率，改善功能有重要作用。

1. 桥式运动 分为双桥和单桥运动形式。

（1）双桥运动：老年人仰卧体位，双腿屈曲，双足踩于床面，然后缓慢做伸髋、抬臀的动作，并保持；训练时两腿之间可夹持枕头或其他物体（图 3-6-25）。

（2）单桥运动：老年人病腿屈曲，足踩于床面，健腿伸直，置于病腿膝上，然后病腿做伸髋、抬臀的动作，并保持（图 3-6-26）。

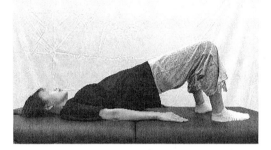

图 3-6-25 双桥运动

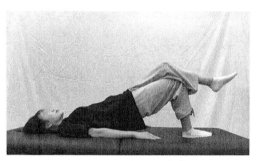

图 3-6-26 单桥运动

2. 腰部伸展 训练时，老年人先俯卧于床面，双手支撑于床上，先缓慢将头抬起，同时支撑手渐渐撑起上半身。并将头尽量后伸胸挺起，挺起用力直达腰部（图 3-6-27）。平卧休息片刻，重复 10～20 次。

3. 卷腹（图 3-6-28、图 3-6-29）

（1）仰卧，两手放在身旁，膝盖弯曲，两脚平放在地上，使脚后跟与坐骨结节在一直线上。深深吸气。

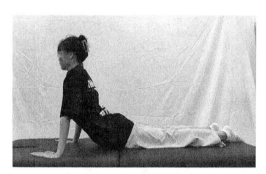

图 3-6-27 腰部伸展

（2）呼气，收紧腹部，然后双脚离地，屈膝、屈髋 90°，腰痛剧烈时可将脚置于床面。

（3）吸气，手臂伸向天花板，做准备。呼气，手臂放低，同时依次卷起头、肩和肩胛骨，肩胛骨的最低点不离地，要保持背部稳定。

（4）吸气，拍击手臂 5 次，保持躯干稳定和手臂伸直。呼气，拍击手臂 5 次。这样为一个练习组，继续拍击，保持呼吸和动作的协调。

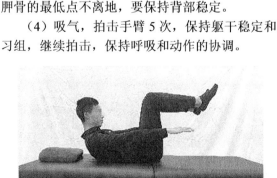

图 3-6-28 卷腹 1

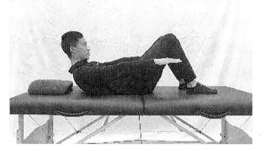

图 3-6-29 卷腹 2

（四）健康教育

1. 腰痛急性期应多卧床休息，宜卧硬板床。

2. 注意日常姿势。许多腰椎间盘突出症发病与长期不良姿势相关，应指导此类老年人正确的坐、站、卧姿，避免久坐、久站。

3. 注意腰部保暖，避免受凉，夏季避免空调温度过低。

4. 注意翻身及下床的方式。翻身活动时注意全身应以脊柱为轴缓缓滚动，下床时要俯卧位，一腿先着地，另一腿再着地，然后再全身站起。

5. 坐起及如厕时要佩戴腰围，以减轻椎间盘的压力，保持脊柱的稳定，减轻疼痛，避免再次损伤。

四、膝痛的康复治疗技术

（一）体重管理

超重或肥胖会增加膝关节负担，故超重或肥胖的老年人应该从饮食控制、加强有氧训练等方面控制体重。有氧运动时，应采用下肢非负重形式的运动方式，如功率自行车等。

（二）运动疗法

1. 膝关节肌力训练

（1）股四头肌等长收缩训练：仰卧，伸直膝关节进行股四头肌静力收缩（图 3-6-30）。每次收缩尽量用力并坚持尽量长的时间，重复数次以达到肌肉感觉有酸胀为宜。

（2）抬腿训练股四头肌（直抬腿）：仰卧床上，伸直下肢抬离床面约 30cm（图 3-6-31）。每次 5～10s，每 10～20 次为一组，训练至肌肉有酸胀感为止。

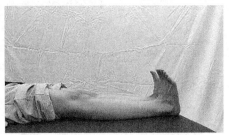

图 3-6-30　股四头肌等长收缩训练

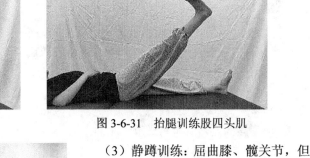

图 3-6-31　抬腿训练股四头肌

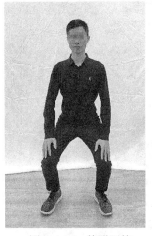

图 3-6-32　静蹲训练

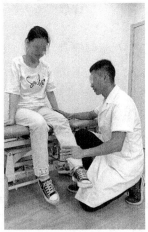

图 3-6-33　伸膝肌力训练

（3）静蹲训练：屈曲膝、髋关节，但不小于 90°，作半蹲状（图 3-6-32），每次 30～40s，每 10～20 次为一组。

（4）伸膝肌力训练：老年人床边坐位，双下肢自然下垂，膝关节下方放一毛巾卷。治疗师一手固定膝关节，一手握住小腿远端并向后施加阻力，嘱老年人做主动伸膝抗阻运动（图 3-6-33）。每 10～20 次为一组。

2. 膝部肌肉自我牵伸

（1）股四头肌牵伸：老年人俯卧位，牵伸侧膝关节屈曲，手拉足背，使足跟尽量靠近臀部，保持膝盖朝向地面，感受大腿前方肌肉牵伸感，维持10～15s后放松（图3-6-34）。保持平顺呼吸，呼气时可适当加力，每组重复3～4下，每次2～3组，每天2～3次。

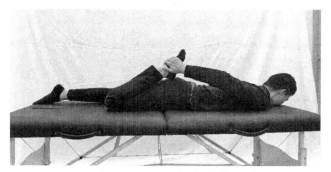

图3-6-34 股四头肌牵伸

（2）腘绳肌牵伸：老年人仰卧，双下肢伸直，左下肢屈髋屈膝，双手抱住左大腿，嘱老年人尽量伸直小腿至肌肉有较强紧绷感，维持10～15s后放松（图3-6-35）。每组重复3～4下，每次2～3组，每天2～3次。

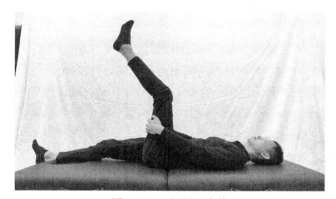

图3-6-35 腘绳肌牵伸

（三）中药熏洗

中药熏洗是指将配制好的中药材煮沸后，利用其散发的蒸汽对患处局部进行熏蒸或熏洗的治疗方法。中药熏洗在骨病中的应用广泛，几乎可应用于一切疼痛、肌肉紧张性骨科疾病，尤多用于退行性关节炎、类风湿性关节炎、痛风性关节炎及痛症等疾病。

熏洗方法：先用热气熏蒸患处，待水温稍减后用药水浸洗患处。冬季气温低，可在患处加盖棉垫，以保持热度持久，每日2次，每次15～30min，每贴药可熏洗数次。药水因蒸发而减少时，可酌加适量水再煮沸熏洗。

热敷熏洗对关节损伤强直拘挛伴有伤口感染不愈合者不宜使用。

常用熏洗方剂如下：

下肢损伤洗方：伸筋草30g，透骨草30g，五加皮15g，海桐皮15g，三棱15g，莪术15g，秦艽15g，苏木30g，红花15g，木瓜15g，牛膝15g。

（四）辅具

1. 减轻受累关节的负荷　可使用手杖、助步器等协助活动。

2. 保护关节　可戴保护关节的弹性套，如护膝等；对髌骨关节腔室骨关节炎采用髌骨内侧贴扎治疗可显著减轻疼痛；对膝关节内侧室骨关节炎可用楔形鞋垫辅助治疗。

（五）健康教育

1. 避免肥胖。防止加重膝关节的负担，积极减肥，控制体重。

2. 注意四时节气变化，免受风寒暑湿侵袭。

3. 注意姿势。避免剧烈活动，如长跑、反复地蹲起、跪下、抬举重物等。

4. 适当休息，使用手杖可减轻受累关节负荷。

5. 进行床上抬腿伸膝、步行、游泳、骑车等有氧活动有助于保持关节功能。

6. 选择合适的鞋和鞋垫以减震。

（罗文娟）

第七节　认知功能康复技术

认知功能障碍严重影响老年人的生活质量，损害其健康，已引起全社会的普遍关注。科学合理的认知干预可以延缓衰老，改善认知功能。对于老年人群，可以采用功能法或技能法、训练转移法、感觉统合法、神经发育疗法等系统性认知训练，改善某种特定的功能，恢复已丧失或退化的基础认知技能；也可以使用功能代偿和环境适应等手段教会老年人利用未受损或未退化的感觉代偿某些认知功能障碍，提高其生活质量。

一、认知活动刺激

老年人参与玩纸牌、下棋、打麻将、玩拼图游戏、玩智力游戏、玩拼字游戏、读报纸及书本等有意义的活动，主要目的是让他们尽可能多地参与日常活动，降低脑部退化程度。

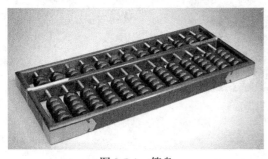

图 3-7-1　算盘

其中，珠算益智是非常有益于老年人认知刺激的方法，一方面具有让老年人在回忆中获得共鸣的好处；另一方面可以帮助老年人心定入静、清心明目、消除眼疲劳等。

珠算益智的认知刺激方法主要如下：

1. 算盘（图 3-7-1）的计算游戏　训练可左手、右手或左右手同练，有时间限制，有准确率比较，可激发有珠算基础的老年人对珠算的兴趣，多练可使脑手协调，预防老年痴呆。

（1）打百子：从 1 开始加到 100 等于 5050，时间 100s；用 5050 减 1 到 100 等于 0，时间 100s。

（2）见子打子三回头（三盘成）：从 123456789 开始见珠打珠，再加上 9 成为 987654321，时间 20s。

（3）七盘成：连加 123456789 共 7 次，最后加 9 得 987654321，时间 40s。

（4）打常数：从 0 连加 143，63 次得 9009，再减到 0，时间 165s；从 0 连加 367，27 次得 9909，再减到 0，时间 80s；从 0 连加 625，16 次得 10 000，再减到 0，时间 40s。

2. 珠算怀旧计算　怀旧练习，把数字故事化，可以让老年人在回忆中找到共鸣，从而相互鼓励、支持，提高自信心。

3. 珠算二人对练游戏　锻炼逻辑思维能力，开发智力，改善心理素质，提高情商。

（1）杀珠子：一方为 2 个珠子的短方，一方为 5 个珠子的长方，中间由梁间隔开，一进一退，玩的时候以靠梁为开局，以退为进，消去邻边对方突出的珠子，谁余下靠梁的棋子多，则为胜方。

（2）算盘棋：弈者双方各居算盘上下方五个坎上，每坎二子，计十子。双方轮流走子，每轮一次只向前走一子。在行走过程中，以二子打一子，被打的子应退回最后一坎再走起。以先将本方十个子走到同侧上的最末五个坎上者为胜。

二、基本认知能力训练

利用老年人现有的基本认知能力加以训练，增强运用认知能力的技巧。主要对定向能力、专注能力、记忆能力、计算能力、推理能力等进行训练。基本认知能力训练的方法大多数采用书面练习或计算机辅助训练，训练过程中治疗师、家属和照顾者的帮助非常重要，并且训练技巧、练习的时间和次数对治疗的效果非常重要。

三、认知功能技巧训练

帮助老年人找到适当的方法或技巧，从而适应日常生活活动的要求。训练方法是使老年人使用改良内在的技巧和方法或外在的辅助装置来处理日常生活问题。但是要懂得使用适当的方法或技巧，必须先拥有一定的学习能力，所以较适合对自己的认知过程有思考的老年人。外在方法较为有效且所需要的训练时间较短，因而被广泛使用；内在方法则适用于较年轻及受教育程度较高者。另外，也可以利用小组治疗模式来增强老年人学习的动力。

1. 外在方法　记事本是一种最通用有效的方法，通过问卷方式去学习有关记事本的目的、内容、名称、每一项目的使用方法等。在老年人能阅读最好也能书写时应用，可以记下约会地址、电话号码、交通路线，列出要做的事等。开始使用时要求老年人能理出主要成分、关键词，开始每 15min 为一段作记事，记忆能力提高后酌情延长并在实际生活中学会使用。治疗师每天应在不同的时间给予老年人充分练习使用记事本的机会，以建立老年人使用记事本的习惯和熟悉使用方法、时间。对某些人而言，家中的挂历、台历也是很有用的记事本，特别在脑受伤前就习惯使用的那些老年人，他们可以将一些特殊的活动、计划要做的重要事情记在上面，随时查阅。

其他方法还包括制作活动日程表、绘制大地图（大罗马字和鲜明的路线）、准备合适的记忆提示工具（包括清单、标签、记号、录音机提示、各种电子记忆辅助具等）（图 3-7-2、图 3-7-3）。

活动日程表

时间段	活动	注意事项
07:00-08:30	超市买菜	带购物袋、雨伞
09:00-10:30	小区公园散步、打太极、下棋	带水杯、毛巾、雨伞
11:30-12:00	煮饭、吃饭	记得饭后服药
12:30-14:00	午休	
14:30-16:30	参加社区活动：折纸花、水墨画	
17:00-18:00	煮饭、吃饭	记得饭后服药
18:30-19:30	饭后散步	
19:30-20:00	洗澡、洗漱	
20:00-21:00	看电视、读报	

图 3-7-2　活动日程表

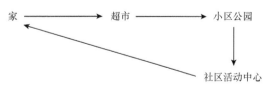

图 3-7-3　绘制老年人活动范围路线图

2. 小组治疗　作业小组有任务小组、集体小组和动力小组三种方式。任务小组利用代偿或者重新学习运动、认知等身体功能及日常生活技能；集体小组通过有目的的作业活动使得小组成员之间能够互相接触、交往，以便恢复老年人的人际关系，感受并恢复关心、关爱；动力小组通过作业活动使老年人们在这个过程中建立相互间的角色关系，以合作、竞争、协调、拒绝等动力作为各种行为及其结果的具体表现。

过程中设计的项目应根据老年人的喜好进行选择，且内容丰富，选择范围大，以此来调动老年人参与的积极性，提高老年人的沟通交流能力，激发其自我价值。在训练过程中，工作人员要不断挖掘老年人潜能。进行训练时营造一个舒适且适合交流的社交空间，增强人际交流，提高社会参与度，恢复或提高其认知功能及生活质量。

四、环境改良

环境是任何介入方法的无声伙伴，虽然是被动的，却是矫正行为和活动能力的最有力工具。环境改良不仅针对肢体功能，还包含了知觉功能、感觉、记忆、社会互动和沟通，是重要且丰富的途径。根据老年人现有的能力及技巧，控制及改良原有的工作及家居环境、设施，或简化工作程序，使其适应新的或原有的环境。

1. 家用电器的安全　选用有设定自动关闭设备的电子设备（电水壶、电炊具、电灯等）以避免危险。

2. 避免常用物品遗失　把眼镜架系上线绳挂在脖子上，把手机、电子助记产品别在腰带上，可有效地预防遗失（图3-7-4、图3-7-5）。

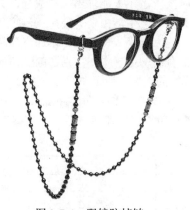
图3-7-4　眼镜防掉链

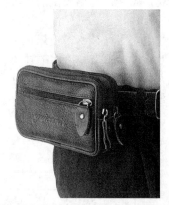
图3-7-5　腰间小挎包放置手机、记事本等

3. 简化环境物品　对于有记忆障碍的老年人，通过有条理的物品放置可以提高工作效率。重要物品（如笔记本、钱包、钥匙、雨具）放置在室内显眼固定的地方，如进出家门必经之地，以提醒其出门时不致遗忘。物品使用后放回原来固定位置。每天以同样的次序收集衣服和穿衣服，在同一个地方脱鞋子养成规律的生活习惯。在入室门旁边设立"记事栏"，安装壁柜，将第2天需要带走的东西记在"记事栏"里，并在壁柜里专门放上这些物品。

（苏　雁）

第八节　皮肤压疮预防与康复护理技术

压疮，又名压力性损伤，是发生在皮肤和（或）潜在皮下软组织的局限性损伤。压疮是长期卧床、坐轮椅的老年人最常见的并发症之一，严重降低老年人生活质量。压疮应强调预防为主，老年人及康复护理人员要提高对压疮的预防意识。

一、避免局部长期受压

（一）体位变换或定时翻身

有压疮风险或有压疮的老年人均应进行体位变换，以减少同一部位的受压时间。体位变换要按时进行,长期卧床者日间应每2h翻身一次,有红斑时翻身时间要明显缩短,夜间每3～4h一次。体位变换要求操作规范熟练,并注意协助翻身时应动作轻柔,避免拖拽,以免皮肤和床面摩擦形成摩擦力而损伤皮肤。翻身后在身体空隙处放置足够的软枕以分散压力。最后轻轻将手伸入身下,确认床单无褶皱,如有点滴管、尿管,确认位置无牵扯挤压(图3-8-1)。

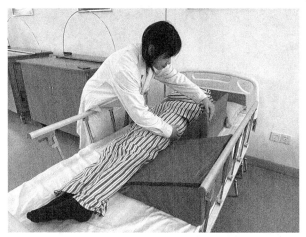

图 3-8-1 翻身

(二)坐位训练及减压训练

长期采取坐姿的老年人,躯干应直立,"懒散"坐姿会使骨盆呈后倾位,尾骨部受压,易发生压疮,也容易引起脊柱变形。同时注意膝部不要过高,过高时体重将集中于坐骨部。长久坐姿如乘坐轮椅时,每15～30min要做一次重量转移或抬臀减压的动作,每次持续15s,如双手无力,可先向一侧倾斜上身,让对侧臀部离开椅面,再向另一侧倾斜。

(三)预防医疗器械相关压疮

若有使用石膏、夹板、牵引的老年人,衬垫要平整、松软适度,要仔细观察局部皮肤颜色和温度的变化,检查感觉功能,给予辅助器具适当调节。应用假肢、矫形器、支具、拐杖时,确保医疗器械型号正确且佩戴合适,而且每天至少检查两次医疗器械下及周围的皮肤,以查看周围组织有无压力相关性损伤。同时,要保持医疗器械之下的皮肤清洁干燥,必要时考虑用预防性敷料来预防医疗器械相关性压疮。

(四)早期活动

卧床者一旦能够耐受,就应尽快开始采取坐位,并离床进行功能锻炼,适当的康复运动可增加老年人的活动能力,改善血液循环,增强体质。

二、选择良好的床或床垫、坐垫

(一)床垫

选择高规格记忆性泡沫床垫,可使压力再分布,减轻局部受压。

(二)大块海绵组合床

不易翻身的老年人,可用松紧织物包裹4块大海绵,铺在床上,再铺上棉布床单,用大而厚的海绵块将易受损部位架空(图3-8-2)。如侧卧位时,在头、肋腹部、股中部、小腿中部放大海绵块,使肩胛、股骨大转子、膝外侧髁、外踝等易发生压疮的区域悬空。

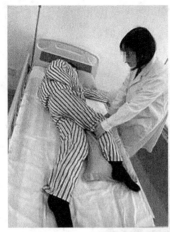
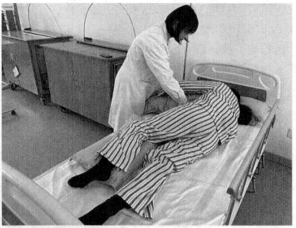
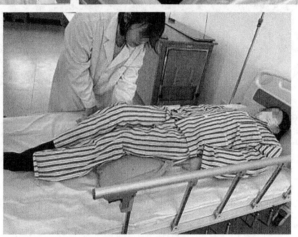

图 3-8-2　大块海绵预防压疮

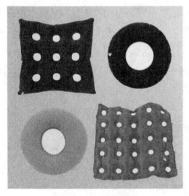

图 3-8-3　弹坑垫

（三）弹坑垫

弹坑垫适用于坐位、行动受限的老年人。弹坑垫为表面凹凸不平的海绵制品（图 3-8-3），由突起部分支撑体重，可减压去湿，同时突起部分接触皮肤，有按摩作用，可促进血液循环。

三、保持皮肤清洁干燥，做好皮肤护理

（一）洗浴与清拭

注意保持皮肤清洁卫生，经常洗浴可改善全身血液循环。大小便失禁、出汗及分泌物过多的老年人应在排泄后、出汗后、换纱布、体位转换时进行部分清拭，及时擦洗干净以免皮肤受到刺激，每天至少清拭 1 次，清拭后要使皮肤干燥，并注意保暖，必要时涂抹皮肤保护剂，如氧化锌软膏。床铺要经常保持清洁干燥，平整无残渣，被褥污染要及时更换。

（二）按摩

高龄、衰弱、营养不良者在早期皮肤完整时，可采用动作轻柔的按摩，例如背部按摩和受压局部按摩，以促进血液循环。背部按摩时，首先辅助老年人俯卧或侧卧，露出背部，先用温水进

行擦洗后盖上大毛巾，按摩者斜站于背侧，将 50% 乙醇少许倒入掌心擦匀，打开毛巾以手掌大小鱼际部分紧贴皮肤，从其臀部上方开始，沿脊柱旁向上做压力均匀的按摩，至肩部时手法稍轻，转向下至腰部止，如此反复有节奏地按摩数次后，再用拇指指腹由骶尾部开始沿脊柱按摩至第 7 颈椎处。如有局部压红，用大拇指由内向外在压红部位周围进行环形按摩，皮肤变红处则不宜进行皮肤按摩，可悬空压红部位，一般解除压力 30～40min 后，皮肤颜色可恢复正常。如皮肤持续发红、发绀，不宜按摩以免加重损伤。

四、加强营养

经筛查有营养不良风险者及存在压疮者，必须进行全面营养评估和膳食指导。除了常规定期摄入高蛋白、富含植物纤维和维生素的食物外，还必须口服营养补充剂来补充体内缺少的常量和微量元素。一个健康成人每天大约需要 0.8g/kg 体重蛋白质和 20～35kcal/kg 体重热量，但对于压疮危险人群，每天至少需要 30～35kcal/kg 体重热量、1.25～1.5g/kg 体重蛋白质和 1mL/kcal 液体摄入。

五、其他压疮预防方法

注意冬天时，不要将热装置（如热水瓶、加热毯、电褥子等）直接放在皮肤表面上。在骨隆突处可使用聚氨酯泡沫敷料预防压疮（图 3-8-4）。至少每天评估皮肤有无压疮形成迹象，若预防性敷料破损、错位、松动或过湿时，予以更换。

六、轻度压疮的治疗

浅度的Ⅰ、Ⅱ类/期压疮可用生理盐水冲洗后进行消毒处理，选用透明贴、溃疡贴、渗液吸收贴覆盖，同时理疗法如电疗（低强度直流电，高压脉冲电流）、紫外线光疗法能起到杀菌、促进伤口愈合的作用。Ⅲ、Ⅳ类/期的深度压疮，伴有疼痛或伤口感染者，需到专业的医疗机构就诊。

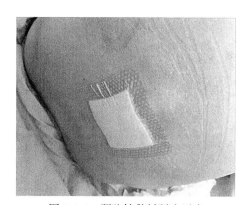

图 3-8-4　预防性敷料预防压疮

知识拓展

近年来，有学者从大黄、虎杖等活血中药中提取出水溶性物质，利用中药熏蒸按摩机对着机体受压部位顺时针喷射蒸汽，发现具有增强组织代谢、活血通络、降低炎性反应等作用。艾灸对于治疗压疮也有很好的效果，主要是通过人体经络传导温热刺激，具有祛湿逐寒、改善血液循环、提高新陈代谢等作用，有利于疮口的愈合，还可以减轻疼痛，常见的艾灸方法是"艾灸三步法"，即回旋灸、雀啄灸、温和灸等。另外，压疮属于气血亏虚，内服八珍汤可以益气补血，让压疮患者的机体内部达到一个平衡的状态，从而有利于压疮患者的康复。我国传统中医药对压疮的治疗和预防有一定的优势，我们要在前人丰富的经验基础上加以利用与创新，弘扬我国优秀的中医药传统文化。

（郑　松）

第九节　防噎呛与护理技术

噎呛在老年人中普遍存在，已成为危害老年人生命安全的重要因素，我国绝大多数存在噎呛风险的老年人缺乏相关康复与饮食知识。当噎呛发生时，健康人会通过咳嗽反射将吸入物咳出。

老年人受到器官功能退化、心理、疾病、药物等多种因素的影响，一旦发生噎呛，易导致吸入性肺炎，甚至可能引起窒息及猝死。防噎呛护理技术是通过吞咽功能训练提高老年人自理能力、降低噎呛风险的康复性训练。

一、噎呛的预防措施

1. 选择合适的食物　老年人应进食粥、烂面、蒸蛋、菜泥等，避免进食黏性大的年糕、汤圆等食物；对中、重度吞咽困难的老年人，食物应做成糊状喂食；避免进食纤维多的食物如芹菜、莴苣等；避免进食富含水分的水果如西瓜、葡萄等，以免发生误吸；避免进食容易掉渣、酥脆的食物如干饼干、薯片等。

2. 合适的吞咽方法

（1）空吞咽与吞咽食物交替进行：在吞咽一次食物后，不要立马吞咽第二口食物，先做几次空吞咽，确认口腔中无残留食物后再进食。

（2）侧方吞咽：指导老年人在吞咽食物后，分别向左、右两侧转头，同时空吞咽，使同侧的梨状窝变窄，挤出残留在内的食物（图3-9-1、图3-9-2）。

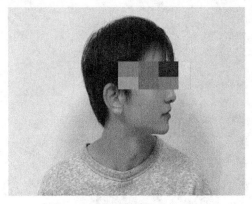

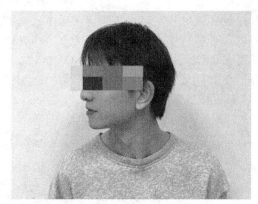

图3-9-1　向左侧转头并空吞咽　　　　　　图3-9-2　向右侧转头并空吞咽

（3）点头样吞咽：指导老年人在吞咽食物后，将颈部后屈再尽量前屈，形似点头，同时做吞咽动作，减少食物的残留，避免噎呛的发生（图3-9-3、图3-9-4）。

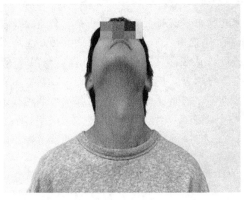

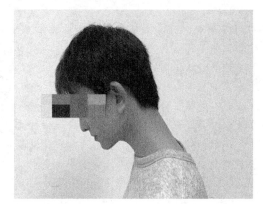

图3-9-3　颈部后屈　　　　　　　　　　　图3-9-4　颈部前屈并吞咽

3. 保持合适的体位

（1）进食时，老年人尽量采取坐位或半卧位，坐位时，坐直并稍向前倾，颈部轻度屈曲，使食物容易进入食管（图3-9-5）。

（2）半卧位时抬高床头30°～40°，有利于吞咽动作，减少噎呛机会（图3-9-6）。

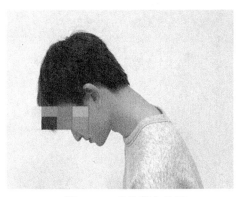

图 3-9-5　坐位稍向前倾

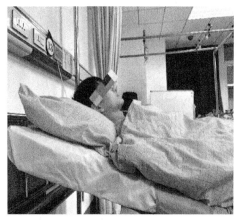

图 3-9-6　半卧位床头抬高 30°～40°

（3）偏瘫的老年人进食时肩部以枕垫起，食物从老年人健侧咽部送入，这样利于食物运送，减少逆流及噎呛（图 3-9-7、图 3-9-8）。

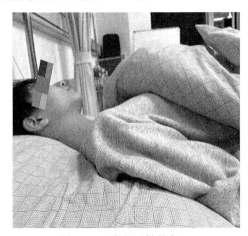

图 3-9-7　肩部以枕垫起

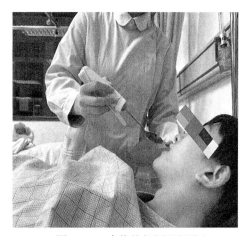

图 3-9-8　食物从健侧咽部送入

（4）意识障碍的老年人应选择健侧卧位或头偏向一侧，以保持气道通畅（图 3-9-9、图 3-9-10）。

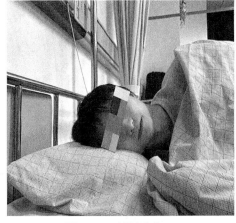

图 3-9-9　健侧卧位

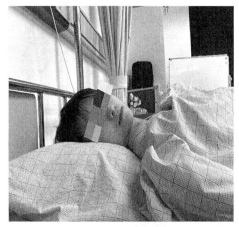

图 3-9-10　头偏向一侧

二、吞咽功能的评估和训练

（一）吞咽功能障碍的筛查

对有下列情况的老年人，在进食前应进行吞咽功能评估，以明确是否可以正常进食。

1. 口腔分泌物控制困难，流涎或食物从口中淌下。

2. 吞咽触发延迟，吞咽前、过程中或之后发生咳嗽。

3. 吞咽后嗓音变化或呛咳。

4. 进餐时间长，在吞咽时喉头不上提或下降。

5. 食物或液体从鼻腔溢出，一口食物需多次咽下。

6. 口腔中残存食物，进食频率缓慢或非常快。

7. 咀嚼时间长，吞咽时头颈部姿势异常。

8. 吞咽疼痛，口喉感觉减弱。

（二）吞咽功能的评估

吞咽功能既可以通过临床功能进行评估，如口颜面功能评估、吞咽反射功能评估、喉功能评定和摄食评估等，也可以通过仪器如吞咽造影、吞咽内窥镜和吞咽测压等进行评估。本书主要介绍日常生活中使用较为方便的吞咽功能日常评估方法。

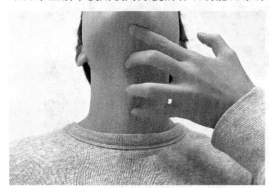

图 3-9-11　四指所在具体位置

1. 反复唾液吞咽试验　老年人取坐位或半坐卧位，检查者把手指放在老年人下颏下方（手指位置：食指，下颌骨下方；中指，舌骨；无名指，甲状软骨/喉结；小指，环状软骨）（图 3-9-11），嘱老年人尽量快速反复吞咽；观察 30s 内老年人反复吞咽的次数和喉上抬的幅度。若 30s 内老年人吞咽次数＞3 次或中指触及喉结上下移动 2cm 为吞咽功能正常；相反，吞咽功能障碍。

2. 洼田饮水试验　是日本学者洼田俊夫提出的评定吞咽障碍的试验方法，分级明确清楚，操作简单。

（1）评定方法：让评估对象取端坐位，观察其饮 30mL 温开水的顺畅程度。见表 3-9-1。

表 3-9-1　洼田饮水试验评分

吞咽功能	顺畅程度	分级
正常	1 次无呛咳饮完	Ⅰ级
可疑	2 次无呛咳饮完	Ⅱ级
	1 次饮完，但有呛咳	Ⅲ级
异常	2 次饮完，但有呛咳	Ⅳ级
	频繁呛咳，难以饮完	Ⅴ级

（2）评定标准：①正常：Ⅰ级且 5s 内饮完者；②可疑：Ⅰ级但 5s 以上饮完或 2 次饮完；③异常：Ⅲ～Ⅴ级，依次为轻、中、重度。

除 1 次无呛咳饮完的老年人不需要进行吞咽功能训练，其他等级的老年人均提示吞咽功能障碍，应该进行吞咽功能训练。

3. 才藤氏吞咽障碍 7 级评价法　不需要复杂的检查手段，评价方法更简单，把症状和相对应的治疗措施结合起来，对临床的指导价值很大，见表 3-9-2。

表 3-9-2　才藤氏吞咽障碍 7 级评价法

级别	临床表现
7 级（正常）	摄食吞咽没有困难
6 级（轻度困难）	摄食时有必要改变食物形态，口腔残留很少，不误咽
5 级（口腔问题）	吞咽时口腔有中度或重度障碍，需改变咀嚼形态，吃饭时间延长，口腔残留食物较多，摄食吞咽时需要他人提醒，没有误咽，这种程度是吞咽训练的适应证
4 级（机会误咽）	用一般的方法摄食时有误咽，但经过调整姿势或每口量，可以充分防止误咽
3 级（水的误咽）	有水的误咽，使用误咽防止法不能控制，改变食物形态有一定效果，吃饭只能咽下食物，但摄食量不足
2 级（食物误咽）	改变食物形态没有效果，水和营养基本由静脉供给，这种只能进行间接训练，直接训练需要专门设施进行
1 级（唾液误咽）	唾液产生误咽，有必要持续进行静脉营养，不宜进行直接训练

（三）吞咽障碍的训练

1. 吞咽障碍老年人的间接康复训练

（1）口唇操训练：可分为六个步骤，微笑、吹哨；张口、闭唇；鼓气、内缩；抿唇、咀嚼；伸舌、翘舌；左右咧唇舌。每次 10 遍，每天 3 次（图 3-9-12）。

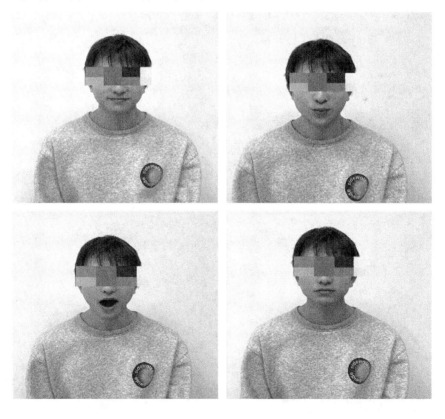

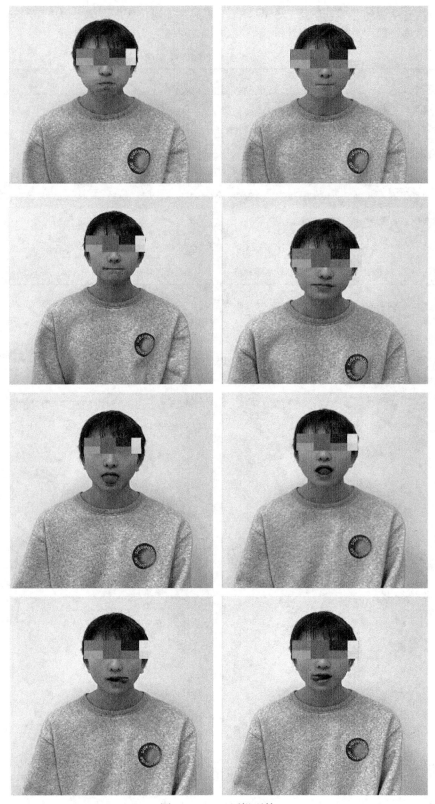

图 3-9-12　口唇操训练

（2）舌肌运动锻炼：将舌前伸，缩回，再前伸，反复进行；舌尖在口腔内左右用力顶颊部，并沿口腔前的上、下界做环转运动（图3-9-13）。

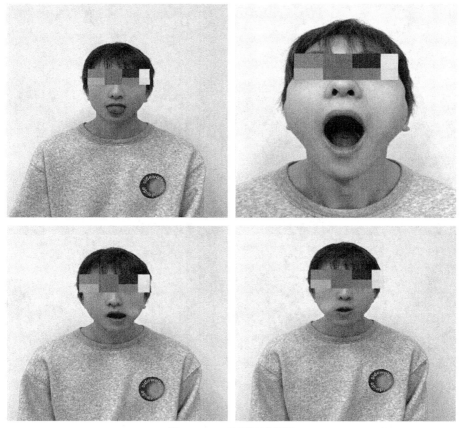

图3-9-13　舌肌运动锻炼

（3）软腭的训练：张口后用压舌板压舌，用冰棉签于软腭上做快速摩擦，以刺激软腭，嘱老年人发"啊""喔"声音，使软腭上抬，利于吞咽。通过锻炼可促进吞咽功能的康复或延缓吞咽功能障碍的恶化，预防噎呛的发生。

2.吞咽障碍老年人直接康复训练

（1）进食体位：不能端坐的老年人，可以采取30°的半坐卧位。

（2）进食器具：选择勺子、吸管、杯子。

（3）食物形态：先易后难，黏稠的食物比较安全。理想的食物特征有：密度均一，有适当黏性、不易松散、通过咽及食管时容易变形、不在黏膜上残留。

三、噎呛的紧急处理流程及方法

1. 当老年人出现噎呛时，不要随意移动老年人，立即协助其低头弯腰，身体前倾，头低于胸部，喂食者在其肩胛下缘连续拍击，使残渣排出（图3-9-14、图3-9-15）。

2. 若老年人处于清醒状态，协助其进行有效的咳嗽咳痰。有效咳嗽的正确方法：老年人尽可能采取坐位，先进行慢而深的腹式呼吸5～6次，然后深吸气至膈肌完全下降，屏气3～5s，继而缩唇，缓慢地经口将肺内气体呼出，再深吸一口气屏气3～5s，身体前倾，从胸腔进行2～3次短促有力的咳嗽，咳嗽时同时收缩腹肌，或用手按压上腹部，帮助痰液咳出。

3. 若拍打和有效咳嗽仍然无法取出异物，可取头低足高侧卧位并用筷子撬开老年人的口腔，清理口、鼻、喉的分泌物和异物，取出活动性义齿，保持呼吸道通畅（图3-9-16、图3-9-17）。

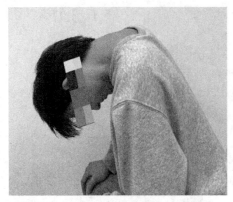

图 3-9-14　身体前倾，头低于胸部

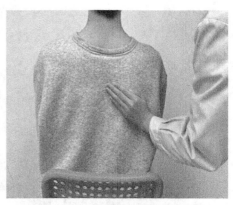

图 3-9-15　在肩胛下缘连续拍击

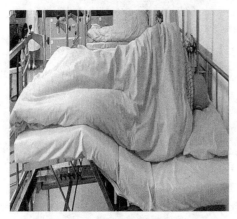

图 3-9-16　头低足高侧卧位

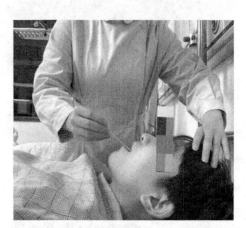

图 3-9-17　筷子撬开老年人口腔

4. 必要时采取海姆利希急救法：施救者，站于老年人身后，用双臂环抱其腰部；一手握拳，以拇指侧紧顶住老年人腹部，位于剑突与脐的腹中线部位，另一手紧握该拳用力快速向内、向上冲击腹部，反复冲击直至异物排出（图 3-9-18、图 3-9-19）。

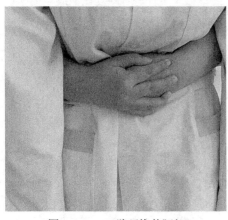

图 3-9-18　双臂环绕其腰部

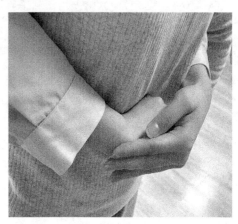

图 3-9-19　拇指侧顶住老年人腹部

5. 尽早拨打急救电话。

案例

某天早餐时间，一家老年公寓发生了惊险一幕：一名九旬老人在自己进食时出现痛苦挣扎现象，且嘴唇发绀，呼吸困难，护理员李某第一时间帮助老人清理口腔内食物，前倾身体并拍打后背，同时迅速呼叫其他在班护理人员。

在发现老人不是简单误吸食物后，护理员及时给予老人海姆利希抢救，其间，其他护理人员及时拖氧气瓶至现场为老人进行吸氧。3min后老人嘴唇稍已恢复血色，但气管仍存在食物残余，继续进行第二轮海姆利希抢救，从老人口腔冲击出小块蛋清。8分钟后抢救彻底成功，当班人员观察老人呼吸无异常后，测量其生命体征，均在正常范围内。事后查看监控视频，发现老人是因为进食太快发生了噎食。

在8分多钟时间里，老年公寓负责人、多名护理人员及时对老人实施了两轮抢救，最终使老人转危为安。在紧急情况的处理过程中，对老年人噎呛处理的专业知识发挥了重要作用。敬畏生命、敬畏职责、敬畏规章，护理员冷静沉着的应急事件能力和专业的护理能力值得我们学习。

（庄嘉元）

第十节　跌倒的预防与干预技术

跌倒是一种不能自我控制的意外事件，指个体突发、不自主、非故意的体位改变，脚底以外的部位停留在地上、地板上或者更低的地方。跌倒是老年人伤残和死亡的重要原因之一，影响老年人的身心健康。但是，由于大多数情况下老年人跌倒事件存在可预知的潜在危险因素，因此可通过积极评估和干预进行预防和控制。

一、老年人跌倒的预防措施

（一）老年人跌倒的风险评估

推荐老年人首先进行初步筛查，采用以下简易问题：在过去的1年里是否发生2次及以上的跌倒，是否有步行或平衡困难，是否存在明显的急性跌倒。如有一项回答为"是"，则对老年人进行病史、体格检查、环境评估等。若回答全部为否，再询问其过去1年里是否发生过1次跌倒，若发生过跌倒，则应进行步态和平衡能力测试。协助老年人采用跌倒风险评估工具（表3-10-1）和平衡功能评估表进行自我评估，了解自己跌倒的风险级别，尤其是有跌倒史的老年人，主要包括以下几个方面：

1. 既往病史　主要包括：①跌倒史，跌倒发生的现场信息、跌倒的性质与部位、跌倒预后，有无害怕跌倒的心理；②疾病史，尤其关注有否帕金森病、脑卒中、心血管疾病、痴呆、骨质疏松症和视力障碍等疾病；③用药史，尤其关注用药是否与跌倒有关。

2. 体格检查　主要包括：①评估日常生活活动能力；②评估肌力、肌张力、平衡能力和步态；③评估视力、听力和认知功能；④评估血压，有无直立性低血压。

3. 环境评估　主要进行居家生活环境危险因素评估，内容详见第七章。

4. 社会因素　了解老年人是否独居，社会交往及其联系程度等。

（二）老年人跌倒的自我预防措施

老年人可以依据评估结果，改变不良的生活方式和行为习惯，消除环境中可能存在的危险因素，保持健康、乐观的心理状态，防止跌倒的发生。具体的预防措施如下：

表 3-10-1　老年人跌倒风险评估表

项目	权重	得分	项目	权重	得分
运动			**睡眠状况**		
步态异常/假肢	3		多醒	1	
行走需要辅助设施	3		失眠	1	
行走需要旁人帮助	3		夜游症	1	
跌倒史			**用药史**		
有跌倒史	2		新药	1	
因跌倒住院	3		心血管药物	1	
精神不稳定状态			降压药	1	
谵妄	3		镇静、催眠药	1	
痴呆	3		戒断治疗	1	
兴奋/行为异常	2		糖尿病用药	1	
意识恍惚	3		抗癫痫药	1	
自控能力			麻醉药	1	
大便/小便失禁	1		其他	1	
频率增加	1		**相关病史**		
保留导尿	1		神经科疾病	1	
感觉障碍			骨质疏松症	1	
视觉受损	1		骨折史	1	
听觉受损	1		低血压	1	
感觉性失语	1		药物/乙醇戒断	1	
其他情况	1		缺氧症	1	
			年龄 80 岁及以上	3	

结果评定：最终得分：低危：1~2 分；中危：3~9 分；高危：10 分及以上。

1. 增强防跌倒意识　帮助老年人及其家属学习防跌倒知识，增强防跌倒意识；告知老年人及其家属发生跌倒时不同情况的现场紧急处理措施，以及如何寻求帮助等。

2. 科学训练　老年人认知注意力功能衰退与失衡跌倒直接相关，推荐进行认知功能训练、肌力训练和平衡功能训练等。其中踝关节肌力训练可影响膝关节及踝关节周围的肌肉，有助于改善老年人的平衡能力。本节介绍几个常见的脚踝训练技术。

（1）脚踝环绕运动（图 3-10-1、图 3-10-2）

1）顺时针环绕运动：抬起一只脚，并举在空中；缓慢轻柔地沿顺时针方向旋转脚踝和足部，画一个尽可能大的圆圈；沿顺时针方向重复画圆圈 10 次后，放下脚休息；抬起另外一只脚，用这只脚顺时针旋转 10 次。

2）逆时针环绕运动：再次抬起第一只脚，举在空中；这次，沿着逆时针方向再次旋转脚踝和足部，尽可能画一个大圆圈；沿逆时针方向重复画圆圈 10 次后，放下脚休息；抬起另外一只脚，用这只脚逆时针旋转 10 次。

注意事项：每只脚在每个方向做一组，每组 10 个圈。

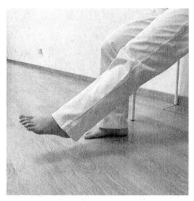
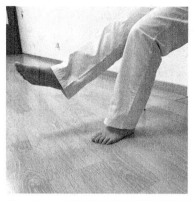

图 3-10-1 抬起一只脚　　　　图 3-10-2 缓慢轻柔旋转脚踝和足部

（2）踝关节背伸运动：坐于椅子上，双脚平放于地面（图 3-10-3）；双脚脚尖离地，尽最大可能远离地面，保持 10s，脚跟始终放在地面上，尽最大努力背伸踝关节（图 3-10-4）。

注意事项：开始时，每组重复 3 次，每次持续 10s；如果第 2 天可以毫无困难就重复 3 次，若是肌肉酸痛，那就增加 1 次，即每组重复练习 4 次，每次 10s；不断增加重复次数，直到重复 10 次，即使没有达到 10 次也没关系；只需要做一套重复的练习。

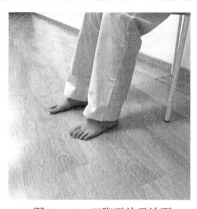
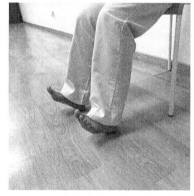

图 3-10-3 双脚平放于地面　　　图 3-10-4 双脚脚尖尽最大可能远离地面

（3）脚趾力量练习：在地板上放 20 个玻璃球，并在旁边放一个空容器（图 3-10-5），之后坐于椅子上；用脚趾将 20 个玻璃球捡起，并放进容器中（图 3-10-6）；再次把玻璃球倒在地板上，然后用另一只脚进行练习。

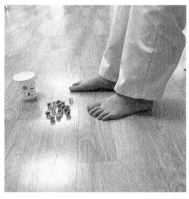
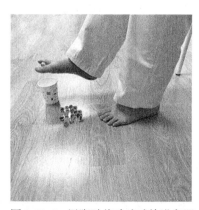

图 3-10-5 在地板上放 20 个玻璃球　　图 3-10-6 用脚趾将玻璃球捡进容器

注意事项：每只脚重复练习两次，每次捡起 20 个玻璃球；如果用脚趾捡起 20 个玻璃球有困难的话，只要尽可能多捡几个就可以了。

（4）脚拇趾伸展：舒适地坐在椅子上，把橡皮筋绕在两个脚拇趾上（图 3-10-7）；一只脚向外拉伸橡皮筋，直到感觉橡皮筋的拉伸长度适宜（图 3-10-8）；将双脚放在地面上，保持 20s；然后放松并使脚回到起始位置；重复该练习 3 次。

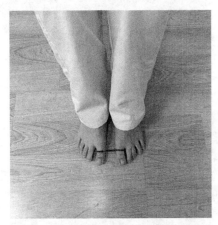 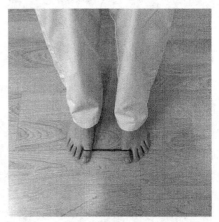

图 3-10-7　把橡皮筋绕在两脚拇趾上　　　　图 3-10-8　一只脚向外拉伸橡皮筋

（5）踮脚练习：站在墙前，双手扶在墙上保持平衡，两脚分开站立，保持一个舒适的距离（图 3-10-9）；慢慢地踮起双脚后跟（图 3-10-10）；尽所能踮高些，然后慢慢地回到地面；重复练习 10 次。

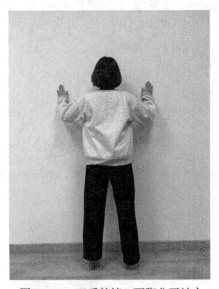 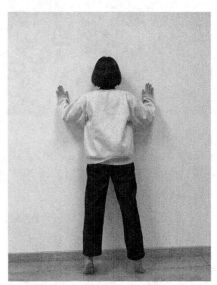

图 3-10-9　双手扶墙，两脚分开站立　　　　图 3-10-10　慢慢地踮起双脚后跟

3. 合理运动　坚持规律参加合宜的、适度的运动锻炼，以增强肌力、平衡能力、步态稳定性等，预防跌倒的发生。适合老年人的运动包括太极拳、八段锦、散步、慢跑、游泳等。

4. 合理用药　应按医嘱正确服药，严禁随意用药，切勿擅自服用多种药物。了解所用药物的副作用，观察用药后反应。用药后动作宜缓慢，以防跌倒。

5. 防治骨质疏松　加强膳食营养，适当补充维生素 D 和钙剂，防治骨质疏松，减轻跌倒后损伤。

6. 其他　例如，衣着以舒适、合身为主，避免过宽或过紧；鞋子要合适，老年人应该尽量避免穿高跟鞋、拖鞋、鞋底过于柔软以及易于滑倒的鞋；选择适当的行走、视力、听力辅助工具等。

（三）家庭照顾者的干预措施

老年人跌倒预防需由多方共同努力，更要树立老年人及家属对跌倒预防重要性的认识。作为老年人的家庭照顾者，可以通过以下方式预防老年人跌倒的发生：

1. 接受专业的老年人跌倒干预的教育培训。

2. 评估老年人居家生活环境，并根据结果开展适老化改造。

3. 为老年人提供日常生活护理，选择适当的行走、视听等生活辅助工具，尤其如厕、淋浴时重点看护。

4. 为老年人营造良好的生活氛围，尽量减少老年人的不良情绪。

5. 熟悉老年人服用的所有药物的作用、副作用和服用方法，严格按医嘱辅助老年人用药。

二、老年人跌倒的现场处理

老年人跌倒现场状况主要包括跌倒场所、跌倒性质、跌倒时着地部位、老年人能否独立站起、现场救治情况、跌倒预后和现场人员看到的跌倒相关情况等。老年人跌倒后，不要急于扶起，要分情况进行跌倒后的现场处理，主要检查是否出现与跌倒相关的受伤。

1. 意识不清　立即拨打急救电话，应特别注意：

（1）有创伤、出血，立即止血、包扎（图3-10-11）。

（2）有呕吐，将头偏向一侧，清理口、鼻腔呕吐物，维持呼吸道通畅（图3-10-12）。

（3）有抽搐，移至平整软地面或身体下垫软物，防止碰、擦伤，必要时牙间垫较硬物，防止舌咬伤（图3-10-13），注意保护抽搐肢体，防止肌肉、骨骼损伤。

（4）如呼吸、心跳停止，立即采取胸外心脏按压（图3-10-14）、口对口人工呼吸（图3-10-15）

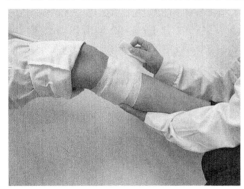

图 3-10-11　止血、包扎

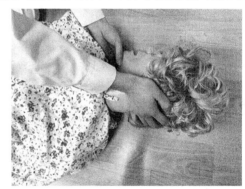

图 3-10-12　头偏向一侧，保证呼吸通畅

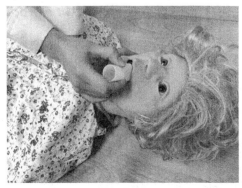

图 3-10-13　牙间垫较硬物，防止舌咬伤

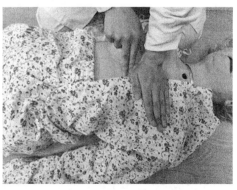

图 3-10-14　胸外心脏按压（定位）

等急救措施。

（5）如需搬动，保证平稳，尽量平卧（图3-10-16）。

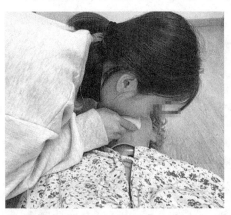

图 3-10-15　口对口人工呼吸

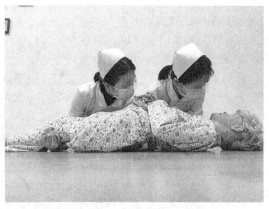

图 3-10-16　平卧搬动

2. 意识清楚

（1）询问老年人跌倒情况及是否记得跌倒过程，立即拨打急救电话或护送老年人到医院诊治。

（2）有创伤、出血，立即止血、包扎并护送老年人到医院进一步处理。

（3）检查有无骨折或腰椎损害情形，如无相关专业知识，不要随便搬动，以免加重病情，应立即拨打急救电话。

（4）如果老年人试图自行站起，可协助老年人缓慢起立，坐、卧休息并观察，确认无碍。

（5）如需搬动，保证平稳，尽量平卧。

老年人发生跌倒后均应在家庭成员陪同下到医院诊治，评估跌倒风险，积极查找原因，以便及时制定干预方案。在此过程中，要特别关注有跌倒史老年人有无产生跌倒后恐惧心理，避免老年人因害怕再次跌倒而减少活动和外出，继而增加再跌倒的危险和心理负担。因此，要帮助其分析产生恐惧的原因，采取针对性措施减轻或消除其恐惧心理。

案例

冬日的某天早上，某市民发现一名老人跌倒在路边，她试着呼喊老人，看他是否有意识，老人只是用手抓住她的衣服，却说不出任何话。她立刻拨打120急救电话，并按照急救人员在电话中的指示先对老人进行紧急施救：先移动老人双腿，让其保持平衡；为避免老人的呕吐物影响呼吸，将老人的头偏向一侧，并用纸巾擦拭老人的嘴角；让老人靠在她的怀里……

半小时内，该市民多次拨打120电话，及时报告老人的情况。当日清晨，室外气温极低，她看老人没穿棉袄，就毫不犹豫地脱下自己的羽绒服披在老人身上帮其保暖。不少路过的好心人也上前帮忙。她不停鼓励老人坚持住，而脱掉羽绒服的她早已冻透。直到老人被急救车送往医院，她才松了一口气，赶往单位上班。该市民在关键时刻挺身而出，在专业人员的指导下完成了对跌倒老人的紧急救助，为老人的生命健康保驾护航，笃行扶老之事，传递助老正能量，弘扬了中华民族爱老敬老的传统美德。

（张　旋）

第十一节　营养与饮食照护技术

随着年龄的增长，老年人的生理功能会出现不同程度的衰退，加之味觉和嗅觉减退、进食量减少，对营养的吸收能力衰退，出现咀嚼和消化能力下降，酶活性和激素水平异常等情况，这些变化可影响老年人的食物摄取、消化和吸收能力，极易出现营养不良。也有的老年人食量大，摄入的动物性食物过多，造成营养过剩。这些都极易引起老年人罹患各种疾病。因此，社区照护人员应关注老年人的营养，通过科学饮食来改善老年人的健康状况，提高老年人健康质量。

一、营养需求

（一）热能

随着年龄的增长，老年人的活动逐渐减少，能量消耗降低，机体内脂肪组织增加，肌组织和器官功能减退，机体代谢过程明显减慢。建议 60 岁以上热能摄入量为 7531.2kJ/d，75 岁以上热能摄入量为 7154.64kJ/d。

（二）蛋白质

老年人体内的分解代谢增加，合成代谢减少，所以老年人要保证每天获得足够的优质蛋白质。①吃足量的肉。鱼虾类、禽肉、猪牛羊肉等动物性食物都含有消化吸收率高的优质蛋白以及多种微量营养素，但避免食用动物内脏，因这类食物含较多的胆固醇，对肥胖和心血管病的老年人有一定危害。②每天喝奶。有高脂血症和超重肥胖倾向者应选择低脂奶、脱脂奶及其制品；乳糖不耐受的老年人可以考虑饮用低乳糖奶、舒化奶或酸奶。③每天吃大豆及其豆制品。老年人每天应该吃 15g 大豆或等量的豆制品。若以蛋白质的含量来折算，15g 干大豆相当于 35g 豆腐干、45g 豆腐、115g 内酯豆腐或 220g 豆浆。

（三）碳水化合物

碳水化合物是膳食能量的主要来源，宜占膳食总能量的 50%～60%。应选择粗杂粮，少食精制碳水化合物，多食蔬菜、水果等富含膳食纤维的食物，增强肠蠕动，防止便秘。老年人对果糖相对比较适宜，如蜂蜜、蔗糖等；但对肥胖者和冠状动脉硬化性心脏病者应限制，超出总的热量易转变为脂肪引起高脂血症。

（四）脂肪

老年人体内脂肪组织随年龄增长而逐渐增加，过多的脂肪对心血管和肝脏都是不利的，而且对消化和吸收功能也有负担。建议全日食物中所有脂肪，包括食物内和烹调的油料总计在 50g 之内，占总能量的 20% 为宜。节制食用畜肉，植物油混合食用。每日食物中胆固醇含量不宜多于 300mg。植物油应在 15～20g（约为 1 汤匙）。

（五）无机盐和微量元素

钙的推荐摄入量为 1000～1200mg/d，每日摄入钙的总量不应超过 2g。铁的推荐摄入量为 12mg/d，选择血红素铁含量高的食品，同时还应多食维生素 C 含量的食物，以利于铁的吸收。

由于体内代谢和免疫功能降低，需要充足的各种维生素以促进代谢，延缓衰老及增强抵抗力。维生素 A 推荐摄入量为 800μg/d 的视黄醇当量；维生素 D 推荐摄入量为 10μg/d；维生素 E 推荐摄入量为 30mg/d，不超过 300mg/d。B 族维生素中维生素 B_1 摄入量达到 1.3mg/d，维生素 B_2 为 1.3mg/d，维生素 B_{12}、叶酸、维生素 B_6 的及时补充，有助于降低动脉硬化的风险。维生素 C 推荐摄入量为 130mg/d。

（六）膳食纤维

老年人消化功能减退，肠肌肉紧张性降低，易发生便秘，每日食用新鲜水果 1～2 个，蔬菜 350～500g，以补充足量的膳食纤维。

（七）水

主动足量饮水。老年人要主动少量多次饮水，每次 50～100mL。清晨一杯温开水，睡前 1～2h 饮用 1 杯水。每天的饮水量应不少于 1200mL，以 1500～1700mL 为宜。首选温热的白开水，也可选择淡茶水和包装饮用水。

二、饮食指导

（一）食物细软，少量多餐

老年人膳食应合理设计，食物制作要细软。高龄老年人、身体虚弱者以及体重明显下降的老年人要少量多餐。进餐次数可采用三餐两点制或三点制。每次正餐占全天总能量的 20%～25%，每次加餐的能量占 5%～10%。

（二）摄入充足的食物

老年人每天应至少摄入 12 种的食物。采用多种方法增加食欲和进食量，吃好三餐。早餐宜有 1～2 种以上主食、1 个鸡蛋、1 杯奶，另有蔬菜或水果。中餐、晚餐宜有 2 种以上主食，1～2 个荤菜、1～2 种蔬菜、1 个豆制品。饭菜应色香味美、温度适宜。食量小的老年人，餐前和餐时少喝汤水，少吃汤泡饭。

（三）细嚼慢咽

充分细嚼，防止因咀嚼吞咽过快，使食物误入气管，造成呛咳或者吸入性肺炎甚至窒息。细嚼慢咽还可以使咀嚼肌肉得到更多锻炼，并有助于刺激胃肠道消化液的分泌。有咀嚼吞咽困难的老年人可选择软食、半流质、糊状食物和介护食品，进食中要细嚼慢咽，液体食物应适当增稠，预防呛咳和误吸。

（四）维持适宜体重

原则上建议老年人 BMI 最好不低于 $20.0kg/m^2$，最高不超过 $26.9kg/m^2$，另外尚需结合体脂和本人健康情况来综合判断。如果体重在 30 天内降低 5% 以上，或 6 个月内降低 10% 以上，则应该引起高度注意，及时到医院进行必要的检查。

三、照护技术

老年人经口进食照护与老年人的营养状况和身体健康密切相关。照护不当会造成老年人食物摄入量不足，营养不良，进食过程中发生呛咳误吸，引起肺部感染等。老年人身体状况不同，进食方式也不同，应根据老年人的具体情况进行科学照护，避免因进食引发相关疾病危害老年人身体健康。

（一）基本进食顺序

提醒老年人按照进食顺序进食，鼓励其自理，照护人员在必要时提供帮助。

1. 照护人员应穿便于协助进食的衣服，洗净双手。

2. 协助老年人洗净双手或用湿毛巾将老年人双手擦拭干净。当老年人口腔内部黏着或有异味时，建议老年人漱口。

3. 使用围裙、毛巾等用品，以免弄脏床铺和衣服。

4. 向老年人介绍膳食内容。

5. 在确认食物温度适宜后（不宜过热过冷），再开始进食。

6. 首先建议先喝汤来润喉（预防误咽）。

7. 照护人员应观察老年人的进食过程，以免误咽，但需要注意的是观察，而非监视。如果老年人提出要单独进食，可通过打开房门等方式，尽可能地将老年人进食情况处于可观察的视线范围内。

8. 老年人的进食量较少时，照护人员应查明原因，但不可强行逼迫老年人进食。每次进食时间为 30～40min 为宜。

9. 进食结束后，帮助老年人漱口刷牙、佩戴假牙。

（二）不同体位下的进食

1. 床边端坐位进食（图 3-11-1）

（1）使用护理餐桌，调整到适宜进食的高度。

（2）将餐桌拉至靠近床边，以免餐桌与身体之间的间隙过大。

（3）锁住餐桌的小脚轮刹车，固定餐桌。

2. 长坐位进食（图 3-11-2）

（1）在膝盖下面垫毛毯进行支撑。当老年人无法自主维持坐位时，可用手臂抵住餐桌，保持身体前倾，或用靠背支撑身体。

（2）使用餐巾或毛巾，以免弄脏床铺和衣服。

（3）拉近餐桌，与身体保持适当的距离。

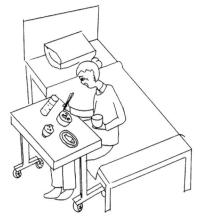
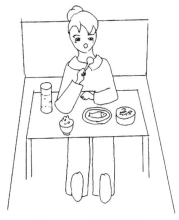

图 3-11-1　床边端坐位进食　　　　图 3-11-2　长坐位进食

3. 半坐位进食（图 3-11-3）

（1）老年人应尽可能抬高上半身，当坐姿不稳定时，照护人员可在老年人枕后和身体一侧放置枕头和靠垫来保持姿势。

（2）使用床餐桌，向身体拉近后进行固定。

（3）使用防水布和围裙，以免弄脏床铺和衣服。

4. 侧卧位进食（图 3-11-4）

（1）在老年人肩下垫一枕头，抬高头部和上半身。

（2）在后背部安放褥垫，保持其姿势。

（3）根据胃的位置，最好保持右侧卧位。但当老年人能独立进食且惯用右手时，保持左侧姿势更容易进食。

（4）在床上铺好毛巾，在老年人下巴下方放好餐巾，以免弄脏床铺和衣服。

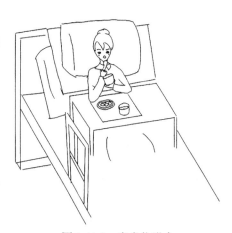

图 3-11-3　半坐位进食

5. 仰卧位进食（图3-11-5）

（1）由于食物容易进入气管，因此要垫高头部，头侧向一边。

（2）将塑料布和毛巾叠起来，铺在被褥、被套和枕头上，以免弄脏。

注：如果老年人进食呛咳严重，需要调整床位角度（图3-11-6）。

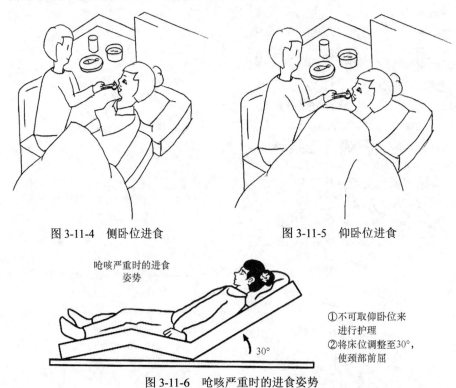

图 3-11-4　侧卧位进食　　　　　　图 3-11-5　仰卧位进食

呛咳严重时的进食
姿势

30°

①不可取仰卧位来
　进行护理
②将床位调整至30°，
　使颈部前屈

图 3-11-6　呛咳严重时的进食姿势

（三）不同身体状况下的饮食照护

1. 卧位全面照护

（1）为引起老年人的食欲，照护人员生动形象地向老年人介绍菜单后，让老年人自己确认菜单。

（2）确认好食物进食的先后顺序后，开始进食。尽量保持主食、小菜、汤等交替进食，同时确认老年人是否吃完。

（3）为让老年人配合张嘴，取食物送到嘴边时应在其可视范围内进行（图3-11-7），充分去除水分后再送入口中。

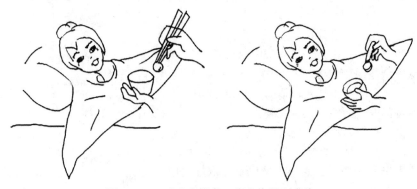

图 3-11-7　以碗为接盘，将食物送到嘴边

（4）避免筷子和汤匙接触到老年人牙齿和牙龈。

（5）诱导老年人进食的同时，应确认食物咽下后，再重复喂食。

（6）尽量避免食物混杂，依次一种一种地进行喂食。

（7）若老年人中途出现呛咳，应稍休息后再进行。

（8）当老年人有吸入能力时用吸管，没有时可用汤匙和鸭嘴壶。汤匙和吸管应从嘴角附近放入老年人口中，这样不易引起呛咳（图 3-11-8）。

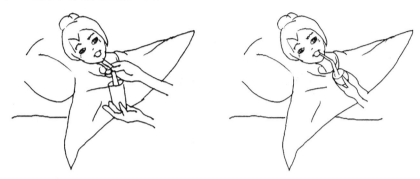

图 3-11-8　流质食物的饮食方式

注：在摄取流质食物时，老年人易吸入空气引起食欲不振。因此需要注意预防空气混入，应准备多根吸管，在喂食各种食物时分开使用。

2. 偏瘫

（1）老年人口中容易残留食物，应减少每次的送入量。

（2）食物应从健侧嘴角送入。

3. 双目失明

（1）照护人员必须在和老年人打好招呼后，再开始摆放食物。

（2）从斜后方引导老年人触摸餐具的位置和轮廓，详细地说明食物内容，以帮助老年人掌握食物的形状。可将食盘比喻为时钟，盘内的各种餐具位置比喻为数字进行说明。如"在 12 点钟方向放着茶杯"（图 3-11-9）。

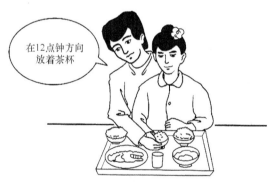

在12点钟方向放着茶杯

图 3-11-9　在斜后方引导老年人进食

（3）照护人员应用手背来确定食物的温度，提醒老年人小心烫伤。

（4）照护人员边诱导边指导老年人进食，老年人不能独立完成的部分再协助进行。

4. 咀嚼困难

（1）烹饪时尽量将食物切碎、研碎，或将食物炖煮到柔软易于消化。

（2）准备的食物尽量以老年人易食用的大小为宜或弄碎后再送入。吃鱼类时，在挑出鱼刺后重新装盘。

（3）建议老年人一点点地慢慢进食。

5. 痴呆症

（1）尽量保持在规律的时间内，在同一场所、用同一餐具进食。

（2）将一旦误食便会引起危险的物品，放到老年人接触不到的地方。

（3）老年人一般都有暴食倾向，可采取减少每次进食量、增加进食次数的方式。

（4）如果老年人忘记已经进餐完毕仍催促进食时，可设法请老年人耐心地等待，劝诱老年人出去散步或通过做其他的事情，分散其注意力或增设下午茶。

四、照护要点与注意事项

1. 提前了解老年人的饮食习惯、饮食限制、身体功能状态。饮食前准备好所需物品，确定饮食姿势、是否有需要饭前或饭后服用的药物，创造良好的饮食环境。

2. 老年人个人选择对满足食物和液体的需求很重要，每个人都有喜欢和不喜欢的食物。文化、社会、宗教、医疗和自身都影响着食物选择。照护人员应充分尊重老年人对食物表达个人喜好的权利。询问好老年人期望的进食顺序和速度后，再配合其进行进食。老年人意识能力低下，有认知障碍、瘫痪症状时，需特别注意。

3. 用餐能提供与他人交际的时间，友善的社会环境很重要。并且可以鼓励老年人适当参与食物的准备和烹饪，烹制自己喜爱的食物，享受家庭共同进餐的愉悦。对于孤寡、独居老年人，建议多结交朋友，去社区老年食堂、助餐点、托老所用餐，增进交流，增加食物摄入。生活自理有困难的老年人，应采用辅助用餐、送餐上门等方法。

案例

林某，女性，68 岁，有高血压史 20 余年，半年前发生脑出血，出现左侧肢体运动障碍。发病后 5 个月转入社区进行康复护理。请根据患者情况制定营养照护方案。

由于患者长期卧床，体力活动显著减少，胃肠道蠕动明显减弱，消化吸收功能降低，易发生便秘，因此，在给偏瘫患者进行饮食搭配时应注意以下几点：

1. 适量增加蛋白质 由于膳食中脂肪量下降，需要适当增加蛋白质，可多食瘦肉、去皮禽类、海鱼类。每日要吃一定量的豆制品，如豆腐、豆干，对降低血液胆固醇及血液黏滞有利。

2. 注意烹调用料 为增加食欲，在炒菜时加一些醋、番茄酱、芝麻酱。食醋除了调味外，还可加速脂肪溶解，促进消化和吸收。

3. 科学饮食 偏瘫患者应供给营养丰富和易消化的食品，满足蛋白质、无机盐和总热能的供给。瘫痪患者应有充足的水分供应，患者清晨饮 1～2 杯淡盐水可预防便秘，多饮水并常吃半流质食物。

4. 限制以下食物的摄入 忌饮浓茶、酒类、咖啡和辛辣刺激性食物。限制精制糖和含糖甜食的摄入。食盐要限量，每日食盐 3g，在烹调后再加入盐拌匀即可。

吃饭前要确认老年人身体状况，确认其精神状态是否清醒，是否可以进入吃饭的动作，告知开始用餐的意愿，并且获得老年人同意。尽量避免在刚睡醒的状态下进食，容易诱发误吸。注意餐食具体摆放的位置。经过跟老年人确认，把餐食、餐具放在桌面上合适的位置。提供餐食的时候，需要考虑每样东西摆放的位置老年人是否很容易用健侧拿取。社区护理人员视情况向老年人提供必要的协助，而不是全程代替老年人完成。

（郭　琪　韩佩佩）

思 考 题

1. 老年人进行力量练习时的注意事项有哪些?

2. 请分析常见有氧训练方法(步行、骑自行车、游泳)的优、缺点。

3. 民族传统体育项目和集体舞对老年人平衡能力有什么影响?

4. 杨大爷,独居,腿脚不方便,居住的套房约90m²,但卫生间不到6m²。杨大爷儿子在外地工作,希望通过对卫生间的改造,提高其父亲居家安全性和舒适度。杨大爷生活习惯:喜欢在卫生间看报纸、抽烟,喜欢用热水瓶蓄水,坐着换衣服。在提高杨大爷居家生活安全性方面,你有哪些建议?根据杨大爷的生活习惯,卫生间改造方案是什么?

5. 老年人常见睡眠障碍的类型及危害性?

6. 老年人的关节疾病在康复治疗过程中应注意哪些事项?

7. 如何为老年性痴呆患者进行认知康复?

8. 李奶奶患阿尔茨海默病8年,长期卧床,日常生活需要大量辅助,外出依靠轮椅。作为护理人员,请你对李奶奶的压疮风险进行评估,应采取哪些措施预防压疮?

9. 如何预防老年人发生噎呛?当老年人出现噎呛时,应如何进行紧急处理?

10. 常见的吞咽功能评估方法有哪些?

11. 王大爷,独居,患高血压、糖尿病20余年,规律服药。5年前因脑出血引起左侧偏瘫,至今尚未完全恢复,所以走路跛行。近期因夜尿频繁,作为社区工作人员,应采取哪些措施预防王大爷发生跌倒?

12. 刘爷爷,有高血压、糖尿病史。1个月前因脑出血出现左侧上下肢偏瘫、说话含糊不清、认知功能下降,经住院治疗后现转到社区卫生服务中心进行康复。刘爷爷自发病以来,体重下降了7.5kg,现吃饭时易出现呛咳,很少吃肉类等较硬的食物。请问刘爷爷进食时,可能会出现哪些问题?该如何处理?

第四章　老年人居家功能锻炼技术与方法

第一节　通督强脊脊椎导引术

一、简介与特点

通督强脊脊椎导引术是通过通畅督脉，振奋阳气，强壮脊柱，来达到防治颈腰椎常见疾病的一种方法。老年人由于一些不当的锻炼方式和他们自身骨关节的退化，造成的颈腰椎疾病导致疼痛和活动障碍是非常多见的。日常的劳损会伤到我们的肝脾肾，脊柱的退化也是由于我们的肾主骨功能减退而发生的改变，所以脊柱的问题通常反映在我们脏腑的肝脾肾所主的筋骨肉的问题上，通过通督强脊脊椎导引术来强壮肝脾肾的脏腑功能来达到筋骨肉的强壮目的。

二、动作详解

（一）通督强脊，引阳归原

起势：两腿开立，与肩同宽，脚尖朝前，头端平，目前视，口微闭，自然呼吸，含胸，松肩，两手自然放于身体两侧，在练习下列导引术各动作时配合收小腹、提肛、绷腰的丹田功。

第一势：两臂上抬，掌心朝下，徐徐抬上至胸前，两掌翻转，指尖相对成抱球状，同时两膝微屈，膝不过足，略微内收。

第二势：屈腕立掌，指尖向上，掌心相对，两臂上抬与肩平，同时两腿恢复直立，两手至胸前徐徐前伸外展，掌心朝下，至两侧平举立掌，掌根向外用力撑开，停留5～10s。

第三势：屈肘收掌至肩部，两掌掌心朝外，指尖相对，掌根用力向前上方推出，两眼注视前方，停留3s，两手慢慢收回，掌心朝下徐徐下按至小腹前，两手重叠按小腹丹田处，左手上右手下，停留5～10s。

（二）通督强脊颈椎导引术

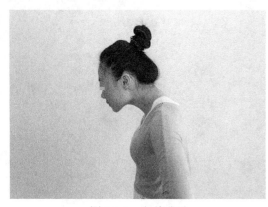

图 4-1-1　白鹅引颈

1. 白鹅引颈　如天鹅伸展长颈吞食之状。躯干保持不动，在矢状面上以下颏引领头颈，做前伸、后缩的环状活动，后缩时下颏尽量内收使颈椎尽量向上拔伸（图4-1-1）。

2. 苍龟缩颈　如乌龟将头颈缩回躯体。缓慢用力至极度耸肩，扩胸，两臂可置于体后，头颈后缩，两目直视前上方（图4-1-2），使项背部肌肉强力收缩持续5～10s，然后完全放松缓慢回位。

3. 大鹏展翅　如大鹏张开羽翅蓄势待发状。

（1）两臂外展，双手十指交叉，下颏内收，掌心扣于头后顶部，两手心向前下用力压头、头项部用力保持中正，与手心做对抗收缩（图4-1-3），持续5～10s后完全放松回位。

（2）两手交叉掌心扣于头侧面（太阳穴上方），手掌根用力压头、头项部用力保持中正，与手掌做对抗收缩，持续5～10s后完全放松回位，左右侧交替进行。也可用单手手掌置于头侧面，做相对抗动作，持续5～10s，左右侧交替进行。

（3）两手掌交叉扣于前额部，两手心向后下用力压头、头项部用力保持中正，与手心做对抗收缩，持续5～10s后完全放松回位。

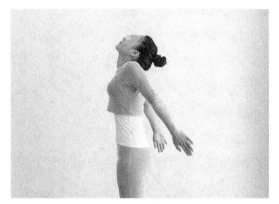

图4-1-2　苍龟缩颈

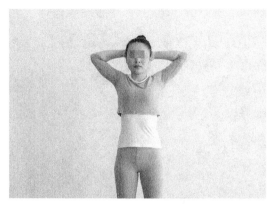

图4-1-3　大鹏展翅

（三）通督强脊胸椎导引术

猛虎卧撑　如猛虎下山扑食状。锻炼者可利用身边的桌椅为道具，两手平行略宽于肩，两臂缓缓屈肘，身体下压，肩、背、臀部保持平行，头颈部略向前伸（图4-1-4），保持5～10s，两肘缓缓伸直，如此交替进行。

（四）通督强脊腰椎导引术

1. 懒驴打滚　如懒驴缓慢翻身状。锻炼者仰卧，两手外展伸直，掌心向上，双腿伸直分开尽量张大，呈"大"字型，两腿保持不动，锻炼者右手从肩前缓慢经胸前推伸至左手指（图4-1-5），

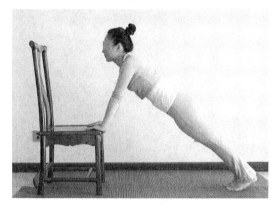

图4-1-4　猛虎卧撑

带动背部、腰椎缓慢做左旋运动，待旋转至极限后缓慢沿手臂、胸前收回成"大"字型，左手动作同右手动作，唯左右相反。

接上式，两手臂保持外展伸直位固定不动，两腿伸直，微微分开，右腿髋膝关节屈曲至最大角度，右侧大腿内收转向左侧，带动腰椎做左旋运动，足背屈缓慢向下蹬，右腿伸直，右腿带动腰椎恢复起始位。左腿动作同右腿动作，唯左右相反。

2. 金鱼摆尾　如金鱼在水中摆尾游弋状。锻炼者仰卧位，两手自然平放于身体两侧，髋部左右两侧在水平面上，交替做小位移缓慢地上下扭动（图4-1-6）。

3. 海狮探头　如海狮伸直上半身探头远视前方状。该术式可分为低、中、高三种难度，依据锻炼者自身能力进行选择。低难度为锻炼者俯卧位，两肘屈曲置于身体两侧，掌心朝下，手臂、腰部同时用力，缓慢撑起上半身，尽量上抬，停留5～10s（图4-1-7）；中难度为锻炼者俯

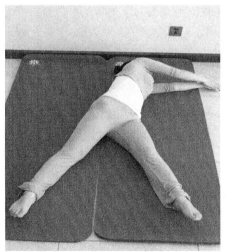

图4-1-5　懒驴打滚

卧位，两手向前平伸，靠自身腰力将上半身抬起，手臂尽量上抬，停留5～10s；高难度为锻炼者俯卧位，两手背于身后，两手叠掌，掌心朝上，两腿伸直，用自身腰力将上半身尽量上抬，停留5～10s。

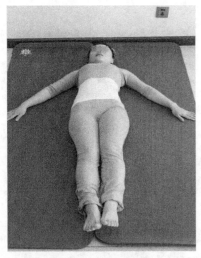

图4-1-6　金鱼摆尾

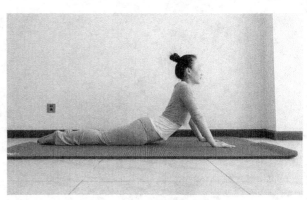

图4-1-7　海狮探头

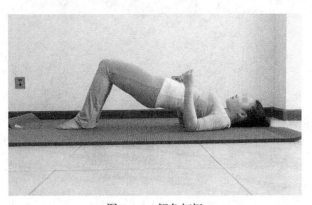

图4-1-8　鲤鱼打挺

4. 鲤鱼打挺　如鲜活的鱼在地面弓背活蹦跳跃状。该术式可分为低、中、高三种难度，依据锻炼者自身能力进行选择。低难度为锻炼者仰卧位，两腿伸直，两肘屈曲立于身体两侧，以头后部、双肘、臀部为支点，颈项、肩背部悬空，停留3～5s；中难度为锻炼者仰卧位，屈膝屈髋，两脚平踏于床面，两肘屈曲立于身体两侧，以双肩、双肘、双脚掌为支点将背部、臀部抬起离开床面，停留3～5s

（图4-1-8）；高难度为锻炼者仰卧位，屈膝屈髋，两脚平踏于床面，两手向上平举，指尖朝上，以头后部、双脚掌、臀部为支点将躯干部拱起并离开床面，停留3～5s。

（五）收势

收势同起始动作——通督强脊、引阳归原。

三、注意事项

1. 动作次数及时间以锻炼者自身耐受为度，因人而异，起初次数少时间短，视功能、力量增加而逐渐增加，下同，以整套动作练习完微微出汗为度。

2. 动作练习要配合丹田功，在"丹田呼吸"中的丹田，指下丹田，约在肚脐下面8cm的部位。呼气：用力收小腹、提肛、腰椎向前绷直，三者同时进行，把肺内气体呼出。吸气：感觉肚子慢慢被"吹"大，膈肌下降，让肺部充分吸入新鲜空气，充满肺下部。

（王诗忠）

第二节　八　段　锦

一、简介和特点

八段锦从宋朝流传至今已有上千年历史，由于其可对人体整个机体进行全面调养，近年来国家体育总局在社区老年人群中进行大力推广。其特点为动作简单易行，健身效果明显，是中华养生文化中的瑰宝。八段锦属于传统导引术范畴，其动作口诀体现出其以中医整体观和脏腑理论为依据创设，沟通一身血脉，调节脏腑功能，在调节老年人身心状态、防病祛病上具有独特优势。

二、动作详解

（一）预备式

1. 分解动作　两脚并步站立，两手垂于体侧，目视前方，左脚向左开步与肩同宽，两臂内旋向两侧摆起与髋同高，掌心向后，膝关节稍屈，同时两臂外旋向前合抱于腹前，掌心向内，指间距 10cm，目视前方。

2. 要领提示　要沉肩，垂肘，指尖相对，大拇指放平，收髋敛臀，命门（后腰）穴放松，膝关节不超脚尖，两脚平行站立，不要八字脚。

（二）两手托天理三焦

1. 分解动作

（1）两臂外旋微下落，两掌五指分开交叉，掌心向上，目视前方，两腿伸直，两掌上托于胸前。

（2）两臂内旋向上托起，掌心向上，抬头目视两掌（图4-2-1），肘关节伸直，同时下巴内收，动作稍停，目视前方。

（3）两腿膝关节微屈，两臂分别于两侧下落，两掌落于腹前，目视前方，一上一下算一次，共 6 次。

2. 要领提示　掌根用力上撑，配合百会上领，手臂平行于两耳上托，后背夹脊。

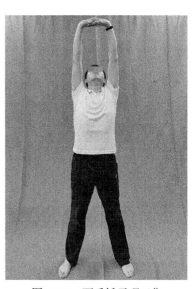

图 4-2-1　两手托天理三焦

（三）左右开弓似射雕

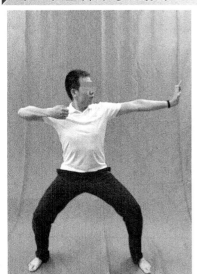

1. 分解动作

（1）重心右移，左腿开步站立，腿伸直，两掌向上交叉于胸前，左掌在外，目视前方。

（2）右掌屈指向右拉至肩斜，左掌呈八字掌，左臂内旋向左推出与肩同高，同时腿弯曲呈马步，动作停，目视左前方（图4-2-2）。

（3）重心右移，两手变自然掌，右手向右画弧，与肩同高，目视右手，掌心斜向前，重心继续右移。左脚回收并步站立，同时两掌于腹前，掌心向上，目视前方。共 3 次，一左一右为 1 次。

（4）左边 3 遍最后一动，身体重心继续左移，右脚回收呈开步站立，膝弯曲，同时两掌下落捧于腹前，目视前方。

2. 要领提示　两脚跟外撑，换向时先屈膝再开步。

图 4-2-2　左右开弓似射雕

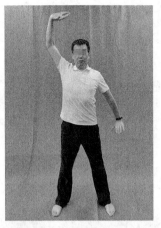

图 4-2-3 调理脾胃须单举

（四）调理脾胃须单举

1. 分解动作

（1）两腿挺膝伸直，同时左掌上托经面前上穿，随之臂内旋上举至头上方，右掌同时随臂内旋下按至右髋旁，指尖向前，动作略停。

（2）两腿膝关节微屈，同时左臂屈肘外旋，左掌经面前下落于腹前，同时右臂外旋，右掌向上捧于腹前，目视前方。

（3）右式动作与左式相同，但左右相反（图 4-2-3），该式一左一右为 1 次，共 3 次。最后一动变两腿膝关节微屈，右掌下按于右髋旁，指尖向前，目视前方。

2. 要领提示
两手指方向，力在掌根；上体要舒展；肘关节稍屈。

（五）五劳七伤往后瞧

1. 分解动作

（1）两腿挺膝，重心升起，同时两臂伸直，指尖向下，目视前方。

（2）上动不停，两臂外旋，掌心向外，头向左后转，动作稍停，目视左斜后方（图 4-2-4）。

（3）两腿膝关节微屈，同时两臂内旋按于髋旁，指尖向前，目视前方。

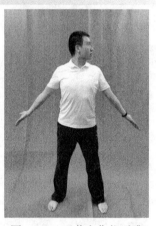

图 4-2-4 五劳七伤往后瞧

（4）右式与左式相同，方向相反，该式一左一右为 1 次，共 3 次。最后一动时，变两腿膝关节微屈，同时两掌捧于腹前，目视前方。

2. 要领提示
头向上顶，肩向下沉，转头不转体，旋臂两肩后张。

（六）摇头摆尾去心火

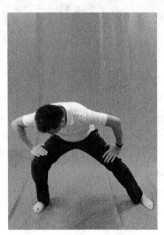

图 4-2-5 摇头摆尾去心火

1. 分解动作

（1）重心左移，右脚向右开步站立，同时两掌上托至头上方，肘关节微屈，指尖相对，目视前方。

（2）两腿屈膝半蹲呈马步，同时两臂向两侧下落，两掌扶于膝关节上方。

（3）重心向上稍升起，随之重心右移，上体向右侧倾，俯身目视右脚面（图 4-2-5）。

（4）重心左移，同时上体由右向前向左旋转，目视右脚跟。

（5）重心右移呈马步，同时头向后摇，上体立起，同时下颌微收，目视前方。

（6）右式与左式相同，方向相反，一左一右为 1 次，共 3 次。3 次最后一动，重心左移，右脚回收呈开步站立，同时两臂经两侧上举，两掌心相对，两腿膝关节微屈，同时两掌下按至腹前，两指尖对齐，目视前方。

2. 要领提示 马步下蹲要收髋敛臀，上体中正，摇转时脖颈与尾闾对拉伸长，速度应柔和缓慢，圆活连贯。

（七）两手攀足固肾腰

1. 分解动作

（1）两腿挺膝伸直站立，同时两掌指尖向前，两臂向前向上举起，肘关节伸直，掌心向前，目视前方。

（2）两臂屈肘，两掌下按于胸前，掌心向下，指尖相对。

（3）两臂外旋，两掌心向上，随之两掌掌指顺腋下后插。

（4）两掌心向内沿脊柱两侧向下挪运至臀部，随之上体前俯，沿腿后向下挪运经脚两侧至于脚面，抬头目视前下方，动作略停（图4-2-6）。

（5）两掌沿地面前伸，随之用手臂带动上体立起，两臂肘关节伸直上举，掌心向前。

（6）该式一上一下为1次，共做6次。做完6次后，两腿膝关节微屈，同时两掌向前下按至腹前，掌心向下，指尖向前，目视前方。

2. 要领提示 两掌向下摩运时要适当用力，两膝挺直，向上起身时，手臂要主动上举，带动上体立起。

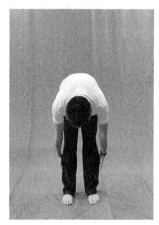

图4-2-6 两手攀足固肾腰

（八）攒拳怒目增气力

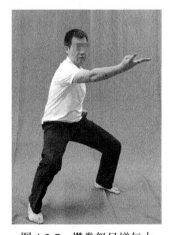

图4-2-7 攒拳怒目增气力

1. 分解动作

（1）重心右移，左脚向左开步，两腿半蹲呈马步，同时两掌握拳于腰侧，大拇指在内，拳眼向上，目视前方。

（2）左拳向前冲出，与肩同高，拳眼向上，目视左拳。

（3）左臂内旋，左拳变掌，虎口向下，目视左掌。

（4）左臂外旋，肘关节微屈，同时左掌向左缠绕变掌心向上后握住，大拇指在内，目视左拳。

（5）左拳屈肘回收至腰侧，拳眼向上，目视前方。

（6）右式动作与左式动作相同（图4-2-7），一左一右为1次，共做3次。做完3次后，重心右移，左脚回收呈并步站立，同时两拳变掌，垂于体侧，目视前方。

2. 要领提示 冲拳时要怒目圆睁，脚趾抓地，拧腰瞬间，力达拳面。

（九）背后七颠百病消

1. 分解动作

（1）两脚跟提起，头上顶，动作稍停，目视前方（图4-2-8）。

（2）两脚跟下落轻震地面。

（3）该式一起一落为一次，共做七次。上提时要脚趾抓地，脚跟尽力抬起，两腿并拢，百会穴上顶，略有停顿，掌握好平衡，脚跟下落时轻轻下震，同时沉肩舒臂，周身放松。

2. 要领提示 提肛收腹，肩向下沉，百会穴上顶。

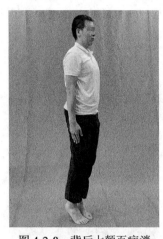

图 4-2-8　背后七颠百病消

（十）收式

1. 分解动作

（1）两臂内旋，向两侧摆起，与髋同高，掌心向后，目视前方。

（2）上动不停，两臂屈肘，两掌相叠于腹前，女性右手在里，男性左手在里。

（3）两臂垂于体侧。

2. 要领提示　两掌内外劳宫相叠于丹田，周身放松，气沉丹田。收功时要注意，体态安详，举止稳重，做一下整理活动，如搓手浴面和肢体放松动作。

三、注意事项

1. 八段锦主要是以呼吸的调整、身体活动的调整和意识的调整为手段，达到强身健体、防病治病的目的，因此要放松呼吸及肌肉，排除杂念，用心而专注，尝试用意识去引导动作，把意识、呼吸和动作融为一体，以气生劲，以劲达四肢。

2. 八段锦练习时以腹式呼吸为主，讲究深长细匀，徐徐吞吐，同时配合意念，方能达到效果。

（1）在练习初期，意念活动主要在动作要点和动作规格上，这一阶段动作要正确，路线要准确。

（2）在提高阶段，意念活动主要在动作的风格特点和呼吸的配合上，要不断改进和提高动作质量，肌肉感觉由紧到松。

（3）在熟练自如阶段，意念活动随呼吸、动作的协调而越来越自然，做到形与神和，意与气和。在松静、愉悦的心理条件下，在似守非守的意念活动中解除各种紧张状态，做到自然流畅，从容自如。

（何　坚）

第三节　六　字　诀

一、简介与特点

六字诀是我国古代流传下来的一种独特健身养生方法。其主要的理论基础是中医经络脏腑学说，是运用呼吸吐纳配合默念嘘（xū）、呵（hē）、呼（hū）、呬（sī）、吹（chuī）、嘻（xī）六种字音，来调整肝、心、脾、肺、肾、三焦气机，从而起到扶正祛邪、通经活络、加速气血运行、旺盛脏腑机能之作用，即用不同的口型发音，调动不同的脏腑经络气血的运行，通过腹式呼吸，使气血在正常的运行轨道中加强其活动能量，促进脏腑的新陈代谢，虚者补之，实者泄之，壅塞者通之，达到水火既济阴平阳秘之境界。进而增强体质达到祛病健身、防病治病之效。要求整个练习要做到"独立守神、松静自然、恬淡虚无、精神内守"的气功态，从而达到"正气从之、病安从来"，即培育真气、避邪气的功效。

二、动作详解

（一）预备式

分解动作：自然站立，两脚分开与肩同宽，两膝微微弯屈，头要正，颈要直，目视前下方，两臂自然垂于身体两侧，自然呼吸，面带微笑，全身放松。

（二）起式

分解动作：屈肘，两掌十指相对，掌心向上，缓缓上托至胸前，约与两乳同高。两掌内翻，掌心向下，缓缓下按至肚脐前，微屈膝下蹲，身体后坐，同时两掌内旋，缓缓向前拨出至两臂成圆，两掌外旋，掌心向内。起身，两掌缓缓收拢至肚脐前，虎口交叉相握，轻捂肚脐，静养一会儿，自然呼吸，目视前下方。

（三）嘘字诀

1. 发音与口型 "嘘"字音"xū"，属牙音。发音吐气时，嘴角后引，槽牙上下平对，中留缝隙，槽牙与舌边亦有空隙。发声吐气时，气从槽牙间、舌两边的空隙中呼出体外（图4-3-1）。

2. 分解动作 两手松开，掌心向上，小指轻轻贴在腰际，慢慢向后收到腰间。两脚不动，身体向左转90°，同时右掌从腰间向身体左侧缓缓穿出，至约与肩同高，并配合口吐"嘘"字音，眼睛随之慢慢睁大，目视右掌伸出的方向（图4-3-1）。右掌沿原路慢慢收回腰间，同时身体随之转回正前方，目视前下方。然后身体向右转动，穿左掌，呼"嘘"字音，动作及要领与前相同，只是方向相反。如此左右交替练习，共做6遍。

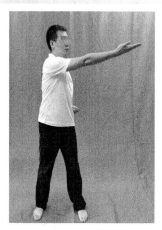

图4-3-1 嘘字诀

（四）呵字诀

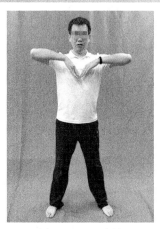

图4-3-2 呵字诀

1. 发音与口型 "呵"字音"hē"，属舌音。发声吐气时，舌体上拱，舌边轻贴上槽牙，气从舌与上腭之间缓缓吐出体外（图4-3-2）。

2. 分解动作 两掌微微上提，指尖朝向斜下方，屈膝下蹲，同时，两掌缓缓向前下约45°方向插出。屈肘收臂，两掌靠拢，两掌小指一侧相靠，掌心向上呈捧掌，两掌约与肚脐相平，目视两掌心，两膝缓缓伸直，同时屈肘，两掌捧至胸前，转成掌心向内，两中指约与下颏同高，两肘外展，与肩同高，两掌内翻，掌指朝下，掌背相靠，缓缓下插，同时口吐"呵"字音（图4-3-2）。两掌下插至与肚脐相平时微屈膝下蹲，两掌内旋，掌心向外，缓缓向前拨出至两臂成圆。第2遍，两掌外旋呈捧掌，然后重复前面的动作，如此反复练习6遍。

（五）呼字诀

1. 发音与口型 "呼"字音"hū"，属喉音。发声吐气时，舌两侧上卷，口唇撮圆，气从喉出后，在口腔形成一股中间气流，经撮圆的口唇呼出体外。

2. 分解动作 当上式最后一次两掌向前拨出后，外旋，转掌心向内对准肚脐，两膝缓缓伸直，同时两掌缓缓合拢，至肚脐前约10cm。微屈膝下蹲，口吐"呼"字音，同时两掌向外撑，至两臂成圆形，然后再合拢，外撑（图4-3-3）。如此，反复练习6遍。

（六）呬字诀

1. 发音与口型 "呬"字音"sī"，为齿音。发声吐气时，上下门牙对齐，留有狭缝，舌尖轻抵下齿，气从门牙齿间呼出体外。

2. 分解动作 两膝缓缓伸直，同时，两掌自然下落，掌心向上，十指相对，两掌缓缓向上托至胸前约与两乳同高。两肘下落，夹肋，两手顺势立掌于肩前，掌心相对，指尖向上，两肩胛骨向脊柱靠拢，展肩扩胸，仰头缩项，目视斜上方。微屈膝下蹲，口吐"呬"字音，同时，松肩伸项，两掌缓缓向前平推，逐渐转成掌心向前亮掌，目视前方（图4-3-4）。两掌外旋腕，转成掌心向内，两膝缓缓伸直，同时屈肘，两掌缓缓收拢至胸前约10cm。然后再落肘，夹肋，立掌，展肩扩胸，仰头缩项，推掌，吐"呬"。如此，重复练习6遍。

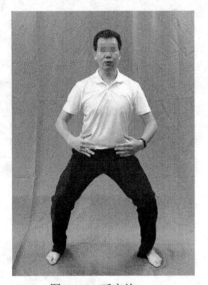
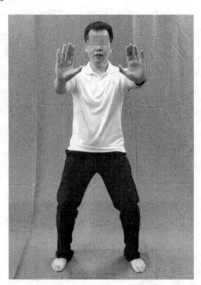

图4-3-3　呼字诀　　　　　　　　　图4-3-4　呬字诀

（七）吹字诀

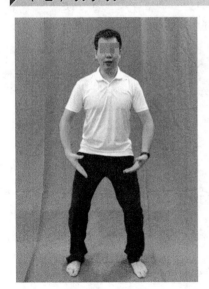

图4-3-5　吹字诀

1. 发音与口型 "吹"字音"chuī"，属唇音。发声吐气时，舌体、嘴角后引，槽牙相对，两唇向两侧拉开收紧，气从喉出后，从舌两边绕舌下，经唇间缓缓呼出体外。

2. 分解动作 两掌前推，然后松腕伸掌，变成掌心向下，两臂向左右分开，经侧平举向后划弧形，再下落至两掌心轻贴腰。两膝下蹲，同时口吐"吹"字音，两掌下滑，前摆，屈肘提臂，环抱于腹前，掌心向内，约与肚脐相平（图4-3-5）。两膝缓缓伸直，同时两掌缓缓收回至腹部，指尖斜向下，虎口相对。两掌沿带脉向后摸运至后腰部，然后再下滑，前摆，吐"吹"。如此，反复练习6遍。

（八）嘻字诀

1. 发音与口型 "嘻"字音"xī"，为牙音。发声吐气时，舌尖轻抵下齿，嘴角略从后引并上翘，槽牙上下轻轻咬合，呼气时使气从槽牙边的空隙中呼出体外。

2. 分解动作　两掌自然下落于体前，内旋，掌背相对，掌心向外，指尖向下，目视两掌。两膝缓缓伸直，同时提肘带手，经体前上提至胸，两手继续上提至面前，分掌、外开，上举，两臂呈弧形，掌心斜向上，目视前上方。屈肘，两手经面前收至胸前，两手与肩同高，指尖相对，掌心向下，目视前下方。屈膝下蹲，同时口吐"嘻"字音，两掌缓缓下按至肚脐前（图4-3-6）。两掌继续向下，向左右外分至左右胯旁约15cm处，掌心向外，指尖向下。两掌收至体前，掌背相对，掌心向外，指尖向下，目视两掌。然后再上提，下按，吐"嘻"字。如此，反复练习6遍。

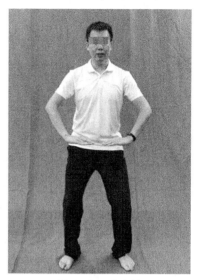

图4-3-6　嘻字诀

（九）收式

分解动作　两手外旋，转掌心向内，缓缓收回，虎口交叉相握，轻抚肚脐，两腿缓缓伸直，目视前下方，静养片刻。两掌以肚脐为中心揉腹，顺时针6圈，逆时针6圈，两掌松开，两臂自然垂于体侧，目视前下方，练功完毕。

三、注意事项

1. 六字诀的动作起着导引气血的作用，要柔和、舒展、自然，切忌用力。动作的频率要和自己的呼吸频率相吻合，吸气和呼气的气息要求做到"匀、细、柔、长"。

2. 老年人习练六字诀建议多在户外，晴朗天气下，时间以上午8～9时为佳，此时段阳光充足，在有绿色的树木相伴、氧离子清新、温暖的环境中习练六字诀，能产生很好的补充阳气的作用。

3. 习练六字诀，不能急于求成，应细水长流，坚持常年习练不间断、认真习练讲实效。因此，习练六字诀，每天1～2次，贵在长期习练。在习练之后的空闲时间，可以进行散步及其他休闲活动，避免比较快节奏的广场舞使交感神经过于兴奋、大汗淋漓。

（王诗忠）

第四节　经络拍打操

经络拍打操是根据经络的走向和人体的特定穴位和部位，用手部进行平稳有节奏且轻重得当的拍打，通过拍打可以起到疏通经络、调节气血、活血化瘀和调和阴阳的作用，从而起到强身健体、延年益寿的效果。

一、经络拍打操的理论

本拍打疗法最早起源于《南少林拳术精义》一书，古代是用木杆点穴。南少林习武之人在练功时用木槌或石袋拍打身体某些部位或穴位，以达到强筋健骨的目的。中医认为，生病是由经络阻滞、气血虚弱、外邪入侵所致，通过辨证施治，对症拍打相关经络、穴位，可使经络通畅，气血旺盛，从而达到防治疾病，"诸脉皆通，通则疾除"的效果。

经络学说是中医学理论的重要组成部分，为指导预防疾病提供了重要的依据。《灵枢·经别》说："十二经脉者，人之所以生，病之所以成，人之所以治，病之所以起。"一语中的，道出了经络与人的生老病死的密切联系。十二经络内属脏腑，外络肢节的特殊分布，具有行气血、通阴阳的调节功能。通过对经络系统的研究和传统拍法的改进，在继承福建南少林传人国家级骨伤科名老中医林如高老师的临床和练功方法基础上，结合王诗忠教授"通督强脊，调理脏腑，扶正固本"的学术思想和鄢行辉教授南少林功法，根据当代人的生活作息、运动习惯和常见的身体疾患，编创此套适合大众特别是老年群体的一套简便易行、防病养生的经络拍打操。

二、经络拍打操顺序与功效

（一）拍打手三阴三阳经（手臂内外侧）

1. 分解动作　用空心掌从胸走手，沿胸部前方，手臂内侧向手指方向拍打；接着转手臂，沿手臂外侧向肩部拍打，每半截手臂四拍，共两个八拍；同法交替另一手臂；最后在两手肘窝上进行两个八拍的拍打（图4-4-1、图4-4-2）。

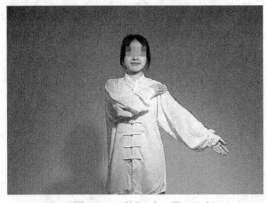
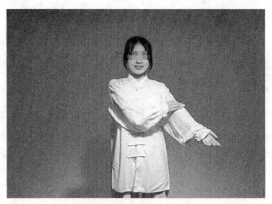

图4-4-1　拍打手三阴三阳经　　　　　　图4-4-2　拍打肘窝

2. 功效　手三阴经为手太阴肺经、手厥阴心包经和手少阴心经，对手臂内侧手三阴经进行拍打能疏通三经气血，改善心慌、胸闷、感冒和咳嗽等心系、肺系疾病；手三阳经为手太阳小肠经、手少阳三焦经和手阳明大肠经，对手臂外侧拍打能疏通三经气血，对肠道功能紊乱（便秘、腹泻、腹胀、腹痛）、手臂酸痛僵硬、手臂麻木和肩肘疼痛有预防和改善的功效。通过拍打肘窝（主要疏通尺泽、少海穴），可宣降肺气，养心安神，从而缓解常见的感冒、胸闷、心慌气短、睡眠障碍等症状。

（二）拍打腋窝和两侧胸胁

1. 分解动作　一手侧举臂，手掌放于后脑勺，打开侧胸胁，拍打腋窝两个八拍和胸胁侧部肝胆经两个八拍（图4-4-3、图4-4-4）。

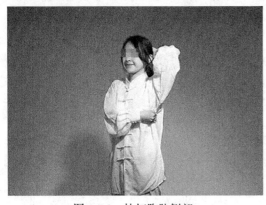
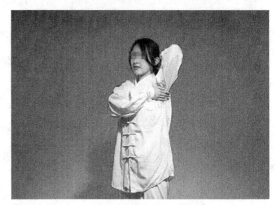

图4-4-3　拍打胸胁侧部　　　　　　图4-4-4　拍打腋窝

2. 功效　通过拍打腋窝（主要疏通极泉穴）和两侧胸胁（主要疏通肝胆经）可疏肝理气，调养心神。对临床常见各种肝郁气滞之证，如胸闷、头晕、心烦、两胸胁胀痛等有很好的防治作用。

（三）拍打肩井穴 + 背俞穴

1. 分解动作　以腰为轴，两手前后交替甩动，拍打肩部上方（肩井穴）和腰背部后方（膏肓俞或者根据个人关节灵活度拍打背俞穴）（图 4-4-5、图 4-4-6）。

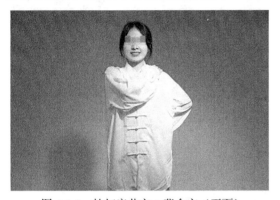 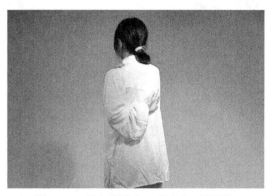

图 4-4-5　拍打肩井穴 + 背俞穴（正面）　　　　图 4-4-6　拍打肩井穴 + 背俞穴（背面）

2. 功效　肩井穴拍打可调理肩背痹痛、颈项强痛等颈肩综合征；膏肓俞有补虚之功，背部俞穴可调理脏腑功能，组合拍打可松肩舒背，激活机体阳气。

（四）拍打神阙穴 + 命门穴

1. 分解动作　两手空心掌前后交替拍打肚脐神阙穴和肚脐正后方的腰后命门穴，前后四个八拍，吸气打开，呼气配合念"哼"进行拍打（图 4-4-7、图 4-4-8）。

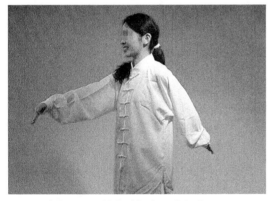 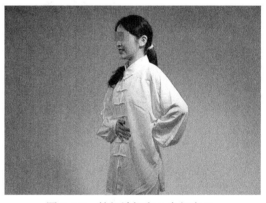

图 4-4-7　拍打神阙穴 + 命门穴 1　　　　　　图 4-4-8　拍打神阙穴 + 命门穴 2

2. 功效　通过拍打神阙穴和命门穴，配合传统武术的哼哈二气的"哼"音呼气，能更好激活核心，发泄不良情绪，强腰固肾，健运脾胃。

（五）拍打躯干前侧

1. 分解动作　两手空心掌前后交替拍打锁骨下窝处的云门穴和中府穴（图 4-4-9），两个八拍；拍打胸部第 6、7 肋间的期门穴和日月穴（图 4-4-10），两个八拍；拍打腹部天枢穴（图 4-4-11），两个八拍。

2. 功效　通过拍打云门穴和中府穴，能够治疗肩背痛及咳嗽、气喘等呼吸系统疾病；通过拍打期门穴和日月穴，能够治疗气喘、呃逆，对呕吐、腹胀、胸肋胀痛等有良好改善效果，同时亦可治疗肝胆类疾病；通过拍打天枢穴，能够调理腹胀、腹泻、便秘等肠胃疾病，对月经不调、痛经等亦有奇效。

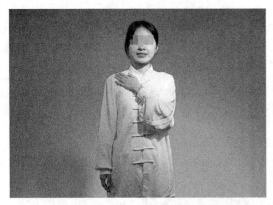

图 4-4-9　拍打云门穴 + 中府穴

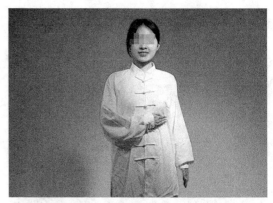

图 4-4-10　拍打期门穴 + 日月穴

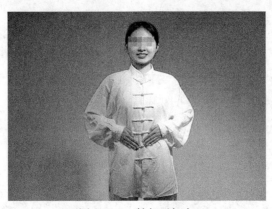

图 4-4-11　拍打天枢穴

（六）拍打骨盆区

1. 分解动作　两手空心掌拍打两侧腹股沟，两个八拍；拍打侧臀部（图 4-4-12），两个八拍；拍打环跳穴（图 4-4-13），两个八拍；两手背拍打腰骶区（图 4-4-14），两个八拍。

2. 功效　通过拍打髀窝（主要疏通冲门、气冲穴），可健脾和胃，通调气血，侧臀和环跳是胆经所经过之处，刺激胆经有利于疏泄肝胆之气，改善消化、供血和解毒排毒功能，缓解腿部因微循环不通造成的酸、麻、胀、痛，对坐骨神经痛、股骨头坏死有预防和改善的作用。骶椎拍打对泌尿生殖系统方面的症状有较好的预防和改善作用。

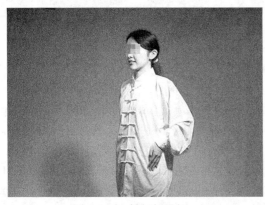

图 4-4-12　拍打侧臀部

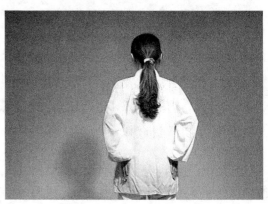

图 4-4-13　拍打环跳穴

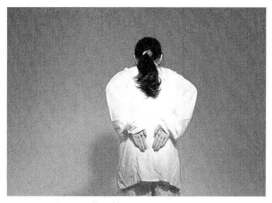

图 4-4-14　拍打腰骶区

（七）拍打足三阴三阳经（腿部内外侧）

1. 分解动作　两手空心掌沿大腿前侧（第二遍拍大腿中侧，第三遍拍大腿后侧）从上而下进行拍打，再沿大腿内侧从下而上进行拍打，每半截腿部四拍，共 3 个循环；接着重点拍打风市穴（大腿外侧中点）（图 4-4-15）、足三里穴（外膝眼下 3 寸）（图 4-4-16）、三阴交穴（足内踝尖上 3 寸）（图 4-4-17）、血海穴（髌骨内上方 2 寸、股四头肌内侧头隆起处）（图 4-4-18），每穴两个八拍。

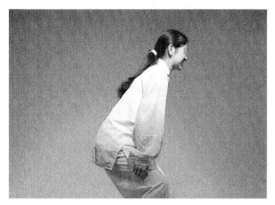

图 4-4-15　拍打风市穴

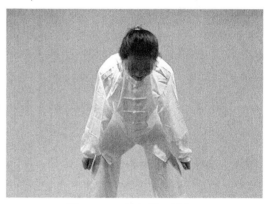

图 4-4-16　拍打足三里穴

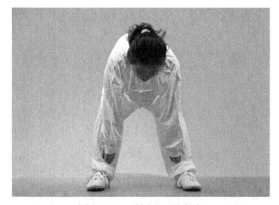

图 4-4-17　拍打三阴交穴

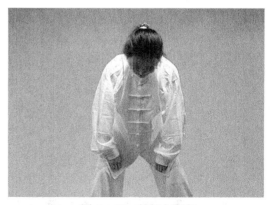

图 4-4-18　拍打血海穴

2. 功效　足三阳经包括足少阳胆经、足阳明胃经和足太阳膀胱经，拍打腿部外侧可刺激足三阳经，有利于调节胆汁分泌、脾胃运化和水液代谢等，且在一定程度上可预防和改善腰腿疼痛、下肢痿痹；足三阴经包括足厥阴肝经、足太阴脾经和足少阴肾经，肝主筋，脾主肉，肾主骨，肝脾肾功能的失调导致筋骨肉的退化病变。通过拍打腿部内侧能调节肝、脾、肾三个脏腑功能，具有疏肝理气、健脾化湿、补益肾气的功效，预防水肿、消化不良、泌尿生殖系统等疾病。

（八）拍打腘窝、抖搓肾俞穴

1. 分解动作 空心掌拍打膝盖后方腘窝（图 4-4-19），两个八拍；两手握空拳，拳眼放于腰后肾俞穴位置，通过稍屈膝抖动带动手部进行搓擦（图 4-4-20），两个八拍。

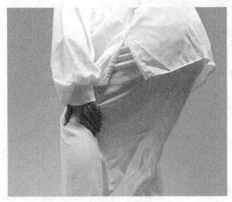

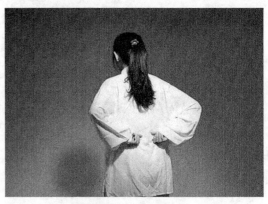

图 4-4-19　拍打腘窝　　　　　　　　　　　图 4-4-20　抖搓肾俞穴

2. 功效 通过拍打腘窝（主要疏通委中穴、阴谷穴）和搓抖肾俞穴，能补肾壮腰，舒筋通络，有助于防治腰背痛、水肿、泌尿生殖系统等疾病。

（九）收尾归原

浴面，梳头，八卦叩头，搓耳，搓脖，叩齿，搅舌，咽津，行丹田功（图 4-4-21）。

（1）浴面

1）分解动作：先将双手搓热，双手手掌由鼻翼向上，沿额部发际线分抹至脸颊旁，再擦回到鼻翼，视为一次。如此往复擦浴 3～9 次（图 4-4-22、图 4-4-23）。

2）功效：改善脸部血液循环，促进新陈代谢，延缓衰老，使皮肤光泽，容颜悦泽。

（2）梳头与八卦叩头

1）分解动作：双手指指腹从前额梳至后脑勺，从额脚至后脑勺，从鬓角至后脑勺；接着五指稍聚拢，叩头顶百会穴（图 4-4-24），两个八拍，沿头顶向前后、左右，额脚至对侧风池的对角线进行叩击，各两个八拍，再重复一遍梳头的动作（图 4-4-25）。

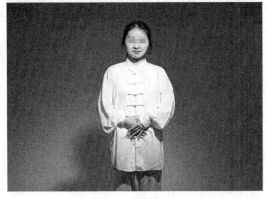

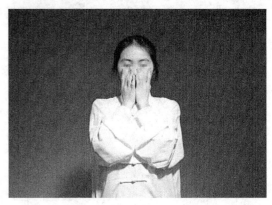

图 4-4-21　收尾归原　　　　　　　　　　　图 4-4-22　浴面 1

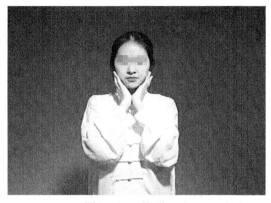

图 4-4-23 浴面 2

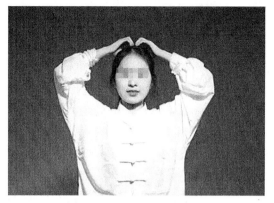

图 4-4-24 叩头顶百会穴

2）功效：可以疏通头部经络，健脑养发，防治头痛等疾病。

（3）搓耳

1）分解动作：以双手拇指与食指指腹上下搓揉两耳廓，到耳垂位置用双手拇指与食指向下拉耳垂（图 4-4-26）。

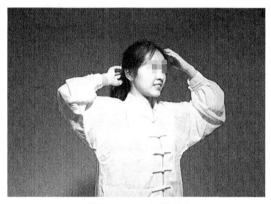

图 4-4-25 八卦叩头

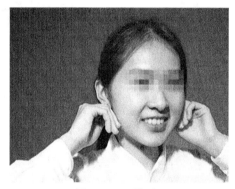

图 4-4-26 搓耳

2）功效：耳为全身经络汇集之处。人体各个部位都与耳廓通过经络形成密切的联系。按摩耳廓能调理全身经络，活跃机体脏腑，特别是肾脏。肾开窍于耳，经常搓耳朵有助于调护肾气，促进气血运行和疏通经络，有较好的保健作用。

（4）搓脖

1）分解动作：将一侧手掌紧贴于颈部后侧，小指尺侧缘轻贴枕骨下缘，由慢到快，来回快速搓热，四个八拍，同法进行另一侧搓脖；两手操作时，十指交叉，放在后颈部来回摩擦，由慢而快，快速搓热，四个八拍（图 4-4-27）。

2）功效：能够舒缓颈椎筋膜、预防颈椎疾病，改善脑部血氧供应，缓解头晕、醒脑提神、改善偏头痛症状。

（5）叩齿、搅舌、咽津

1）分解动作：口唇微闭，闭目，心神合一，然后使上下牙齿有节奏地互相叩击，一般 32～36 次为佳；接着舌头在唇齿间搅动顺逆时针各 8 圈，口中津液逐

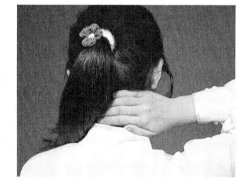

图 4-4-27 搓脖

渐增多，分3次缓缓咽下（图4-4-28）。

2）功效：叩齿可以活动面肌，坚固牙齿，改善牙龈组织的营养，能延缓老年人的牙齿脱落和松动；叩齿、搅舌亦能催生唾液，促进食物消化，唾为肾之液，吞唾可补肾中之精；具有固肾的作用。

（6）丹田功

1）分解动作：吸气两手从两侧上起到额顶上方，内合下按呼气，调息3次，两手交叉相叠合于腹前，舌尖轻抵上颚，微闭双眼，应用腹式呼吸法，吸气时，腹部鼓起；吐气时，收小腹、绷腰、提肛。一呼一吸9～21下（图4-4-29）。

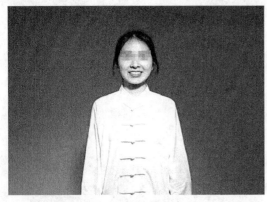
图4-4-28　叩齿

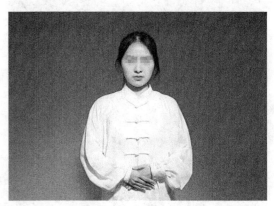
图4-4-29　丹田功

2）功效：舒缓全身，强化核心，引气归原。

以上动作一天可重复2～3遍，经常习练能促进全身经络的舒畅，改善机体功能状态。

三、注意事项

1. 在拍打的过程中，全身要放松、自然，排除杂念。应当注意精神内守，《黄帝内经》有云："恬淡虚无，真气从之，精神内守，病安从来。"自然呼吸，在特定部位配合相应的呼吸方式效果更佳。

2. 虚掌拍打，注意操作时手腕柔和，手指自然并拢，手指关节微屈，平稳有节奏地拍打穴位或经络，以能使身体震动而不感到疼痛为度，不要用蛮力和硬掌拍打，每日可做1～3次，每次5～20min为宜。

3. 拍打时应避风，注意保暖，不可电扇或空调直吹，以免风寒之邪入体。

4. 拍打前后饮用热水1杯，可适当补充消耗的水分，防止头晕疲劳，还能促进新陈代谢，加快代谢物的排出。

5. 拍打后，2～4h后方可洗浴，并且要用温水洗，不可用冷水。

6. 有严重出血倾向疾病、严重糖尿病、妇女妊娠期、炎性皮肤、原因不明的肿块、肿瘤部位等不宜采用拍打法。

（黄承武）

第五节　坐式六手太极功

一、简介与特点

近年来，越来越多的人对太极拳健身、养生及延年益寿的作用有所认识，希望能早日跨进"太极运动"的大门，坐式六手太极功，都能够引导人们轻松自如地跨进太极拳和气功的大门。

（一）简单易学，便于入门；左右对称，上下兼顾

简单易学，首先坐式的六手太极功仅有6个动作，多是从太极拳中精选出来的典型动作，如抱球、云手等，结合气功的特点，动作比太极拳更慢，更便于"运气"，使动作与呼吸更易配合。这六节动作既可合，又可分，可独立存在，所以可以说这套坐式六手太极功易学、易练、易记。

坐式六手太极功的动作左右对称，上下兼顾，注重动作的左右和上下变化，一是便于记忆，二是该功采用坐位，注重放松自然。坐式六手太极功自推广十几年来，普及率很高。它有着广泛的适应性，不受场地、年龄、体质等条件的限制，人们在办公、写作之余或在看电视、打电话之暇，练上几手太极功，便能调节身心，起到极好的积极性休息的效果。

（二）低强度活动符合养生要求，同时有效防治心理创伤

坐式六手太极功强调松、柔、圆、缓，这种松静、细柔、圆活、缓慢的低强度活动，既符合养生要求，也是排除心理垃圾、减压的良好手段。

需要指出的是，坐式六手太极功更适合于常伏案工作的脑力工作者，据科学家分析，剧烈运动最易造成无氧代谢，而坐式六手太极功属有氧代谢，利于健康长寿。

近年来，我国老年人的孤独症也呈上升趋势。而坐式六手太极功强调松静、细柔、圆活、缓慢，恰好是对紧张情绪的一种很好的调节、缓冲作用。还可配上音乐，自然和谐的动作配上柔情诗意的音乐，不仅可以改善情绪，还可以产生快乐自信的心境，从而对"心因性"疾病起到心理疏导与辅助治疗的作用，是防治心理创伤的良好手段。

（三）循经取穴，练周天功；强调臂旋，疏通气血

祖国医学认为，经络是人体内运行气血的通路。坐式六手太极功则通过循经取穴，循经而动，来疏通经络，防病治病。这称为"练功归经"。

我们强调练功时，要舌尖抵上腭，一是起到"搭桥"的作用，让"气"的运行能通畅，便于接通任、督二脉；二是促进唾液大量分泌：练功6~10min期间，口腔中分泌出大量的唾液，会加剧对中枢神经系统的兴奋刺激；三是唾液中含有丰富的钙和磷，有助于保持牙齿的坚固；四是唾液中含有腮腺素，它具有延缓衰老的作用。所以练功就要养成"舌抵上腭"的好习惯。

坐式六手太极功配以深长匀细、绵绵若存的运气，打通任、督二脉，实际上起到对心、脑血管系统很好的调节作用，而且对胸腹腔诸器官也起到有节律的"按摩"作用，滋养着五脏六腑。

（四）以意导气，形神共养，以追求内外合一，形神合一和天人合一的最佳境界

坐式六手太极功注意呼吸与动作的配合，基本上应做到起吸落呼、开吸合呼、屈吸伸呼，呼吸顺畅。

在动作规范和熟练之后，就要注重与呼吸的配合，而这呼吸又要在意念的引导下进行，要做到以意导气，首先要排除一切杂念，做到万虑皆抛，凝神静气，甚至会忘掉自我，享受那"得气"后的愉悦。通过追求内外合一，达到形神合一和天人合一的最佳境界。

（五）和谐是六手太极功的本质和根本特点，是六手太极功之魂

坐式六手太极功注重动静兼修、内外兼修和性命兼修，所以能够达到三个"和谐"。首先是人体自身上下、内外的和谐。凝神静气，以意导气，使百脉通畅，阴阳调和。这对改善心脑血管的血液循环，对防癌都有良好的效果。

二、动作详解

（一）入海托天

1. 预备式 坐于椅子（凳子）上，两脚平行与肩同宽，脚尖向前，大小腿夹角约成 90°；上体自然正直，头颈端正，下颏内收，舌抵上腭；两掌轻放于两膝上方。目视前方（图 4-5-1）。

2. 分解动作

（1）回收腰侧：两掌掌心轻贴大腿并沿大腿上方缓缓收至腰部两侧，指尖朝前（图 4-5-2）。

（2）两臂前伸：两臂内旋前伸，掌指朝前，掌背相对，掌心分别朝左右侧；上体随之前俯，目视前方（图 4-5-3）。

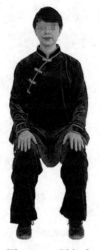 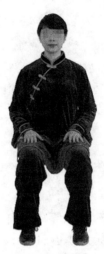 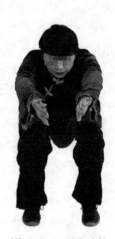

图 4-5-1　预备式　　　　图 4-5-2　回收腰侧　　　　图 4-5-3　两臂前伸

（3）侧向划弧：两臂分别向左右侧后方划弧分开，两掌与膝同高，掌心斜向后下方；上体随之略抬起，目视前下方（图 4-5-4）。

（4）收回腰侧：两臂边外旋边继续向后、向内划弧，两手收至腰部两侧，掌心朝上，掌指斜相对。上体随之抬起，目视前下方（图 4-5-5）。

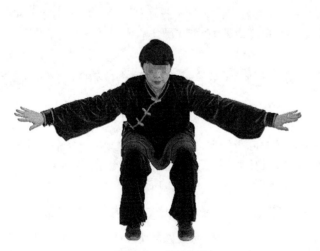 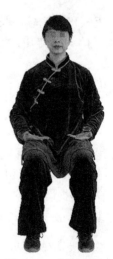

图 4-5-4　侧向划弧　　　　　　　　图 4-5-5　收回腰侧

（5）翻掌托举：两掌指斜相对，掌心朝上，徐徐向上托起；至脸前再边内旋边翻掌成掌心朝上托举过头顶，两掌中指相对。托掌同时随之仰头，目视两手中指。若为高血压患者，可改托举至头前（图4-5-6）。

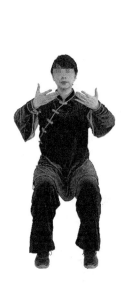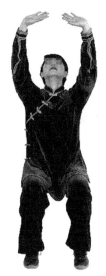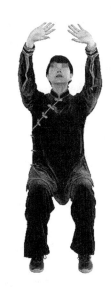

图 4-5-6　翻掌托举

（6）分掌按落：两掌外旋，同时向左、右侧前方下落划弧，徐徐下按于两膝上，掌心朝下。目视前方（图4-5-7）。

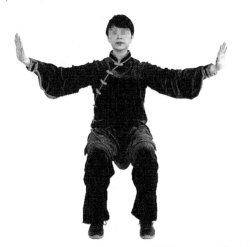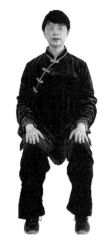

图 4-5-7　分掌按落

1～6动为一组，一般每次练习3组为宜。

3. 规格要点

（1）"预备式"要做到体松、心静，进入练功状态。同时椅子（或凳子）高矮要适中，以大腿、小腿几乎形成直角为宜。

（2）"两臂前伸"边前伸边旋臂至两掌心均朝外，两掌背相距约5cm。

（3）"侧向划弧"，两臂似向两侧划水一般，再"收回腰侧"，上体抬起须同分掌、收掌动作协调配合。

（4）"翻掌托举"时，似两手托起一定重量的物体一样的感觉。

（5）"分掌按落"时，两臂及两掌要有下按的意念。

4. 呼吸提示

（1）做"预备式"和"分掌按落"时，要心平气和，精神内守。始终都要注意"舌抵上腭"和"下颏微收"，能起到"虚灵领劲"的作用。

（2）从"回收腰侧"至"分掌按落"，可采取"二呼二吸"的方式，即"前伸"和"托举"均配以吸气；而"划弧"和"分掌"均配以呼气。

（3）六手功呼吸均以鼻吸鼻呼，做到深、长、匀、细，绵绵若存的呼吸状态。

（二）拉弓射雕

1. 预备式 同第一手的预备式（图 4-5-1）。

2. 分解动作

（1）两臂平举：两臂徐徐向前平举，与肩同高同宽，沉肩坠肘，两手均掌心斜向下，指尖放松。目视前方（图 4-5-8）。

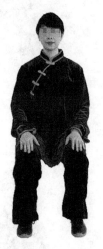
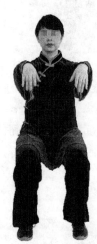

图 4-5-8 两臂平举

（2）左转握拳：上体缓缓向左转体，随转体右手边外旋，边经体前向左下、左上划弧，至左侧方几乎与肩同高时变拳，拳眼朝上；同时左臂弯曲向右收至右大臂内侧，指尖朝上。眼随右手而动，目视左侧方（图 4-5-9）。

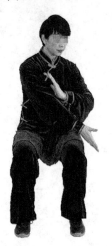
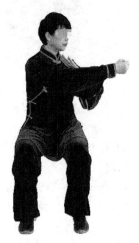

图 4-5-9 左转握拳

（3）伸臂拉弓：右拳向右平拉至右肩前，拳眼向上，拳心朝内；同时左掌大拇指与四指分开张大，沿右臂内侧向左伸拉，肘微下垂，左腕舒指，腕与左肩同高，指尖朝上。眼先随右拳后随左掌而动，目视左侧方（图4-5-10）。

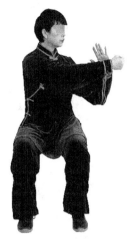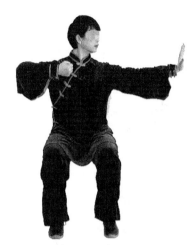

图4-5-10　伸臂拉弓

（4）右转握拳：动作同（2），唯左右方向相反。

（5）伸臂拉弓：动作同（3），唯左右方向相反。

（6）按掌还原：两手向体前平举，与肩同高、同宽，肘微下垂，手心朝下，指尖向前。随即两臂下落，两掌轻放于两膝上方。目视前方（图4-5-11）。

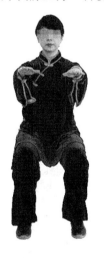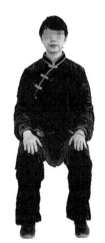

图4-5-11　按掌还原

1～6动为1组，一般每次练习3组为宜。

3. 规格要点

（1）"伸臂拉弓"时，两手蓄劲开弓，有对拉拔长的掤劲。

（2）两手运转变化时要与含、转的身法协调配合，开展合含都要体现出虚实变化。眼神也要随主要手运转，目视远方。

（3）向左、右转体均要以腰为轴。

4. 呼吸提示

（1）与第一手"呼吸提示"（1）相同。

（2）与动作配合，体现"起吸落呼"（或称"升吸降呼"）、"开吸合呼"（或称"展吸合呼"）的原则。

（三）白鹤亮翅

1.预备式　同第一手的预备式（图4-5-1）。

2.分解动作

（1）两臂平举：同第二手的"分解动作"（1）（图4-5-8）。

（2）左转伸臂：上体向左转动，左臂外旋向左后上方划弧，至左上方（与正前方夹角约135°）时伸臂，腕与肩同高，掌心朝上；同时右臂微内旋至左膝外侧，右掌心贴按于左膝外侧；两腿不动。眼随左手而动，目视左后上方（图4-5-12）。

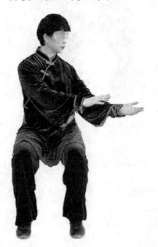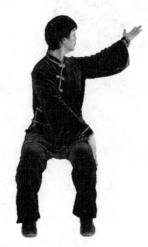

图4-5-12　左转伸臂

（3）转正按掌：上体徐徐转至正前方，左臂内旋向前划弧，掌心斜朝前，指尖斜朝上，与肩同高；同时右臂向右上方划弧，至正前方时掌心斜朝前，指尖斜朝上，与肩同高。眼随左手而动，目视前方（图4-5-13）。

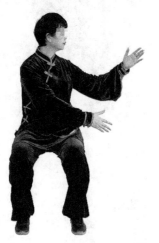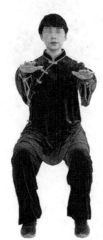

图4-5-13　转正按掌

（4）右转伸臂：动作同（2），唯左右方向相反。

（5）转正按掌：动作同（3），唯左右方向相反。

（6）按掌还原：两臂肘微下垂，掌心朝下，缓缓按落，两掌轻放于两膝上方，目视前方。

1～6动为1组，一般每次练习3组为宜。

3. 规格要点

（1）该手名曰"亮翅手"，取自吴式太极拳中的"白鹤亮翅"，强调"腰为主宰""腰为车轴"，手臂要向后上方舒伸，屈臂之手扶贴膝外侧，限制胯转动，以腰带动手运动。

（2）身法需与手法协调配合，要含展自如，连贯圆活，协调完整。

4. 呼吸提示

按照"起吸落呼"的原则，"两臂平举"时配以吸气，转体落臂时配以呼气；向后上方伸臂略展体时再配以吸气，"转正按掌"时再配以呼气，使动作、呼吸与意念三者协同配合。

（四）拨云观日

1. 预备式 同第一手的"预备式"（图4-5-1）。

2. 分解动作

（1）两臂平举：同第二手的"分解动作"（1）（图4-5-8）。

（2）向左云手：左掌向左侧立圆划弧，掌心向外，掌指朝上，手腕与肩同高，至左侧时，左臂自然伸直，肘微下垂；同时右手立圆划弧，掌心向下，掌指朝左，置于左肋前方；上体略左转。眼随左手而动（图4-5-14）。

（3）向右云手：右掌向右立圆划弧，掌心向外，掌指朝上，手腕与肩同高，至右侧时，右臂自然伸直，同时左手立圆划弧，掌心向下，掌指朝右，置于右肋前方；上体略右转。眼随右手而动（图4-5-15）。

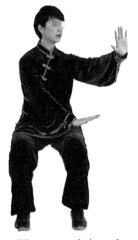
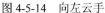
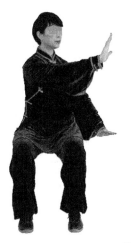
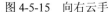
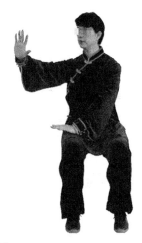

图4-5-14 向左云手　　　　　　　　　　图4-5-15 向右云手

（4）右侧抱球：右手向内划弧，屈臂收于右胸侧，肘微下垂，掌心向下；同时左掌收于右腹侧，掌心向上，与右掌上下相对成抱球状。眼随右手而动（图4-5-16）。

（5）翻掌架推：左臂内旋向左斜上方翻掌架举于头部左额前上方（约45°），掌心斜向外；右手坐腕自右腰侧经下向左前上方推出，掌指尖与鼻尖同高。上体略向左转。眼先随左手后随右手而动，目视左前方（图4-5-17）。

（6）向右云手：动作同（2），唯左右方向相反。

（7）向左云手：动作同（3），唯左右方向相反。

（8）左侧抱球：动作同（4），唯左右方向相反。

（9）翻掌架推：动作同（5），唯左右方向相反。

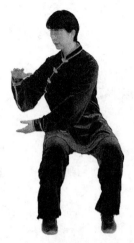
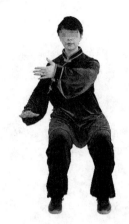
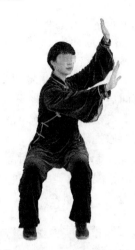

图 4-5-16　右侧抱球　　　　　　　　　　　图 4-5-17　翻掌架推

（10）按掌还原：左臂向左移动，右臂向左下落，至体前两手与肩同高、同宽时，两肘微下垂，缓缓按落，两掌轻放于两膝上方。目视前方。

1～10 动为 1 组，一般每次练习 3 组为宜。

3. 规格要点

（1）"云手"要求手掌指高不过眉，低不过裆。要以腰为轴，上体中正。

（2）"抱球"两掌如抱气球状。两掌劳宫穴相对，有引天地间日月精华之气，纳入体内，滋养全身之意。意守劳宫穴还能起到降低血压之效。

（3）"翻掌架推"取自于"玉女穿梭"动作，前架之臂要边内旋边滚架，定势时要坐腕、舒指，体现出运柔落刚，虚实分明。

（4）两手"云转"时眼随上手而动，而"架推"时，眼先随滚架手后随前推手，要做到形神兼备。

4. 呼吸提示

（1）与第一手"呼吸提示"（1）相同。

（2）"两臂平举"时吸气，"向左云手"时配以呼气，"向右云手"时配以吸气，"右侧抱球"时配以呼气，"翻掌架推"时再配以吸气，一呼一吸随动作自然顺遂。

（3）呼吸要与动作、意念协调一致，外练身、手、眼，内练意、气、神。

（五）托灯斜靠

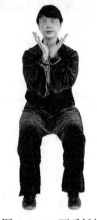

图 4-5-18　两手托灯

1. 预备式　同第一手的"预备式"（图 4-5-1）。

2. 分解动作

（1）两臂平举：同第二手的"分解动作"（1）（图 4-5-8）。

（2）两手托灯：两臂向内靠拢，肘微屈，两手掌根相贴，掌心斜朝上，略高于肩，如托灯状。目视两手中间（图 4-5-18）。

（3）向左托举：两手保持"托灯"姿势，向左斜前上方（约 45°）托举，掌心仍斜朝上，约与额部同高，如托灯状。目视左斜上方（图 4-5-19）。

（4）两臂交错：右臂下落至左膝外侧，掌心朝左；同时左臂下落至右肩内侧，掌心朝右；两臂交错而动。眼先随左手后随右手而动，目视左斜下方（图 4-5-20）。

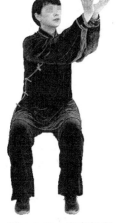
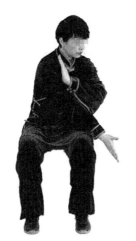
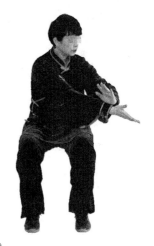

图 4-5-19　向左托举　　　　　　　　　　　　图 4-5-20　两臂交错

（5）向右斜靠：右臂向右斜上方靠出，肘微下垂，掌心斜朝上，与头同高；左臂向左斜下方按出，掌心斜朝下，按于左大腿外侧；两手掌交错而动。上体向右侧倾，眼先随右手后随左手而动，目视左斜下方（图 4-5-21）。

（6）两手托灯：右臂向内、向下划弧，左臂向内、向上划弧，两手掌根相贴，掌心斜朝上，略高于肩，如托灯状。目视两手中间。与动作（2）相同。

（7）向右托举：动作同（3），唯左右方向相反。

（8）两臂交错：动作同（4），唯左右方向相反。

（9）向左斜靠：动作同（5），唯左右方向相反。

（10）按掌还原：右手向内、向上划弧平举；左手向内、向下划弧平举；两手与肩同高、同宽时，肘微屈，两掌心朝下（图 4-5-22），轻放于两膝上方，目视前方。

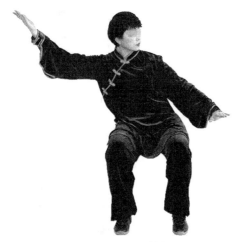
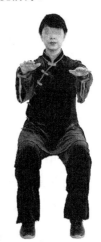

图 4-5-21　向右斜靠　　　　　　　　　　图 4-5-22　按掌还原

1～10 动为 1 组，一般每次练习 3 组为宜。

3. 规格要点

（1）动作时要注重身法的配合与变化。上手有以肩和大臂靠击对手之意，下手则有采按之劲；对拉拔长，并与倾身、转头、转眼同步配合。

（2）无论是"托灯""托举"，还是"错臂""斜靠"，均要沉肩垂肘，切勿耸肩扬肘；要做到虚实分明，饱满圆撑。

4. 呼吸提示

（1）与第一手"呼吸提示"（1）相同。

（2）"两臂平举""托举"和"斜靠"时，均配以吸气；而"托灯""两臂交错"和"还原"时，均配以呼气；一吸一呼随动作有节奏地自然配合。

（3）按"起吸落呼""开吸合呼"的原则配合呼吸，要自然顺畅地与动作配合，切不可憋气。

（六）大气归元

1. 预备式　同第一手的"预备式"（图4-5-1）。

2. 分解动作

（1）回收腰侧：两臂弯曲，两掌背轻贴大腿收至腰前两侧，掌心朝上，指尖朝前（图4-5-23）。

（2）两臂平举：两臂向前平举，与肩同高、同宽，自然伸直，肘微下垂，两手均掌心向上，指尖朝前。目视前方（图4-5-24）。

（3）握拳下落：两手四指屈曲，中指指尖点按劳宫穴，成空握拳状，缓缓下落至两胯侧。目视前方（图4-5-25）。

（4）侧托上举：两臂外旋，两拳同时变掌成掌心朝上，掌指朝两侧，经两侧托举划弧，至头顶上方时，两臂自然伸直，掌心相对，约距5cm。目视两掌中间（图4-5-26）。

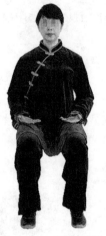
图4-5-23　回收腰侧

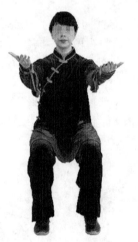
图4-5-24　两臂平举

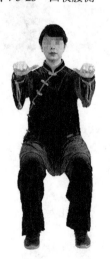

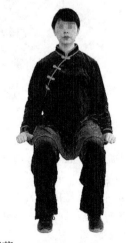

图4-5-25　握拳下落

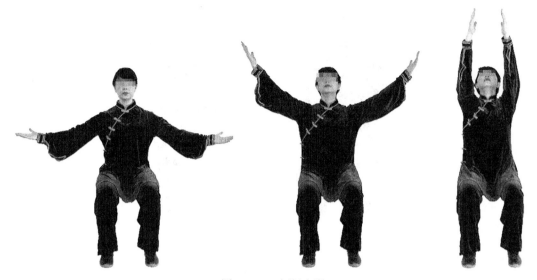

图 4-5-26　侧托上举

（5）合掌落按：两掌保持指尖朝上的"合十"姿势（掌心相对保持 5cm 间距），缓缓下落，至腹前时，旋腕两掌指斜相对，掌心朝下，按落于两胯上方。眼随两手而动，目视前下方。随后两掌外旋成掌心朝上，置于腰前两侧（图 4-5-27）。

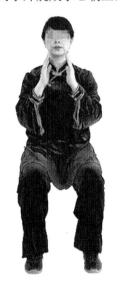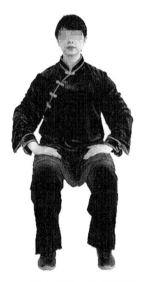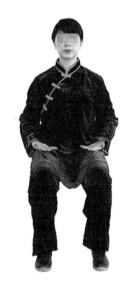

图 4-5-27　合掌落按

1～5 动为 1 组，一般每次练习 3 组。

（6）叠掌摩腹：练至第 3 组两掌合掌下落至腹前时，两掌相叠于小腹部下丹田处，内外劳宫穴相对（男左女右，即男性左手在里贴腹，右手在外；女性相反），轻贴腹部。先沿顺时针方向旋转摩腹 8 圈，由小转大，高不过胸口膻中穴，低不过小腹耻骨；然后再逆时针方向旋转摩腹部 8 圈，由大到小，回归下丹田。最后意守丹田。再按"小周天"路线，做 3 次深呼吸，贯通任、督两脉。口中若产生津液则咽至丹田（图 4-5-28）。

（7）分掌还原：两掌分开，轻放于两膝上方。目视前方（图 4-5-29）。

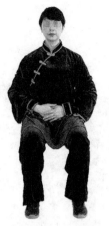
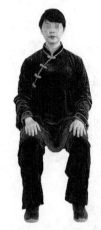

图 4-5-28　叠掌摩腹　　　　　图 4-5-29　分掌还原

3. 规格要点

（1）"归元手"乃六手功最后一手，故有总结归纳之意，引掌采气，将采集来的日月精华之气汇入丹田，滋养全身。要做到恬静安舒，动中求静。

（2）做"平举"和"侧举"时，注意以手带肘，以肘领肩；而"握拳下落"和"合掌落按"时，注意以肩带肘，以肘领手。走立圆，要做到饱满、圆活。

（3）"叠掌摩腹"有"元热润元肤"之效。摩腹时既不可重压腹部，也不能隔空，应轻敷腹部，有促进肠胃蠕动，通经活络和化坚舒壅的作用。女性若在月经期练功，则不做揉腹，以免影响血量。

4. 呼吸提示

（1）按"起吸落呼""开吸合呼"的要求，"平举"和"侧举"均要配以吸气，而"握拳下落"和"合掌落按"时，均要配以呼气。

（2）"叠掌摩腹"时呼吸要顺乎自然，一般摩腹一圈，配以吸一次（或呼一次），即一吸一呼摩腹两圈。最后凝神静气，做 3 次"小周天"深呼吸，意守丹田片刻。如舌下生津，则深咽入腹，贯入丹田，滋补全身。

（七）收功

1. 分解动作　两手掌对搓发热后（图 4-5-30），做以下练习：

（1）干洗脸（图 4-5-31）。

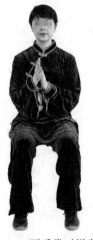
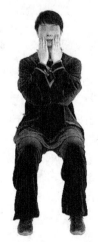

图 4-5-30　两手掌对搓发热　　　　　图 4-5-31　干洗脸

（2）轻叩头（图4-5-32）。

（3）轻拍头及搓风府、风池、百会穴（图4-5-33、图4-5-34）。

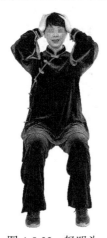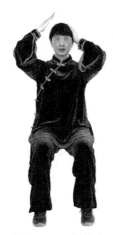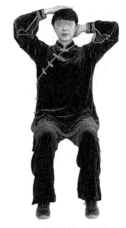

　　图4-5-32　轻叩头　　　　　图4-5-33　轻拍头　　图4-5-34　搓风府、风池、百会穴

（4）揉搓耳廓（图4-5-35）。

（5）擦摩肾俞穴（图4-5-36）。

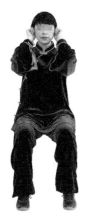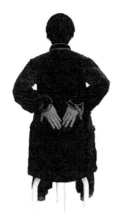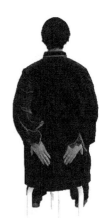

　　图4-5-35　揉搓耳廓　　　　　　　　图4-5-36　擦摩肾俞穴

（6）叩击足三里穴（图4-5-37）。

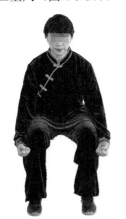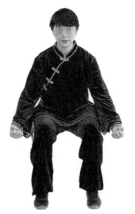

图4-5-37　叩击足三里穴

（7）最后，还原至预备式，全套练习完毕。

以上方法各练 36 次。

2. 功效　六手功中的"收功"不可忽视，它不仅作为按摩养生的一部分，而且可以达到"元热润元肤"的功效。搓摩头面，可调和诸经百脉，又可保持面部皮肤的红润，增强青春的活力。搓摩腰肾，可壮腰固本，使心肾相交，水火相济，防病健身。足三里穴对消化、循环、呼吸及免疫等各系统都有积极的作用，是最具有养生保健价值的穴位之一。所以叩击足三里穴尤为重要。

坐式六手太极功不仅可以坐在椅子或凳子上练，也可以用坐盘的姿势在床上、地毯上练习。

（曾卫红）

思 考 题

1. 通督强脊颈椎导引术所采用的 3 个动作增强哪些颈椎周围肌群？

2. 八段锦在练习的过程中，动作如何与呼吸配合？

3. 六字诀不同发音对应的脏腑是什么？有何作用？

4. 经络拍打操对应的十二经络按顺序走行的路线是什么？

第五章 社区及居家康复理疗设备应用

第一节 社区康复理疗设备

一、红外线治疗仪（图 5-1-1）

（一）设备作用

红外线是一种光谱波长范围在 760nm 至 400μm 之间的肉眼不可见的光线，具有缓解肌肉痉挛、镇痛、改善局部血液循环、促进组织再生、减轻术后粘连、软化瘢痕的作用，可以应用于缓解肌痉挛、改善血运、止痛。红外线治疗常用于亚急性及慢性损伤、炎症，如肌肉劳损、扭伤、挫伤、滑囊炎、肌纤维组织炎、浅静脉炎、慢性淋巴结炎、静脉炎、神经炎、胃肠炎、皮肤溃疡、挛缩的瘢痕等。

（二）操作方法

1. 老年人取舒适体位，充分裸露照射部位，检查照射部位的温度觉是否正常。对于存在感觉障碍的老年人，应仔细询问病史，减少照射的剂量，以免烫伤。

2. 将照射探头移至照射部位的上方或侧方，距离一般如下：功率 500W 以上，灯距应在 50～60cm；功率 250～300W，灯距在 30～40cm；功率 200W 以下，探头距离皮肤在 20cm 左右。治疗以老年人自觉舒适为准。

3. 每次照射 15～30min，每日 1～2 次，15～20 次为 1 个疗程。

4. 治疗结束时，将照射部位的汗液擦干，老年人在室内休息 10～15min 后方可离开，以免着凉。

（三）注意事项

1. 有出血倾向、高热、活动性结核、严重动脉硬化、心力衰竭等视为禁忌，不可使用。

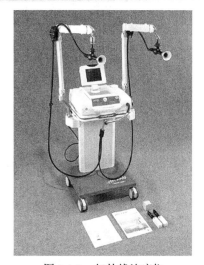

图 5-1-1 红外线治疗仪

2. 首次照射前必须询问并检查照射部位局部知觉有无异常，如果有感觉障碍，一般不予治疗。必须照射时需持续观察，以免烫伤。

3. 新鲜的植皮、瘢痕区，其血液循环、散热功能不佳，红外线照射时宜拉开距离，以免烫伤；对于水肿增殖的瘢痕，不宜用红外线照射，以免促其增殖。

4. 急性创伤后，一般不用红外线，约 24～48h 后局部出血、渗出停止后可用小剂量开始照射，以免肿痛、渗出加剧。

5. 红外线照射时需注意保护眼睛，因红外线照射眼睛易引起白内障及视网膜灼伤。照射头部时，应戴绿色防护镜或用浸水棉花敷于眼睛上。

6. 动脉阻塞性病变，不宜用红外线。

7. 皮炎时忌用红外线，以免加剧。

二、激光治疗仪

▊（一）设备作用

激光是光波受激辐射而产生的光。激光具有消炎、镇痛、改善血液循环、促进组织修复、调节神经及免疫功能等作用，常用于改善老年慢性肌骨疼痛及关节疾病的治疗，适用于腱鞘炎、肩周炎、颈椎病、腰椎间盘突出症、肌纤维组织炎、软组织损伤等。

▊（二）操作方法（氦-氖激光器，图 5-1-2）

1. 接通电源，激光管点燃后依次调整电压和电流，使激光管发光稳定，一般需 3～5min。

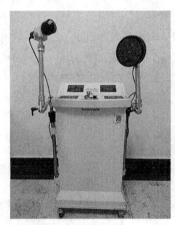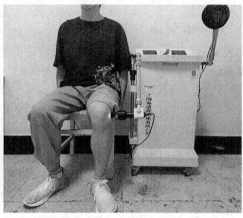

图 5-1-2　氦-氖激光器

2. 照射创面前，先用生理盐水或 3% 硼酸水清洗干净创面；照射穴位前，应先准确找好穴位，可用甲紫做标记；照射不到的治疗部位，可通过反射镜反射法或导光纤维照射到治疗部位。

3. 老年人取舒适体位，暴露治疗部位，照射距离为 30～100cm（视病情及激光器功率而定），光束应与被照射部位垂直，使光束准确照射在病变部位或经穴上。

4. 照射剂量尚无统一标准，小功率氦-氖激光输出功率在 10mW 以下，每个治疗部位照射 5～10min。每日照射 1 次，同一部位照射一般不超过 12～15 次。

5. 激光器一般可连续工作 4h 以上，连续治疗时，无须关机。

▊（三）注意事项

1. 光导纤维不得挤压、弯曲，以防折断。

2. 激光管有激光输出时不得直接照向人眼或经反射区反射至人眼部，操作者及老年人均应戴激光防护眼镜，保护眼睛。

3. 治疗过程中，老年人不得随意变换体位或移动激光管。

4. 每 3～6 个月定期检查激光器的输出强度，强度过高时应停止使用，更换灯管。

5. 操作人员应定期做健康检查，特别是眼底视网膜检查。

6. 光敏治疗的老年人于注射药物后 1 个月内应居住暗室，严禁日光直晒，以免发生全身性光敏反应。

三、经皮电神经刺激治疗仪

▊（一）设备作用

经皮电神经刺激疗法（TENS）是通过皮肤将特定的低频脉冲电流输入人体，刺激神经达到镇痛的方法，主要作用有镇痛、促进血液循环，加速骨折、伤口及慢性溃疡的愈合，缓解痉挛等。适用于各种急慢性疼痛（各种神经痛、头痛、关节痛、肌痛、术后伤口痛、分娩宫缩痛、牙痛、癌痛、肢端疼痛、幻肢痛等），也可用于治疗骨折后愈合不良。

（二）操作方法（图 5-1-3）

1. 老年人取舒适的体位，治疗前向老年人解释治疗中可能出现的麻颤感、震颤感或肌肉抽动感等应有的感觉。将电极固定于相应的部位上。

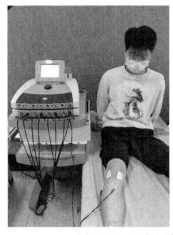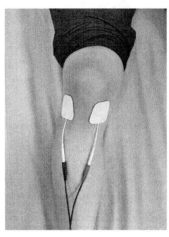

图 5-1-3 经皮电神经刺激治疗仪操作

2. 打开电源，选择治疗频率、脉宽、治疗时间，再调整输出的电流强度。

3. 治疗结束，将输出旋钮复位，关闭电源，取下电极。

（三）注意事项

1. 治疗部位皮肤有瘢痕、溃疡或皮疹时，电极应避开这些部位；电极与皮肤应充分接触以使电流均匀作用于皮肤，以免电流密度集中引起灼伤；电极部位应保持清洁，便于通电。

2. 综合治疗时先采用温热治疗法，再行 TENS 进行镇痛，可增加局部血流量，降低皮肤电阻，增强治疗作用。

四、干扰电治疗仪（图 5-1-4）

（一）设备作用

干扰电流是将 2 组或 3 组不同频率的中频电流交叉地输入人体，在体内发生干扰后产生低频调制的中频电流。干扰电流具有镇痛、促进局部血液循环、改善炎症、水肿、调整内脏功能、调节自主神经功能、促进骨折愈合等作用。其适用范围较广，适用于肩周炎、骨关节炎、慢性颈腰疼痛、软组织扭挫伤、肌筋膜炎、肌肉劳损、狭窄性腱鞘炎、软组织粘连、缺血性肌痉挛、骨折延迟愈合、术后肠粘连、胃下垂、弛缓性便秘、儿童遗尿症、尿潴留、雷诺病、闭塞性动脉内膜炎、肢端发绀症、肌力低下、肌肉萎缩、盆腔炎等疾病。

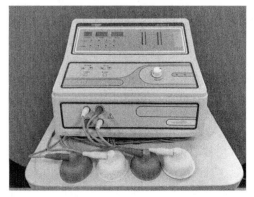

图 5-1-4 干扰电治疗仪

（二）操作方法（图 5-1-5）

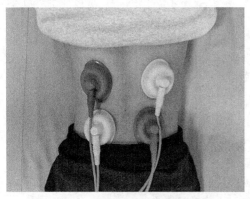

图 5-1-5　干扰电治疗仪操作

1. 选用 4 块大小合适的电极，与电极相连接的 4 根导线分为两组，每组 2 根导线。一组导线连接至治疗机的一路输出孔，另一组导线则连接至另一路的输出孔内。

2. 老年人取舒适体位，将两组不同频率的电极交错放置，使病灶处于 4 个电极的中心，即电流交叉处。根据治疗需要选用不同的差频，每次治疗选用 1～3 种差频，每种差频治疗 5～15min，总治疗时间为 15～30min。

3. 打开开关，根据老年人的耐受程度来调节电流强度。耐受量是指老年人所能耐受的最大限度。

4. 每次治疗 20～30min，每日 1 次，10 次为 1 个疗程。

（三）注意事项

1. 电极放置原则是两组电流一定要在病变部位交叉，同组电极不得互相接触。

2. 在调节电流强度时必须两组电流同时调节，速度一致，强度相同。

3. 使用抽吸电极时，要注意时间不宜太长，一般每组治疗不超过 10min，以免发生局部瘀血而影响治疗；有出血倾向者不得使用此法。

4. 治疗时注意星状电极的各个小极应与皮肤接触良好，以使三路电流都能充分进入人体。

5. 电流不可穿过心脏、脑、孕妇下腹部及体内有金属物的部位。

五、短波治疗仪

（一）设备作用

短波治疗仪（图 5-1-6）应用短波电流所产生的高频电磁场治疗疾病，具有促进血液循环、镇静、止痛、提高内脏器官功能、控制炎症等作用，主要适用于亚急性、慢性炎症与疾病，如肌炎、纤维组织炎、肌痛、扭挫伤、血肿、肩周炎、关节炎、前列腺炎、术后粘连、神经痛、周围神经损伤、神经根炎、脊髓炎、多发性硬化、胃炎、溃疡病、结肠炎、胃肠痉挛、胆囊炎、肝炎、肺炎、支气管哮喘、支气管炎、膀胱炎、肾盂肾炎、急性肾功能衰竭、盆腔炎、附件炎、子宫发育不全等。

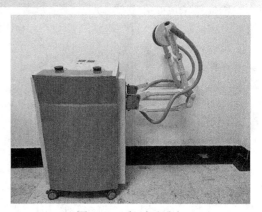

图 5-1-6　短波治疗仪

（二）操作方法（以盘状电极为例，图 5-1-7）

1. 老年人取卧位或坐位，不必裸露治疗部位。

2. 移动支架，使盘状（或鼓状）电极对准治疗部位。电极与治疗部位皮肤之间距离 1～2cm，可以空气或以隔垫物隔开。

3. 调节定时器，打开开关，根据病情需要调节剂量。

因目前没有精确地直接测量电场强度的方法，国内外都沿用按治疗时老年人的温热感觉程度进行治疗剂量分级的方法。一般采用四级剂量分级法：

Ⅰ级剂量：又称无热量，在温热感觉阈下，无温热感（适用于急性炎症、水肿显著、血液循环障碍者）。

Ⅱ级剂量：又称微热量，有刚能感觉的温热感（适用于亚急性、慢性炎症）。

Ⅲ级剂量：又称温热量，有明显的、舒适的温热感（适用于慢性炎症、慢性疾病）。

Ⅳ级剂量：又称热量，有刚能忍受的强烈热感（适用于恶性肿瘤）。

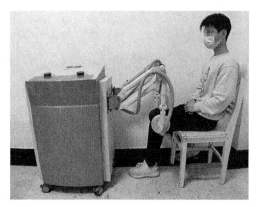

图 5-1-7　短波治疗仪操作

4. 短波疗法一般每次治疗 10～20min。治疗急性伤病时采用无热量，时间为 5～10min，每日 1～2 次，7～10 次为 1 个疗程。治疗亚急性伤病时采用微热量，时间为 10～20min，每日 1 次，10～20 次为 1 个疗程。

（三）注意事项

1. 治疗室需用木地板、木制床椅，暖气片等金属制品要加隔离罩，治疗机必须接地线。各种设施应符合电疗技术安全要求。

2. 除去老年人身上所有金属物（包括金属织物），禁止在身体有金属异物的局部治疗。

3. 治疗部位应干燥，应除去潮湿的衣物、伤口的湿敷料，应擦干汗液、尿液和伤口的分泌物。

4. 治疗时老年人采取舒适体位，治疗部位不平整时应适当加大治疗间隙。

5. 在骨性突出部位（如肩关节、膝关节、踝关节）治疗时，宜置衬垫于其间，以免电场线集中于突起处，导致烫伤。

6. 电极面积应大于病灶，且与体表平行。

7. 两电极电缆不能接触、交叉或打卷，以防短路；电缆与电极的接头处及电缆与皮肤间需以衬垫隔离，以免烫伤。

8. 治疗中老年人不能触摸仪器及其他物品，治疗师应经常询问老年人的感觉并对感觉障碍者的治疗部位进行检查，以防烫伤。

六、磁疗治疗仪（图 5-1-8）

（一）设备作用

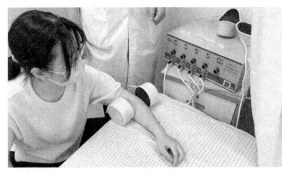

图 5-1-8　磁疗治疗仪

利用磁场的物理性能作用于人体来治疗疾病的方法称为磁疗法。磁疗具有止痛、镇静、消炎、消肿、降压、止泻、促进创面愈合、软化瘢痕、促进骨折愈合等作用。适用于高血压、风湿性关节炎、类风湿性关节炎、冠心病、肠炎、胃炎、慢性气管炎等内科疾病，坐骨神经痛、三叉神经痛、神经性头痛、神经衰弱等神经科疾病，扭挫伤、腱鞘水肿、肩周炎、静脉炎、血栓性脉管炎、静脉曲张、肋软骨炎、颈椎病、肾结石、输尿管结石、肱骨外上髁炎等外科疾病，耳廓浆液性软骨膜炎、外耳道疖肿、神经性耳鸣、鼻炎、睑腺炎、角膜炎等五官科疾病，也适用于慢性皮肤溃疡、带状疱疹、痛经、臀部注射硬结、瘢痕等其他疾病。但是，存在白细胞总数低于 $4.0×10^9$/L、置有心脏起搏器、严重心肺功能不全、有出血倾向等情况与金属异物处和孕妇下腹部等，禁行磁疗。

（二）操作方法

1.静磁场疗法　治疗时老年人取舒适体位，暴露治疗部位，将磁片直接敷贴于病患部位或将数片磁片缝制于衣服或物品上，穿戴时使之紧贴皮肤，使磁片对应于病患部位或穴位。

2.动磁场疗法　治疗时老年人取舒适体位，暴露治疗部位，手持或用沙袋加压固定磁头，使之紧贴于病患部位或穴位的皮肤，接通电源即开始治疗，治疗时磁头下有震动感，每次15～20min，每日1次，10～15次为1个疗程。

（三）注意事项

1.磁疗法禁用于置有心脏起搏器者、金属异物处、严重心肺功能不全者、孕妇下腹部、有出血倾向者，慎用于体质虚弱者、老年人、幼儿、高热者、治疗后不适反应严重者。

2.注意勿使磁卡、手机、手表、录音磁带、录像带等接近磁片、磁头。

3.磁片、磁头不得撞击，以免磁场破坏、磁感应强度减弱。

4.定期检查永磁体的磁感应强度，强度减弱时应及时充磁。

5.眼部、头面部、胸腹部、老年人、幼儿、体弱者、高血压老年人宜用低强度磁场，不宜用高强度磁场治疗，不宜长时间治疗。

6.永磁片可以反复多次使用，治疗结束后，磁片表面可以用75%乙醇溶液消毒，不得用火烤或水煮，以免退磁。

7.敷贴磁片、磁头处如皮肤发生刺激、疼痛、水疱等情况时应及时更换敷贴部位，或在磁片下垫干净纸片、纱布、棉布等减少磁片的皮肤刺激。

七、石蜡疗法

（一）设备作用

石蜡疗法是利用加热熔化的石蜡作为传导热的介质，将热能传至机体，以预防和治疗疾病的方法。具有改善血液和淋巴循环、促进水肿及炎症消散、促进组织愈合、软化瘢痕组织和肌腱挛缩、减轻因瘢痕挛缩引起的疼痛等功效。适用于肌纤维组织炎、肌痉挛、软组织扭挫伤、风湿性关节炎、类风湿性关节炎、骨关节炎、创伤性关节炎、关节功能障碍、慢性附件炎、慢性结肠炎、经久不愈的创面、溃疡、过度增生的瘢痕、各种神经痛及周围性神经麻痹、冻伤等。

（二）操作方法

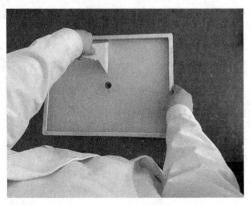

图 5-1-9　蜡饼

1.蜡饼法

（1）将加热后完全熔化的蜡液倒入铺有塑料布或橡胶布的搪瓷盘或铝盘中，使蜡液厚2～3cm，自然冷却至石蜡初步凝结成块（表面温度为45～50℃）（图5-1-9）。

（2）老年人取舒适体位，暴露治疗部位，下垫棉垫与塑料布。将蜡块取出，敷于治疗部位，外包塑料布与棉垫保温（图5-1-10）。

（3）每次治疗20～30min。治疗完毕，将取下的蜡块用急流水冲洗后，放回蜡槽内。每日或隔日治疗1次，15～20次为1个疗程。

2. 浸蜡法

（1）将熔蜡槽内的蜡熔化并恒温在 55～60℃。

（2）老年人取舒适体位，先将需治疗的手或足按刷蜡法涂抹形成一层蜡膜保护层，再浸入蜡液并立即提出，反复浸入、提出多次，直到体表的蜡层厚达 0.5～1cm 成为手套或袜套样，然后再持续浸于蜡液中。注意再次浸蜡时蜡的边缘不可超过第一层蜡膜边缘，以免烫伤（图 5-1-11）。

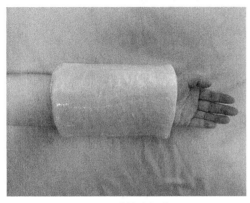

图 5-1-10　蜡饼法操作

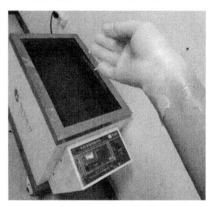

图 5-1-11　浸蜡法

（3）治疗完毕，老年人将手或足从蜡液中提出，将蜡膜层剥下清洗后放回蜡槽内。治疗时间与疗程与蜡饼法相同。

（三）注意事项

1. 治疗部位要清洗干净，如有长毛发可涂凡士林，必要时可剃去。

2. 治疗时准确掌握蜡的温度，严格执行操作常规，防止烫伤。

3. 老年人不得任意活动治疗部位，以防止蜡块或蜡膜破裂后蜡液流出而致烫伤。

4. 治疗时要注意观察老年人反应，老年人如感觉过烫应及时中止治疗，检查原因并予处理。

5. 在皮肤感觉障碍、血液循环障碍等部位蜡疗时蜡温宜稍低，骨突部位可垫小块胶布，以防止烫伤。

6. 少数老年人蜡疗后治疗部位可能出现皮疹、瘙痒等过敏反应，应立即停止蜡疗，休息观察 15min 左右，并对症处理。

八、超声波治疗仪（图 5-1-12）

（一）设备作用

超声波疗法是将频率为 800～1000kHz 的超声波作用于人体以治疗疾病的一种物理治疗方法。超声波作用于人体组织产生机械作用、温热作用和理化作用，可使局部组织血流加速、肌肉放松、肌张力下降、疼痛程度降低。适用于肱骨外上髁炎（网球肘）、肩撞击综合征、肌肉劳损、软组织扭挫伤、血肿机化、腱鞘炎、瘢痕组织、注射后硬结、冻伤、冻疮、颈椎病、肩周炎、强直性脊柱炎、四肢慢性关节炎、腰椎间盘突出症、半月板损伤、髌骨软化症、骨折、颞颌关节功能紊乱、脑卒中、脑创伤后遗症、脑瘫、面神经炎、痴呆以及各种神经性痛等疾病和症状。

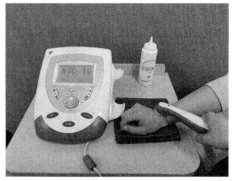

图 5-1-12　超声波治疗仪

（二）操作方法

1. 移动法

（1）先在治疗部位涂上耦合剂，声头轻压接触身体。

（2）接通电源、调节治疗时间及输出剂量后，在治疗部位缓慢往返或回旋移动，移动速度根据声头面积和治疗面积进行调整，一般为 2～3cm/s。常用强度为 0.5～2.5W/cm²，头部可选用脉冲超声，输出强度由 0.75～1W/cm² 逐渐增至 1.5W/cm²，眼部治疗用脉冲超声，输出强度为 0.5～0.75W/cm²。

（3）每次治疗时间为 5～10min，大面积移动时可适当延长至 10～20min。一般 6～10 次为 1 个疗程，慢性病 10～15 次为 1 个疗程，每日或隔日 1 次，疗程间隔 1～2 周。如需治疗 3～4 个疗程者，则第 2 疗程以后间隔时间应适当延长。

2. 固定法

（1）在治疗部位涂以耦合剂，声头以适当压力固定于治疗部位。

（2）接通电源、调节治疗时间及输出剂量，治疗剂量宜小，常用超声强度为 0.1～0.5W/cm²，其最大量约为移动法的 1/3；每次治疗时间为 3～5min。

（三）注意事项

1. 熟悉仪器性能，定期测定超声治疗仪输出强度，确保超声治疗的剂量准确。

2. 治疗时首先将声头接触治疗部位，方能调节输出，切忌声头空载，同时应避免碰撞声头。

3. 治疗中声头应紧贴皮肤，声头与皮肤之间不得留有任何细微空隙；移动法治疗时勿停止不动，以免引起疼痛反应。

4. 治疗过程中紧密观察老年人反应以及仪器的工作状态，如治疗部位过热或疼痛，应暂停治疗，找出原因，予以处理，避免发生灼伤。

九、冲击波治疗仪（图 5-1-13）

（一）设备作用

体外冲击波疗法是利用液电能量转换及传递原理产生的冲击波进行治疗的一种方法，具有裂解硬化骨、松解粘连、刺激微血管产生、促进骨生成等作用。适用于骨组织疾病，如骨折延迟愈合和骨不连等；同时适用于软组织慢性损伤性疾病，如钙化性肌腱炎、肱骨外上髁炎、跟痛症等。

（二）操作方法（图 5-1-14）

1. 简要告知老年人行冲击波治疗的相关注意事项及常见不良反应。

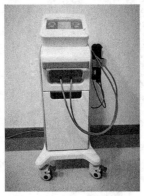

图 5-1-13　冲击波治疗仪

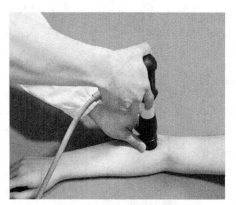

图 5-1-14　冲击波治疗仪操作

2.嘱老年人取适宜操作体位，暴露治疗部位，检查相应痛点，并在治疗区域涂抹足够耦合剂。

3.启动仪器，设置参数，启动开关开始治疗。治疗疼痛时应使用低中能级，即"软性"冲击波；治疗软组织钙化性疾病时应使用中高能级；治疗骨不连时用高能级来诱发成骨效应。密切关注老年人反应，如不能耐受应及时停止治疗。

4.3～5次为1个疗程，5～7天治疗1次。每次治疗的冲击波次数为2000～2500次。

（三）注意事项

1.治疗前患处应涂抹耦合剂，治疗结束后对枪头表面耦合剂进行清理。

2.冲击头未接触患处时禁止开启输出，避免对设备和老年人造成非必要损伤。

十、牵引治疗仪（图5-1-15）

（一）设备作用

牵引是应用力学中作用力与反作用力的原理，通过徒手、器械或电动牵引装置，对身体某一部位或关节施加牵拉力，使关节面发生一定的分离，周围软组织得到适当的牵伸，从而达到复位、固定、减轻神经根压迫、纠正关节畸形的一种物理治疗方法。其治疗作用包括增大关节间隙、缓解肌肉痉挛、改善局部血液循环、改善或恢复关节活动范围以及矫治关节畸形等。脊柱牵引适用于椎间盘突出、脊柱小关节紊乱、颈背痛、腰背痛及腰眼痛等。四肢牵引适用于四肢关节挛缩、四肢关节骨折且不能或不适宜手术复位的老年人。相对地，恶性肿瘤、急性软组织损伤、先天性脊柱畸形、脊柱化脓性炎症、脊髓明显受压、严重的骨质疏松及伴有高血压或心血管疾病的老年人则禁忌行牵引治疗。

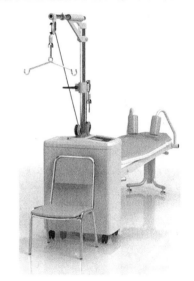

图5-1-15　颈腰椎牵引治疗仪

（二）操作方法

1.颈椎牵引

（1）体位：常见体位包括仰卧位、坐位。

（2）牵引模式：包括间歇性牵引和持续性牵引。间歇性牵引时通过设置一定的牵引时间和放松时间进行节律性牵引，时间长短可以根据医师的经验设置（如牵引30s，放松10s），在间隙放松时可以保留一定的牵引力或者牵引力为0。

（3）牵引重量：一般为2～5kg，持续15～60min可以达到疗效。超过5kg的有效牵引重量要慎重使用。更大的牵引重量需要根据老年人的情况和医师的经验进行个性化处理，要在医师的监测和指导下进行。

（4）牵引角度：牵引角度的大小与牵引位置有关，常见角度包括前屈位、中立位及后伸位。前屈位牵引最为常见，中立位牵引多见于脊髓型及椎动脉型颈椎病，后伸位牵引则常见于颈椎生理曲度变直老年人。对于神经根型颈椎病普遍采用颈部前屈15°～25°的角度进行牵引。对于其他类型的颈椎病，可以采用手动牵引测试、颈椎活动测试及牵引调试角度的方法来选择最佳初始牵引角度。

（5）牵引时间：持续或间歇性牵引的一次时长为15～30min，每天1～2次，维持2～4周。如果老年人没有不适反应，可以根据病情的需要加长牵引时间。长时间持续小重量牵引可以每牵引1～2h休息10～15min。

2. 腰椎牵引

（1）体位：常见体位包括仰卧牵引、俯卧牵引、倒悬牵引。

（2）牵引模式：包括间歇性牵引和持续性牵引。

（3）牵引重量：初始牵引重量一般不低于自身体重的60%。每3～5天增加2～4kg，直至体重的100%。

（4）牵引时间：单次牵引时间多为20min或30min，牵引频次可据病情轻重合理调整，重者每日2次，轻者每日1次，疗程在10～30天不等。

（三）注意事项

1. 家庭或社区牵引最重要的是要保障安全，因此需要严格排除禁忌证，老年人能够生活自理并且能够掌握牵引的方法。牵引时家中需要有人陪伴，不建议老年人独自在家中牵引。

2. 颈椎牵引时，卧位牵引的重量即为有效牵引重量，而坐位牵引还要考虑头颅重量。坐位牵引时牵引力应该减去头颅的重量，然后才是有效的牵引重量。

3. 牵引时，重量应逐步增加并观察反应，如有不适需立即停止牵引。大重量牵引应当谨慎，尤其对于患有心血管疾病的老年人，牵引重量不宜过重。

十一、中药熏蒸治疗仪（图 5-1-16）

（一）设备作用

中药熏蒸疗法又名中药雾化透皮治疗，是利用加热煮沸后的中药蒸汽熏蒸局部或全身以达到治疗疾病的方法，具有促进血液循环、促进发汗、除湿、驱寒、解毒、缓解疼痛、促进药物吸收的作用。适用于肌纤维组织炎、肌痉挛、软组织扭挫伤、风湿性关节炎、类风湿性关节炎、骨关节炎、创伤性关节炎、关节功能障碍、慢性附件炎、慢性结肠炎、经久不愈的创面、溃疡、过度增生的瘢痕、各种神经痛及周围性神经麻痹、冻伤等，临床中应该针对不同的病症选择合适的中药。

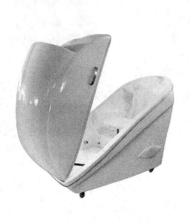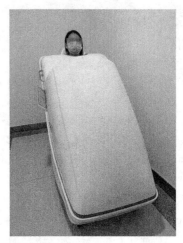

图 5-1-16　中药熏蒸治疗仪

（二）操作方法

1. 全身蒸汽药浴疗法

（1）将配制好的药物放入熏蒸仪的药槽中，加水煮沸30min。

（2）嘱老年人着内衣进入设备内，有卧位和坐位两种，头部暴露在外，蒸汽温度从30～35℃

开始，渐增至 40～45℃，每次治疗时间 20～40min，治疗结束进入洗浴室用温水进行淋浴，然后在休息室根据身体的情况休息 20～60min 不等，同时补充水分，以温度适中的淡盐水或果汁为宜。

（3）每日或隔日 1 次，10～15 次为 1 个疗程，休息 2 周后可进入第 2 疗程。

2. 喷熏法（图 5-1-17） 将配制的药物煎取为药液，放置在蒸气发生器内，加热发生器，将喷出的药物蒸气直接对准老年人体表进行治疗，喷头与皮肤的距离保持在 20～40cm。每次治疗 20～40min，每日 1 次，10～20 次为 1 个疗程。

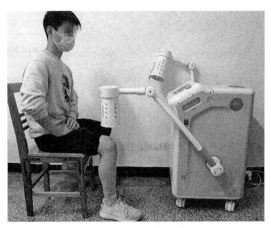

图 5-1-17　喷熏法

（三）注意事项

1. 治疗室要保持良好通风，治疗前调整好蒸汽的温度，以防止温度过高造成烫伤。

2. 治疗室内应备有急救药瓶，以防出现休克、虚脱等不良事件。

3. 多巡视、多观察、多询问，注意保持熏蒸仪器和皮肤之间的距离，以防烫伤。

4. 治疗过程中若老年人出现头晕、心悸、恶心、呕吐、大量出汗等现象时，应立即停止治疗，给予静卧并对症处理。

5. 治疗后应询问老年人的治疗反应，并注意老年人的保暖，以防感冒。

十二、智能艾灸理疗仪

（一）设备作用

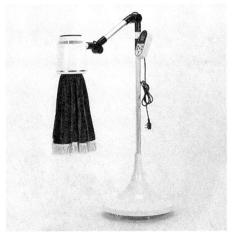

图 5-1-18　智能艾灸理疗仪

智能艾灸理疗仪是利用艾灸结合两种光源（红光、红外线）对局部组织进行治疗，集热疗、光疗、灸疗于一体的综合治疗仪（图 5-1-18）。通过模拟传统艾灸以艾绒燃烧热力、光辐射以及药性对神经系统、血液循环系统的影响，发挥改善局部血液循环的作用，达到舒活经络、快速消炎消肿镇痛及降低肌张力、缓解痉挛的效果。

（二）操作方法

1. 将灸头插入所需要使用的输出通道内。

2. 接通电源，打开机器侧面的电源开关。

3. 可在"00"通道同时进行温度、时间设定，也可单独在"1～10"通道进行温度、时间设定。

4. 按下启/停键，设备开始运行，显示当前设定数值，然后进行循环显示。

5. 将专用隔热垫放入艾灸腔内。

6. 用松紧缚带将艾头固定在施灸穴位上，松紧适宜。

7. 治疗结束后机器自动断电，拔出电源，整理各输出线及电源线。

（三）注意事项

1. 饭后 1h 内不宜温灸，过饥过饱、酒醉禁灸。

2. 孕妇禁用。

3. 要掌握施灸的程序：如果灸的穴位多且分散，应按先背部后胸腹，先头身后四肢的顺序进行。

4. 艾灸完半小时内，不可以用冷水洗手洗脸，因全身毛孔打开，易受寒凉。

5. 艾灸后不可马上洗澡。

6. 在仪器使用过程及使用后，注意艾绒盒子温度高，勿用手去触碰。

7. 艾绒温度：一般设置 120～150℃。此外，应注意室内温度，室内温度高，设置温度可稍微低一点；室内温度低，设置温度可稍微高一点。

8. 在使用时请把艾灸头调到离身体 6～10cm 的位置，此距离效果最显著。

（王红星　孙武东）

第二节　居家康复理疗设备

一、功率车（图 5-2-1）

（一）作用机制

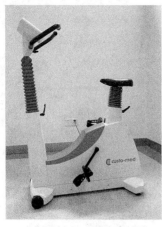

图 5-2-1　功率车

1. 下肢功率车有精确的运动检测系统，包括心率的检测、运动强度的检测、训练时间、消耗焦耳数值等，这些精准的检测数值可以有效避免因运动强度过大导致心肺负荷过大或出现运动不耐受的现象。

2. 下肢功率车有不同阻力挡位进行调整，老年人可以在恒定阻力下进行有效的运动锻炼，防止因速度过快而损伤关节，或由于速度的惯性减弱了锻炼效果。

3. 下肢功率车装置了小腿固定支架及安全绑带，设备有效避免了在运动过程中产生不良姿势或在运动中出现滑倒现象，最大程度地保证了运动的安全性。

（二）操作方法

1. 长按"ON" 2s。

2. 按下"ENTER"激活模式工作区。

3. 使用 +/− 选择模式，按下"ENTER"确认。

4. 根据不同模式，输入时间、心率、负荷值，通过 +/− 增减数值，使用"ENTER"确认。

5. 模式准备启动并由热身训练阶段开始。同时显示器上会显示所需训练时间。

6. 训练前调节座椅高度至髋的高度，老年人上踏板坐好，调节踏板安全带，进行训练。

7. 训练过程中头、躯干保持正直姿态，挺胸收腹，双眼平视前方（图 5-2-2），双手握住把手，保持匀速呼吸，屈膝时膝关节避免超过脚尖，伸膝时膝关节避免过伸损伤关节。

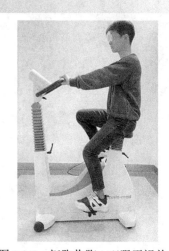

图 5-2-2　挺胸收腹，双眼平视前方

8. 训练结束或使用"ENTER"暂停时，器械完全停止后才可下来。

（三）注意事项

1. 如果在锻炼过程中感觉到胸痛、恶心、头晕或者呼吸困难，必须立即停止锻炼。

2. 在恢复锻炼之前应该先向医生咨询。

3. 运动方案需考虑老年人的基本情况（心肺功能，运动能力），注意防护，防止跌落。

4. 训练计划、运动处方设计应合理，注意循序渐进。

5. 运动期间需进行阶段性评估，注意调整方案。

6. 所有的练习都要从较低速度和负荷开始，按老年人的承受能力逐渐地提高强度，不要在老年人没有准备的情况下突然提高速度或负荷；在改变速度和负荷之前要告诉老年人。

二、椭圆机（图 5-2-3）

（一）作用机制

1. 将上下肢运动有机结合，提高四肢协调功能。

2. 较长时间的练习有助于提高身体耐力，增强心肺功能。

3. 刺激坐骨神经，增强核心力量，针对臀部、大腿、侧腰及小腹部的刺激，达到塑身的效果。

4. 预防、缓解颈椎病、肩周炎及上背部的疼痛，同时避免了跑步时所产生的冲击力。

5. 增强股四头肌、臀大肌、腘绳肌和小腿肌肌群肌力。

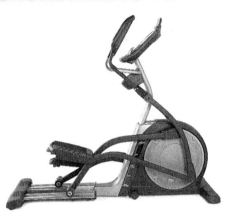

图 5-2-3　椭圆机

（二）操作方法

1. 缓慢上椭圆机，握扶手，踩脚踏板，上机。

2. 运动前调整身体姿势

（1）目视前方，保持上身正直，不要含胸驼背。

（2）脚尖顶着踏板位置，防止运动中打滑，左右脚踏板位置要保持在踏板相同位置。

（3）膝盖正对前方，膝盖不要内扣或外旋。

3. 运动中姿势与发力点

（1）双手握住扶手：无须紧握，只需保持平衡，外扶手侧重全身运动，内扶手侧重下肢肌肉运动（运动中可切换交替进行）。

（2）伸髋：腹部微微紧张（不是收缩），通过腹部的张力稳住腰和骨盆，从而避免身体左右摇摆。想象着将前腿往后蹬，而不是往下踩，以此往复去连贯蹬椭圆机。

（3）臀腿发力：臀部整体向后方倾斜（类似往后坐的姿势），感受臀部和大腿后侧发力，感觉臀部肌肉在缩紧。

（4）膝关节配合重心稳定：最大化减少在膝关节上的注意力，膝关节的屈伸只是配合重心的稳定，而不是伸膝。膝关节附近肌群不参与主导发力，注意力只能放在膝关节稳定上。

（5）全脚掌落地：脚部着力点为后脚跟，并且最好是偏脚内侧。在整个过程中，脚后跟不要抬起。

4. 改变阻力和坡度

（1）循序渐进增加阻力：第一周设置 1～2 挡阻力，让身体逐渐适应椭圆机训练，后期再增加阻力强度。

（2）最佳阻力强度控制：运动时使强度到达能够正常呼吸，一次呼吸只能"勉强说一句话"的阻力强度。

（3）设置坡度塑造臀部肌肉：坡度逐次提升，全脚掌着地，注意力放在大腿后侧和臀部，感受臀部和大腿后侧发力。

（三）注意事项

1. 运动时注意姿势，不要含胸驼背。

2. 膝盖不要内扣。

3. 脚后跟不要过度抬高。

4. 发力点不要在小腿或膝盖处。

5. 椭圆机训练前要热身。

6. 椭圆机训练后要拉伸。

三、医用跑台（图 5-2-4）

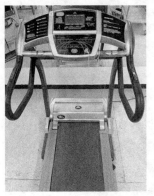

图 5-2-4 医用跑台

（一）作用机制

1. 降低因制动产生的不利影响。

2. 增强心肺功能和提高有氧耐力。

3. 提高协调能力，躯干控制能力和下肢肌力，训练下肢动态负重能力。

4. 减少心血管病风险和心血管疾病发作；增强循环代谢功能。

（二）操作方法

1. 体位 老年人呈站立位，双上肢前屈抓住扶手，治疗师需站在老年人旁边，观察老年人状况。

2. 操作程序

（1）在上运动平板前对老年人进行肌肉激活。

（2）打开电源键，老年人站上运动平板，双手抓住扶手，治疗师将紧急停止按钮夹于老年人衣物上（图 5-2-5）。

（3）选择速度和坡度，坡度应调至适合训练角度，速度应由慢到快依次递增，避免老年人训练过程中不稳摔倒。

（4）在训练过程中，治疗师应陪伴在老年人旁边，观察老年人状态。

（5）训练结束后，治疗师可指导老年人主动进行肌肉拉伸或给老年人进行被动拉伸（图 5-2-6）。

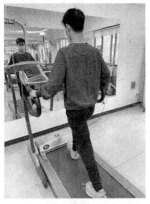

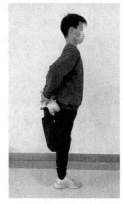

图 5-2-5 老年人姿势 　　图 5-2-6 肌肉拉伸

3.治疗剂量及疗程

（1）评定

1）6分钟步行试验、2分钟踏步试验。

2）运动平板试验、踏车运动试验。

3）亚极量运动试验：预计最大心率＝220－年龄的80%，以此作为终止试验标准，用于非心脏病老年人的心功能和体力活动能力评定。

4）症状限制性运动试验：运动进行至出现必须停止运动的指征（症状、体征、心率、血压或心电图改变等）为止，如心电图ST段抬高或压低，或血压下降、血压过高等。

5）第1秒用力呼气容积（FEV_1）占预计值百分比（$FEV_1\%$）判断气流受阻严重程度；FEV_1/FEV＜0.7即可确诊慢性阻塞性肺疾病。

6）还可通过呼吸肌肌力与呼吸肌耐力进行呼吸肌功能评估。

（2）常见社区康复的心肺疾病处方

1）冠心病3期：①运动强度：最大摄氧量的50%～80%。②运动时间：15分/次，可以逐渐增加至45min。③运动频率：3～4次/周，持续2～3个月。

2）慢性阻塞性肺疾病稳定期：①运动强度：靶心率65%～75%，中等强度耐力训练，可以调整适当坡度，一般为步行训练，可进行适当抗阻运动。②运动时间：20～30分/次。③运动频率：5次/周。

（三）注意事项

1. 在使用运动平板前要进行肌肉激活，训练过后进行肌肉拉伸。

2. 使用过程中，老年人如有心悸，胸闷、头晕、心绞痛等不适症状或出现面色发绀、呼吸急促、步态不稳、意识不清等表现，监测训练过程中，发现较严重的心律失常、血压过高（大于180/120mmHg）或过低（低于90/50mmHg）等异常指标时应及时停止训练。

3. 循序渐进、持之以恒的训练原则：应从较小的训练量开始，等老年人慢慢适应后，根据运动处方逐渐增大训练量。有氧耐力训练需要长期坚持，才能看到明显效果。

4. 过度训练表现时应及时调整运动量或暂时停止训练。

四、筋膜枪（图5-2-7、图5-2-8）

（一）设备作用

筋膜枪，全称为"肌肉筋膜放松按摩枪"，是一种治疗软组织疼痛的康复工具。通过振动原理，使用高频的振动与击打来放松肌肉及肌肉深层的筋膜组织，刺激其本体感觉功能，进而起到有效缓解肌肉紧张的作用。常用于运动量大，长期不良姿势等引起肌肉僵硬、疲劳和肌肉酸痛等。适用人群：专业运动员、跑步爱好者、久坐、久站的人群等。

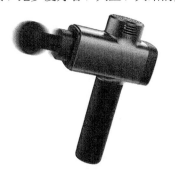
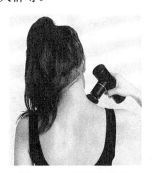

图5-2-7　筋膜枪　　　　图5-2-8　筋膜枪使用

（二）操作方法

1. 筋膜枪配备多种枪头 圆形头、锥形头、平扁头、U形头等。针对于不同的位置，应选择相应的枪头。例如：圆形头适用于胸大肌、背阔肌等大肌群；锥形头主要是对扳机点进行点式按摩，松解深层肌肉，直达痛点；平扁头主要适用于手臂、臀部、大腿等部位；U形头主要适用于脊柱两侧的肌肉以及跟腱处的肌肉等。

2. 筋膜枪常用的两种方法

（1）扫射式（放松肌肉及筋膜）。

（2）单点停留（针对扳机点，20～30s）。

3. 筋膜枪的使用方法

（1）先找到肌肉走向和扳机点，顺着肌肉纹路进行缓慢移动。

（2）每个部位放松的总时长以3～5min为宜。筋膜枪放松的时间，根据枪头的不同进行改变，例如：锥形头，由于面积较小，力量更集中，使用时间应大约3min；圆形头，面积比较大，力量更分散均匀，使用时间应大约在5min。

（3）应用筋膜枪时，应先从低频开始，逐渐增加，直到可以耐受，但不产生剧烈疼痛。

（三）注意事项

1. 不宜使用筋膜枪的部位

（1）腋下：腋窝有丰富的神经和淋巴组织，使用筋膜枪易造成神经和淋巴组织的损伤。

（2）胸腹部：胸腔和腹腔具有心、肺、肾和胃等重要脏器。在胸腹部使用筋膜枪易造成相应脏器的损伤。

（3）颈椎：颈椎的侧面、前侧面有很多神经、血管经过，而且有神经反射的感受器，是非常敏感和脆弱的部位。

（4）关节：身体的关节是重要也是敏感部位，使用筋膜枪易造成关节、软骨等处的损伤。

（5）上肢、下肢骨头突出处：此处的软组织较少，使用筋膜枪容易引起损伤。

2. 不适用筋膜枪的人群

（1）孕妇与小孩不建议使用。

（2）有急性感染或炎症者。

（3）有开放性伤口者。

3. 筋膜枪的使用误区

（1）运动后出现疼痛，就立即使用筋膜枪进行放松。筋膜枪可以缓解肌肉疲劳和酸痛，但是运动后出现疼痛、肿胀等症状，有可能是出现急性的运动损伤，这种情况不可以使用筋膜枪。

（2）使用筋膜枪时，频率越高，力道越大，时间越长越好。筋膜枪在长时间，高频振动下，可能会引起软组织损伤，加重症状。筋膜枪使用时应从低频率开始，逐渐增加频率和力道，达到可以让自己感到舒适的最适频率和力道。

（廖麟荣　晋刘智圣）

思　考　题

1. 干扰电治疗仪的适用范围有哪些？

2. 短波治疗仪的剂量如何选择？治疗时需要注意哪些事项？

3. 超声波对人体有哪些作用？如何选择治疗剂量？

4. 阻力呼吸器的阻力如何设置？

第六章　老年人心理健康与促进

人口老龄化是当今世界各国共同关注的热点问题，我国作为人口大国，人口老龄化将成为我国未来一个时期的基本国情。老年人因年龄增长、身体功能减退等原因将经历社会角色的转换，在这一过程中，老年人除了要应对身体老化之外，还会面临诸多心理问题的挑战，老年人心理健康将成为社区康复的重要内容。

第一节　老年人心理特点与影响因素

目前世界卫生组织把 60 岁作为老年阶段的起始年龄，年满 60 周岁的人被称为老年人。老年不是一个简单的年龄数字，而是一个动态的发展阶段，即从 60 周岁进入老年，一直到个体生命的结束，这一阶段称为老年期。

一、老年人心理特点

在人的整个生命历程中，生理和心理的变化是重要的、不可分割的两个方面。老年人在身体逐渐老化的过程中，心理上也呈现出特有的发展特点，生理因素会影响到心理过程，心理状态又会反过来影响生理健康。一般来说，老年人的心理状态会发生一系列变化。

1. 记忆　是人脑对经验过的事物的识记、保持、再现或再认。老年人记忆能力总体呈现下降趋势。具体表现为：近期记忆效果差，但远期记忆效果好；机械记忆能力下降比有意记忆能力下降快；再现能力明显比再认能力差。老年人的记忆减退有较大的个体差异，并与健康状况、精神状况、记忆训练、社会环境有关。

2. 智力　是人认识、理解客观事物并运用知识、经验等解决问题的能力。老年人的晶化智力（通过后天习得的智力）易保持，而液化智力（主要和神经的生理结构与功能有关的智力）却下降。人的智力是个复杂系统，老年人智力水平与文化、职业、个人经历、性别等因素相关。

3. 情绪和情感　是人对客观外界事物态度的主观体验和行为反应。进入老年期，随着老年人生理功能的老化和社会功能的退化，其生活环境和角色地位发生较大改变，开始出现失落感、孤独感、抑郁感、恐惧感等消极的情绪和情感。老年人总体上出现情绪不稳定，自控能力差等特点。

4. 人格　指人的特征或个性，包括素质、气质、能力、兴趣、爱好、习惯和性格等心理特征。人到老年，性格变化有不同的表现。有的老年人性格改变较大，表现为固执、刻板、淡漠、自私、多疑、古怪等；有的变得更加成熟；有的将年轻时候的性格表现得更加显著。

5. 思维　是人用头脑进行逻辑推导的属性、能力和过程。老年人的思维衰退较晚，特别是与自己熟悉的专业有关的思考能力在年老时仍能保持。但概念形成、创造性思维、逻辑推理和解决问题方面的能力会减退，尤其是思维的敏捷度、流畅性、灵活性、独特性以及创造性比中青年时期要差。

6. 意志　是指人体自觉地确定目的，并根据确定的目的来支配和调节自己的行为，克服困难，进而达到预定目的的心理过程。当人步入老年后，许多老年人由于体力和精力不足，以及社会关系、人际关系等发生变化，常常缺乏足够的自信心，这种思想的存在会造成意志的消沉和精神的空虚，在生活中不能保持积极向上的生活态度。

二、老年人心理变化的影响因素

心理衰老是一个动态的变化过程，有些人衰老很快，而有些人衰老比较慢，影响老年人心理变化和进展的因素有很多，主要包括：

1. 身体功能衰退　身体功能的衰老是最早、最直接引发老年人心理变化的因素。随着年龄的增长，人体器官功能逐渐衰退，身体功能下降、体弱多病、行动不便，必然对心理状态造成一定影响。常常表现为消极心理、性格改变、精力不足、记忆力下降和思维速度变慢等。

2. 疾病的影响　躯体的疾病会对心理造成直接或间接影响，引起精神症状及异常的心理变化。脑动脉硬化、脑缺血可导致大脑功能减退，早期表现为情绪不稳、记忆力与思维能力下降，晚期出现的脑萎缩导致智力减退，甚至发展成痴呆、丧失生活意志和生存能力。

3. 角色的转变　进入老年，部分老年人面临着退休，退休意味着职业生涯的突然中断，职业角色转为闲暇角色，意味着老年人价值表现的转变，职业带来的满足感和成就感消失，同时从主体角色退化为配角，也会带来心理上的不适应，表现为焦虑、强迫、不安、失望等心理状态。

4. 关系的变化　随着步入老年以及退出职业角色，老年人的社会关系发生重要转变，人际交往范围缩小，数量减少。在家庭关系上，由原来的家庭支柱和负责照顾子女的角色转变为依赖子女的角色。家庭关系的好坏，即与子女、配偶关系的好坏都会显著影响到老年人的心理状况。特别是一些经济上无法独立，生活上不能自理的老年人，在心理上会表现得更加无力、沮丧甚至绝望。

5. 人生变故　老年期往往意味着老人将会经历诸多人生变故，如空巢、失去子女、丧偶、重大疾病甚至死亡的威胁等事件，这对老年人心理会产生不同程度的影响。老年人会因为遭受重大人生变故而变得没有安全感、失眠、易怒等。例如，有研究表明，老年丧偶者在配偶去世后前 6 个月的死亡率比平均死亡率高 40%，丧偶后，老年人的心理变化复杂，悲伤感和孤独感最为典型。

（谭卫华）

第二节　老年人常见的心理问题

传统的健康观认为，躯体无病就是健康。随着现代医学模式的确立，人们对健康的认识也发生了巨大的变化，新的健康观念认为人不仅要有好的身体，而且要有最佳的心理状态。世界卫生组织明确指出：健康是身体、精神和社会适应上的完好状态。我国心理学家认为：心理健康是指人对环境及其相互关系具有高效而愉悦的适应。进入老年期，由于身体、环境、社会等原因，老年人在心理方面呈现出典型的问题及特征，正确认识和评估老年人常见的心理问题，对于老年人和照顾者相当重要。

一、孤　　独

孤独是一种被疏远、被抛弃和不被他人接纳的情绪体验。孤独感在老年人中较为常见，我国上海一项调查发现，60～70 岁老年人中有孤独感的占 1/3 左右，80 岁以上者占 60% 左右。而孤独的影响巨大，有美国学者指出：独居者得病的概率为正常人的 1.6 倍，死亡的可能性是乐于交往者的 2 倍。

孤独多见于退休不久或对退休缺乏足够思想准备的老人。他们从长期紧张、有序的工作与生活状态突然转入松散、无规律的生活状态，一时很难适应，伴随"空虚感"而来的问题往往是情绪的低沉或烦躁不安。这种恶劣的心境如果旷日持久，除极易加速衰老外，还会使老人产生抑郁心理甚至产生自杀念头，因而对老年人的身心健康威胁极大。

1. 孤独的表现 见图 6-2-1。

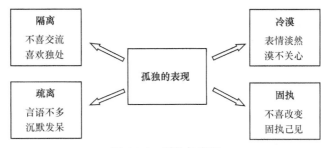

图 6-2-1 孤独的表现

2. 孤独的服务建议 见图 6-2-2。

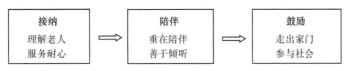

图 6-2-2 孤独的服务建议

二、焦　虑

焦虑指一种缺乏明显客观原因的内心不安或无根据的恐惧，是人们遇到某些事情如挑战、困难或危险时出现的一种正常的情绪反应。面对身体疾病、经济上的忧虑和孤独带来的影响，许多老年人会出现焦虑行为。

1. 焦虑的表现 见图 6-2-3。

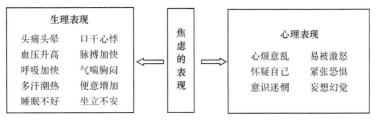

图 6-2-3 焦虑的表现

2. 焦虑的服务建议 见图 6-2-4。

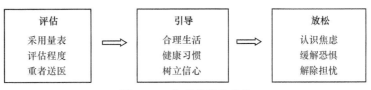

图 6-2-4 焦虑的服务建议

三、抑　郁

老年人抑郁症是指以情绪低落为主要特征的一种常见的精神心理问题。抑郁老年人的自我意识和自我控制水平降低，长期的抑郁会使心理功能下降或社会功能受损，并有可能陷入孤独、悲观、厌世的阴影中。抑郁症高发年龄大部分在 50～60 岁。

1. 抑郁的表现　见图 6-2-5。

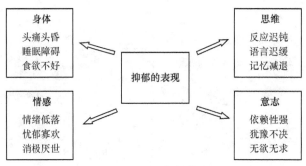

图 6-2-5　抑郁的表现

2. 抑郁的服务建议　见图 6-2-6。

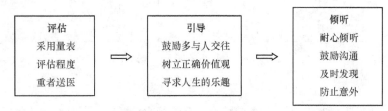

图 6-2-6　抑郁的服务建议

四、疑　病

疑病是神经官能症的一种。疑病症的老年患者喜欢夸大甚至无端怀疑自身的健康状况，担心或相信患有一种或多种严重躯体疾病，往往过度保健和过度治疗，常伴有焦虑或抑郁。

1. 疑病的表现　见图 6-2-7。

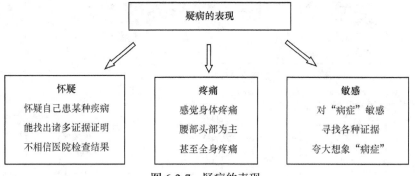

图 6-2-7　疑病的表现

2. 疑病的服务建议　见图 6-2-8。

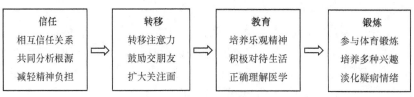

图 6-2-8　疑病的服务建议

五、离退休综合征

离退休综合征是指老年人由于离、退休后不能适应新的社会角色、生活环境和生活方式的变化而出现焦虑、抑郁、悲哀、恐惧等消极情绪，或因此产生偏离常态行为的一种适应性心理障碍。据统计，约有 1/4 的离、退休老年人会出现不同程度的离退休综合征。

1. 离退休综合征的表现 见图 6-2-9。

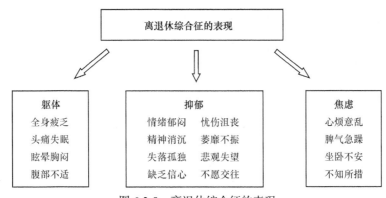

图 6-2-9 离退休综合征的表现

2. 离退休综合征的服务建议 见图 6-2-10。

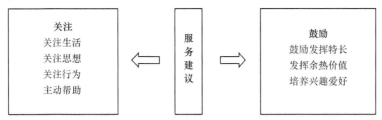

图 6-2-10 离退休综合征的服务建议

六、高层住宅综合征

高层住宅综合征是指长期居住于城市的高层闭合式住宅里，较少与外界交往而引起一系列生理和心理上异常反应的一组综合征。多发生于离退休后，久住高楼而深居简出的老年人。

1. 高层住宅综合征的表现 见图 6-2-11。

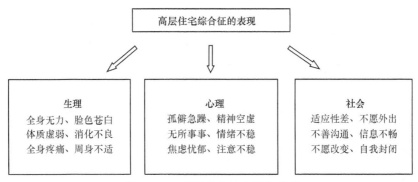

图 6-2-11 高层住宅综合征的表现

2.高层住宅综合征的服务建议　见图6-2-12。

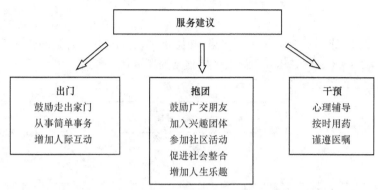

图6-2-12　高层住宅综合征的服务建议

案例

　　王某，女性，70岁，和丈夫共同住在自己的房子里，两人都是退休教师，还买了保险，经济上比较宽裕。1年前她丈夫因脑卒中出现右侧偏瘫，至今仍需要别人照顾。她丈夫患病后记忆力减退，且情绪沮丧、经常发脾气。王某比较健康，除了照顾丈夫外，还要照看3个孙女。但是她现在开始担心如果自己死了，丈夫可能没有人照顾，还因为担心丈夫跟别人合不来，没有去找专业的护理院。丈夫身体上有一点小变化，她就很担心。经常跟医生发生矛盾，尽管医生不断向她解释她丈夫病情很稳定，但她就是认为丈夫身体功能在不断恶化。子女和孙女经常来陪她，她还是说自己很孤独。照顾丈夫让她疏远了朋友和亲戚，总感觉很累，头痛、心慌、失眠、睡眠质量不好。

　　社区工作人员对其评估后，认为她具有明显的焦虑症状，表现为：①过度地忧虑丈夫的健康和未来，尽管丈夫除了偏瘫没有其他的问题，但她觉得这不是事实；②收入很好，但还是经常担心经济问题；③睡眠不好；④身体不适，疲倦、头痛、失眠。对其给出的建议是：①抽时间跟朋友亲戚交流；②生活要遵循规律，不要因为照顾丈夫而打破原有的生活习惯；③多跟人交流，表达自己的情绪。

（谭卫华）

第三节　老年人精神心理评估

　　老年人的精神心理状态体现了其对生活的满意度及幸福感受，是晚年生活质量的重要指标之一。老年人精神心理状态评估意义重大，其目的在于早发现潜在或已出现的异常精神心理状态，并能及时进行干预。评估可采用访谈、量表评估等方法。

一、访　谈　法

　　访谈法是指通过评估工作人员和老年人面对面交谈，以了解老年人精神心理状态及变化过程的一种评估方法。访谈式评估具有目的性，不同的对象所设定的访谈范围不同，重在通过访谈明确老年人的问题所在，帮助其认识和解决问题。

（一）访谈的分类

　　根据标准化程度，访谈可分为结构式访谈、非结构式访谈和半结构式访谈。结构式访谈主要是按既定的标准化程序操作，如采用问卷或调查表；非结构式访谈指没有定向标准化程序的自由交谈；半结构式访谈为二者的结合。

（二）访谈的基本步骤

1. 设计和实施访谈提纲，让老年人放松情绪，愿意进一步交谈。

2. 恰当地提问，以建立信任关系。

3. 当老年人敞开心扉诉说自己的情况时，则进行深入交谈，收集有关信息，评估问题所在。

4. 对老年人所存在的问题进行总结，并进行适当的指导。

5. 做好记录。

（三）访谈的技巧

有效访谈关键在于恰当应用访谈技巧，其中建立良好的信任关系是基础。评估工作者在访谈过程中应该充分给予访谈对象尊重，真诚对待，表达共情，谈话过程中应充满爱心、耐心。在交谈过程中可根据目的采用开放式提问或封闭式提问，同时通过面质、建议、自我暴露、解释等技术引导老年人去表达，帮助老年人认知自己的情绪情感，并引导其积极改变自己不良的思考方式和感受及行为。

（1）面质：指谈话过程中直接指出老年人身上的矛盾点，让他们放下防御心理，正视自己、现实，对自己的感受、行为有深入的了解。如"你说你喜欢跳广场舞，但你却很少出去跳"。

（2）建议：指照护者直接告诉老年人应该做什么或者不应该做什么。其好处在于老年人缺乏足够判断力或能力进行自我调整时，照护者可以指明方向。在面谈初期，不建议用此技巧，避免在未全面了解老年人情况时产生照护者代替老年人作出决定的现象。

（3）自我暴露：照护者与老年人适当共享自己的情感、思想、个人信息等。以此和老年人建立信任、和谐的关系，使老年人愿意分享自己的情感、思想等。

（4）解释：指运用某一种理论来描述老年人的思想、情感和行为的原因、过程、实质等。让老年人从一个新的、更全面的角度重新面对自己，加深对自身思想、情感和行为的了解，从而产生领悟，提高认识，促进变化。

二、量表评估法

评定量表是一种广泛应用于精神心理健康评估的测量工具，实用性高，简便易操作，许多评定量表非专业人员只要稍加训练就可掌握。心理健康评估量表形式多种多样，有常用的他评量表，也有自评量表（如抑郁自评表），它们均具有评定量表的性质，但结构、内容等根据目标不同而有所不同。根据老年人常见的抑郁、焦虑等心理表现，可采用抑郁评定量表及焦虑评定量表。抑郁量表包括他评抑郁量表和自评抑郁量表，这里他评抑郁量表主要介绍汉密尔顿抑郁量表，自评抑郁量表主要介绍抑郁自评量表和9项病人健康问卷；焦虑量表包括他评焦虑量表和自评焦虑量表，这里他评量表主要介绍汉密尔顿焦虑量表，自评量表主要介绍焦虑自评量表和7项广泛性焦虑障碍量表。

（一）抑郁评定量表

1. 汉密尔顿抑郁量表（Hamilton depression scale，HAMD）　由汉密尔顿（Hamilton）于1960年编制，目前广泛应用于临床。量表有17项、21项和24项3种版本，评估工作者可以根据评定需要选择合适的版本。量表通常由经过培训的两名评定者对老年人进行联合检查（一般采用交谈和观察的方法），待检查结束后，两名评定者分别独立评分，评分结果可取平均值或总分。其评价总分能较好地反映抑郁严重程度，整个评定过程约需15~20min。详见表6-3-1。

表 6-3-1　汉密尔顿抑郁量表（24 项版本）

序号	项目	评分标准	得分
1	抑郁情绪	0 分：无	
		1 分：只在问到时才诉述	
		2 分：在谈话中自发地表达	
		3 分：不用言语也可以从表情、姿势、声音或欲哭中流露出这种情绪	
		4 分：患者的言语和非言语表达（表情、动作），几乎完全表达为这种情绪	
2	有罪感	0 分：无	
		1 分：责备自己，感到自己已连累他人	
		2 分：认为自己犯了罪，或反复思考以往的过失和错误	
		3 分：认为目前的疾病是对自己错误的惩罚，或有罪恶妄想	
		4 分：罪恶妄想伴有指责或威胁性幻觉	
3	自杀	0 分：无	
		1 分：觉得活着没有意义	
		2 分：希望自己已经死去，或者常常想到与死有关的事情	
		3 分：有自杀念头	
		4 分：有严重自杀行为	
4	入睡困难	0 分：无	
		1 分：有时入睡困难（上床后半小时仍不能入睡）	
		2 分：每晚均有入睡困难	
5	睡眠不深	0 分：无	
		1 分：睡眠浅、多噩梦	
		2 分：半夜（晚上 12 点前）曾醒来（不包含上厕所）	
6	早醒	0 分：无	
		1 分：有早醒，比平时早醒 1h，但能重新入睡	
		2 分：早醒后无法重新入睡	
7	工作和兴趣	0 分：无	
		1 分：提问时才诉述	
		2 分：自发地直接或间接表达对活动工作或学习失去兴趣，如感到无精打采，犹豫不决，不能坚持或需强迫自己去工作或活动	
		3 分：活动时间减少或效率降低，住院患者每天参加病室劳动或娱乐不满 3h	
		4 分：因目前的疾病停止工作，住院患者不参加任何活动或没有他人帮助便不能完成病室日常事务	
8	迟缓（思维和言语缓慢，注意力不集中等）	0 分：无	
		1 分：精神检查中发现行动迟缓	
		2 分：精神检查中发现明显的迟缓	
		3 分：精神检查进行困难	
		4 分：完全不能回答问题	
9	激越	0 分：无	
		1 分：检查时表现得有些心神不宁	
		2 分：明显的心神不宁或小动作多	
		3 分：不能静坐，检查中曾起立	
		4 分：搓手、咬手指、扯头发、咬嘴唇	
10	精神性焦虑	0 分：无	
		1 分：问时能及时诉述	
		2 分：自发地表达	
		3 分：表情和言语流露出明显的焦虑	
		4 分：明显惊恐	

续表

序号	项目	评分标准	得分
11	躯体性焦虑（指有口干、腹胀、腹泻、心悸、头痛、出汗、叹气等生理症状）	0 分：无 1 分：轻度 2 分：中度，有肯定的上述症状 3 分：重度，上述症状严重，影响到生活，需要处理 4 分：严重影响到生活和活动	
12	胃肠道症状	0 分：无 1 分：食欲减退，但不需要他人鼓励便能自行进食 2 分：进食需要他人催促或请求或需要应用泻药或助消化药	
13	全身症状	0 分：无 1 分：四肢、背部或颈部沉重感，背痛、头痛、肌肉疼痛、全身乏力或疲倦 2 分：症状明显	
14	性症状	0 分：无 1 分：轻度 2 分：重度 3 分：不能肯定，或该项对被评者不适合（不计入总分）	
15	疑病	0 分：无 1 分：对身体过分关注 2 分：反复思考健康问题 3 分：有疑病妄想 4 分：伴幻觉的疑病妄想	
16	体重减轻	0 分：无 1 分：1 周内体重减轻 0.5kg 以上 2 分：1 周内体重减轻 1kg 以上	
17	自知力	0 分：无 1 分：知道自己有病，但归咎于伙食太差、环境问题、工作忙、病毒感染或需要休息等 2 分：完全否认有病	
18	日夜变化	0 分：无 1 分：轻度变化：晨 1；晚 1 2 分：重度变化：晨 2；晚 2 注：如果症状在早晨或傍晚加重，先指出是哪一种，再按照其变化程度评分（早上变化评早上，晚上变化评晚上）	
19	人格或现实解体（指非真实或虚无妄想）	0 分：无 1 分：问到时才诉述 2 分：自然诉述 3 分：有虚无妄想 4 分：伴幻觉的虚无妄想	
20	偏执症状	0 分：无 1 分：有猜疑 2 分：有牵连观念 3 分：有关系妄想或被害妄想 4 分：伴有幻觉的关系妄想或被害妄想	
21	强迫症状（强迫思维或强迫行为）	0 分：无 1 分：问到时才诉述 2 分：自发诉述	
22	能力减退感	0 分：无 1 分：仅于提问时方引出主观体验 2 分：患者主动表示有能力减退感 3 分：需鼓励、指导和安慰才能完成病室日常事务或个人卫生 4 分：穿衣、进食、铺床或个人卫生均需要他人协助	

续表

序号	项目	评分标准	得分
23	绝望感	0分：无 1分：有时怀疑"情况是否会好转"，但解释后能接受 2分：持续感到"没希望"，但解释后能接受 3分：对未来感到灰心、悲观和失望，解释后不能解除 4分：主动地反复诉述"我的病好不了啦"诸如此类的情况	
24	自卑感	0分：无 1分：仅在询问时诉述有自卑感 2分：自动诉述有自卑感 3分：患者主动诉述"我一无是处""低人一等"，与评2分者只是程度上的差别 4分：自卑感达到妄想的程度，例如"我是废物"或类似情况	

2. 抑郁自评量表（self-rating depression scale，SDS） 是 W.K.Zung 于 1965 年编制的，可用于评定抑郁症严重程度及治疗变化，目前广泛应用于抑郁症粗筛、情绪评定等。量表含有 20 个反映患者主观感受的项目，按 1～4 级评分。结果分析时，按中国常模结果，SDS 标准分的分界值为 53 分，其中 53～62 分为轻度抑郁，63～72 分为中度抑郁，73 分及以上为重度抑郁。需要注意的是，SDS 对于文化程度较低或智力水平稍差的人使用效果不佳。详见表 6-3-2。

表 6-3-2 抑郁自评量表

序号	内容	很少有	有时有	大部分时间有	绝大部分时间有	得分
1	我觉得闷闷不乐，情绪低沉	1	2	3	4	
2	我觉得一天中早晨最好	4	3	2	1	
3	我一阵阵哭出来或觉得想哭	1	2	3	4	
4	我晚上睡眠不好	1	2	3	4	
5	我吃得跟平常一样多	4	3	2	1	
6	我与异性密切接触时和以往一样感到愉快	4	3	2	1	
7	我发觉我的体重在下降	1	2	3	4	
8	我有便秘的苦恼	1	2	3	4	
9	我心跳比平常快	1	2	3	4	
10	我无缘无故地感到疲乏	1	2	3	4	
11	我的头脑跟平常一样清楚	4	3	2	1	
12	我觉得经常做的事情并没有困难	4	3	2	1	
13	我觉得不安而平静不下来	1	2	3	4	
14	我对将来抱有希望	4	3	2	1	
15	我比平常容易生气激动	1	2	3	4	
16	我觉得作出决定是容易的	4	3	2	1	
17	我觉得自己是个有用的人，有人需要我	4	3	2	1	
18	我的生活过得很有意思	4	3	2	1	
19	我认为如果我死了，别人会生活得好些	1	2	3	4	
20	平常感兴趣的事我仍然照样感兴趣	4	3	2	1	

3. 9项病人健康问卷（patient health questionnaire-9 items，PHQ-9） 是一款自我抑郁筛查工具，反映过去2周的抑郁症状，广泛应用于社区老年人、青少年等群体的抑郁症状评估。量表由9个项目组成，每个项目分值为：0分，完全不会；1分，好几天；2分，一半以上的天数；3分，几乎每天。总分27分，<4分为正常；5～9分为轻度抑郁；10～14分为中度抑郁；15～19分为中重度抑郁；20分及以上为重度抑郁。详见表6-3-3。

表6-3-3 PHQ-9量表

序号	在过去的2周内，以下情况出现的频繁程度	完全不会	好几天	一半以上的天数	几乎每天	得分
1	做什么事都提不起劲或不感兴趣	0	1	2	3	
2	感到心情低落、沮丧或绝望	0	1	2	3	
3	入睡困难，很难熟睡或睡眠过多	0	1	2	3	
4	感觉疲倦或无精打采	0	1	2	3	
5	胃口不好或吃太多	0	1	2	3	
6	觉得自己很糟，或很失败，或让自己或家人失望	0	1	2	3	
7	注意力很难集中，例如看报或看电视时	0	1	2	3	
8	动作或说话速度缓慢到别人已经察觉的程度，或正好相反——烦躁或坐立不安、动来动去的情况比平时严重	0	1	2	3	
9	有不如死掉或用某种方式伤害自己的念头	0	1	2	3	

（二）焦虑评定量表

1. 汉密尔顿焦虑量表（Hamilton anxiety scale，HAMA） 由汉密尔顿于1959年编制。可用于评定老年人的焦虑症状及严重程度。量表包括14个项目，按0～4级评分，分为5级：0级，无症状；1级，轻症；2级，有肯定的症状出现，但对生活和活动无影响；3级，症状重，已影响生活；4级，症状极严重，严重影响到生活。

量表通常由经过培训的2名评定者对老年人进行联合检查（一般采用交谈和观察的方法），待检查结束后，两名评定者分别独立评分，完成一次评估大约需要10～15min。按照我国量表协作组提供的资料：HAMA分界值为14分。其中总得分≥29，可能为严重焦虑；≥21，肯定有明显焦虑；≥14分，肯定有焦虑；≥7分，可能有焦虑；<7，没有焦虑症状。需要注意的是，本量表简便易行，应用较广，但不大适用于评估各种精神病发作时的焦虑状态。详见表6-3-4。

表6-3-4 汉密尔顿焦虑量表

序号	项目	内容	评分等级（在相应得分打钩）
1	焦虑心境	担心、担忧、感到有最坏的事情要发生、容易激惹	0 □、1 □、2 □ 3 □、4 □
2	紧张	紧张感、易疲劳、不能放松、易哭、颤抖、感到不安	0 □、1 □、2 □ 3 □、4 □
3	害怕	害怕黑暗、独处、陌生人、动物、乘车或旅行或人多的场合	0 □、1 □、2 □ 3 □、4 □
4	失眠	难以入睡、易醒、多梦、梦魇、夜惊、醒后易感疲倦	0 □、1 □、2 □ 3 □、4 □
5	认知功能	主要表现为注意力不集中、记性差	0 □、1 □、2 □ 3 □、4 □
6	抑郁心境	丧失兴趣、对以往的爱好缺乏愉悦感、早醒、昼重夜轻	0 □、1 □、2 □ 3 □、4 □

序号	项目	内容	评分等级 （在相应得分打钩）
7	躯体性焦虑（肌肉系统）	肌肉酸痛、活动不灵活、肌肉跳动、肢体抽动、牙齿颤动、声音发抖	0 □、1 □、2 □ 3 □、4 □
8	躯体性焦虑（感觉系统）	视物模糊、发冷发热、软弱无力感、浑身刺痛	0 □、1 □、2 □ 3 □、4 □
9	心血管系统症状	心慌、心悸、胸痛、血管跳动感、昏倒感	0 □、1 □、2 □ 3 □、4 □
10	呼吸系统症状	胸闷、窒息感、叹息、呼吸困难	0 □、1 □、2 □ 3 □、4 □
11	胃肠道系统症状	吞咽困难、嗳气、恶心、腹胀腹泻、便秘、体重减轻	0 □、1 □、2 □ 3 □、4 □
12	生殖泌尿系统症状	尿频尿急、停经、性冷淡、早泄、阳痿	0 □、1 □、2 □ 3 □、4 □
13	自主神经系统症状	口干、潮红、苍白、多汗、起鸡皮疙瘩、紧张性头痛	0 □、1 □、2 □ 3 □、4 □
14	会谈时行为表现	（1）一般表现：紧张、忐忑不安、手抖、叹息样呼吸等 （2）生理表现：打呃，安静时心率快、呼吸快、易出汗等	0 □、1 □、2 □ 3 □、4 □

2. 焦虑自评量表（self-rating anxiety scale，SAS） 由庄（Zung）于 1971 年编制。用于焦虑严重程度及治疗变化评定，其量表结果和评定方法与抑郁自评量表（SDS）相似。量表包含 20 个项目，每个项目按 1～4 级评分。按中国常模结果，其焦虑程度：＜50 分表示正常，50～59 分表示轻度焦虑，60～69 分表示中度焦虑，≥70 分表示重度焦虑。详见表 6-3-5。

表 6-3-5　焦虑自评量表

序号	评定内容	很少有	有时有	大部分时间有	绝大部分时间有	得分
1	我觉得比往常更加神经过敏和焦虑	1	2	3	4	
2	我无缘无故地感到担心	1	2	3	4	
3	我容易心烦意乱或感到恐慌	1	2	3	4	
4	我觉得我可能将要发疯	1	2	3	4	
5	我觉得事事顺利，不会有倒霉的事情发生	4	3	2	1	
6	我的四肢抖动或震颤	1	2	3	4	
7	我因为头痛、颈痛和背痛而烦恼	1	2	3	4	
8	我感到无力且易疲劳	1	2	3	4	
9	我感到很平静，能安静坐下来	4	3	2	1	
10	我感到我的心跳较快	1	2	3	4	
11	我因阵阵的眩晕而不舒服	1	2	3	4	
12	我有阵阵要昏倒的感觉	1	2	3	4	
13	我呼吸时进气和出气都不费力	4	3	2	1	
14	我的手指和脚趾感到麻木和刺痛	1	2	3	4	
15	我因胃痛和消化不良而苦恼	1	2	3	4	
16	我时常要小便	1	2	3	4	

序号	评定内容	很少有	有时有	大部分时间有	绝大部分时间有	得分
17	我的手总是温暖而干燥	4	3	2	1	
18	我觉得脸发热发红	1	2	3	4	
19	我容易入睡，晚上休息很好	4	3	2	1	
20	我做噩梦	1	2	3	4	

3. 7 项广泛性焦虑障碍（generalized anxiexy disorder-7，GAD-7）量表 是一种用于自评的焦虑障碍评估量表。不仅用于广泛性焦虑障碍，对社交恐惧症、惊恐障碍等也有较好的筛查效果。量表反映过去 2 周的焦虑障碍，具有高敏感性和特异性。量表由 7 个项目组成，总分值为 21 分，每个项目分值为：0 分：完全不会；1 分：好几天；2 分：一半以上的天数；3 分：几乎每天。总分21 分，<4 分为正常，表明无焦虑表现；5～9 分为轻度焦虑；10～14 分为中度焦虑；15 分及以上为重度焦虑。和 PHQ-9 一样都是内容简单且操作性强的评定工具，可以运用在社区医生的诊疗过程中，通过量表筛选出焦虑患者。详见表 6-3-6。

表 6-3-6 GAD-7 量表

序号	在过去 2 周内，您有多少时候受到以下问题困扰	完全不会	好几天	一半以上的天数	几乎每天	得分
1	感觉紧张、焦虑或烦躁	0	1	2	3	
2	不能停止或控制担忧	0	1	2	3	
3	对各种各样的事情担忧过多	0	1	2	3	
4	很难放松下来	0	1	2	3	
5	由于不安而无法静坐	0	1	2	3	
6	变得容易烦躁或急躁	0	1	2	3	
7	害怕将有可怕的事情发生	0	1	2	3	

此外还可根据实际情况需要应用：①观察法：通过对老年人的行为表现进行观察，推测老年人可能存在的心理变化及问题。观察内容包括外在表现，如身体的局部观察、全身观察、静态观察、动态观察等；内在表现包括心理、性格、情绪等方面的观察。②调查法：主要以问卷形式进行，通过问卷能迅速收集老年人多方面的相关信息。老年人因为各种原因无法直接作答，可由家属或照顾者代为回答，并在评定记录中注明。③设备检测：通过能反映老年人心理健康情况的仪器设备对老年人进行直接测量评估，根据获得的数据记录分析老年人的精神心理状况。

（张惠珍）

第四节 老年人精神心理状态改善技术

随着年龄的增长，老年人的身心健康面临诸多考验与挑战。改善老年人不良的精神心理状态，让老年人老有所为，保持良好的精神状态和生活质量，是老年人保健事业的重要研究内容，也是社区康复养老重要的服务内容之一。

一、预防为主策略

预防策略指在还没出现心理问题之前，针对老年人潜在的心理困扰，采取一系列有效措施预防老年人精神心理问题的出现。包括以积极心理学为指导思想的个体心理鼓励、团体心理辅导等策略。

（一）个体心理鼓励

1. 建立有效沟通 是了解老年人心理状态的第一步。通过动机式访谈了解、化解老年人目前及潜在的心理困扰，应用聆听、表达共情、反馈等技术来帮助老年人自己发现问题并探讨解决问题的方法。

2. 改善生活态度

（1）激发老年人的积极人格特质，帮助老年人树立积极乐观的生活观。

（2）引导老年人正确看待自身的社会角色转化、身体变化及环境变化。

（3）鼓励老年人多正向思考问题，遇到困难能及时调整心态，积极应对。

（4）鼓励老年人断舍离，学会放下让自己感到不愉快的人和事，多关注生活的积极面，多自我肯定，经常使用"我能行"等积极语言自我鼓励。

（5）鼓励老年人走出去，多交流、多运动。

3. 个性化心理辅导 应综合考虑老年人的性格特点、生活习惯、家庭环境及社会地位等因素，为老年人量身定制心理辅导方案。

（1）对离退休老年人，鼓励其发挥自身职业特长，积极参与社区老人活动中心或老年协会组织的各项社会活动和文娱活动，以平稳过渡到退休状态。

（2）对于空巢老人或高层住宅综合征的老年人，采用"走出去""迎进来"策略。一方面鼓励老年人走出去，扩大自己的生活圈，培养广泛的兴趣爱好，如下棋、绘画、跳舞等；另一方面，入户服务迎进来，社区工作人员或志愿者可定期家访，陪老年人聊天、做游戏，教老年人掌握一些技能，充实老年人的生活，减少其孤独、抑郁等不良情绪。

（3）对于有慢性病或生活习惯不好的老年人，帮助其培养良好的生活习惯，如为高血压老年人制订饮食计划及选择一些舒缓、平和的锻炼项目强身健体；为卒中后遗症患者制定家庭康复训练方案，以维持良好的运动功能和身体状况。

4. 健康教育 健康教育的内容包括慢性病的基本知识及预防、心理健康基本知识及维护等主题。

（1）通过印发宣传册让老年人自行学习。

（2）通过上门宣教、健康讲座的方式开展，宣教内容及方法应根据老年人的文化程度及认知水平而有所不同。

（3）通过鼓励老年人多观看健康养生类节目及相关公众号等来达到健康教育的目的。

（二）团体心理辅导

1. 设定活动主题 根据老年人所处的状态开展不同的团体心理活动，每次团体心理活动可根据不同类型的老年人设置不同主题：

（1）退休老年人以生活适应辅导、提高晚年生活质量辅导为主。

（2）空巢老年人以人际社交辅导为主。

（3）老年慢性病患者以正确认知身心健康、生活管理辅导为主。

2. 选择活动形式 根据老年人的需求开展不同形式的团体心理辅导活动，如定期开展心理健康讲座，团体健康咨询，开设兴趣班，组织专题讨论、文体游戏等团体活动。活动类型的选择应充分考虑老年人的意愿、兴趣和安全。

3. 实施活动方案

（1）制定活动方案。方案设计上要综合考虑团体活动的目的、人数、时间、地点、成员的特点等要素，内容要充实有趣味，符合老年人的心理需求。

（2）招募组员。可有两种策略：一是利用平时老年人就诊或入户调查时机，收集登记老年人的个人信息，分类建档，再根据不同类型的老年人心理特点及需求制定个性化方案，以封闭式团体辅导为主，即从第一次团辅到最后一次团辅的成员不变，此种策略针对性较强，效果较佳；二是将活动方案通过广播、海报、社区公众号、业主群等渠道进行宣传，招募成员。

（3）开展活动。首先活动热身：可于开始前先进行一些小游戏互动，熟络感情，调动老年人的积极参与情绪；接着进入主题实施阶段：通过特殊的游戏和讨论情景，如心理剧、你做我猜、人际关系中的我等游戏设置，提高老年人的感知能力、社交技能及乐观自信的生活态度。活动结束后，可让老年人交流下自己的活动感受、分享成长体验，促进老年人更好地自我认识和心理调整。

二、对症施治策略

对老年人存在或潜在的精神心理异常，早发现早干预，能及早提出针对性的改善措施。离退休综合征、孤独症、高层住宅综合征的老年人多见抑郁、焦虑、疑病等症状，这些类型老年人可根据不同症状采用相应的干预措施。

（一）对抑郁症的干预

抑郁症老年人主要表现为情绪悲观，思维迟缓，意志活动行为减少，并伴有睡眠、认知等功能障碍。一旦发现老年人有抑郁症，除了精神诊疗和药物治疗外，应重视社区层面的心理干预。社区心理干预重在标本兼治，找到老年人抑郁的根源，进行针对性的干预。

对于不适应退休后生活，觉得自己无社会价值，变得悲观、不爱交流的老年人，引导其尝试情绪表达，开心就笑、不开心就说出来，合理表达自己的精神感受和需求，鼓励其再就业、积极参与文体活动；对于子女在外、觉得孤独的空巢老年人，加强亲子支持，通过教老年人使用微信视频等聊天工具，构架起亲子间的联络桥梁；对于伴有认知功能障碍的慢性病患者，可采用认知行为疗法，对疾病导致的恐惧认知成分进行矫正，并对表现好的老年人给予肯定和表扬。

（二）对焦虑症的干预

焦虑症老年人主要以广泛性焦虑类型最为多见，主要表现为过分紧张担心、恐惧害怕等情绪症状及胸闷头晕、呼吸不畅、坐立不安等躯体症状。

1. 对此类老年人无须过度关注，以免增加其心理负担。

2. 可采用放松的训练技术

（1）冥想，放松全身肌肉，以促进内心的平和，让平静的情绪常态化。当出现胡思乱想、心慌胸闷时，深呼吸，可静坐冥想，专注去感受自己的呼吸、排除杂念。

（2）渐进性放松，从头到足进行肌群的放松-收缩-放松-收缩训练，感受并学会调控肌肉的紧张和收缩感。

（三）对疑病症的干预

对于此类老年人，家庭心理护理很重要，社区康复人员可引导家庭成员对其进行心理照护。

1. 家人要密切关注此类老年人的心理变化，及时给予开解疏导。

2. 引导此类老年人树立乐观的生活态度，鼓励此类老年人积极与家人或可信任的朋友交流。

3. 寻求专业人员协助，向此类老年人普及医学知识；如怀疑自己有绝症者，可多普及相关的医学知识。引导老年人辨别科学的医学知识和不良信息。

4. 加强锻炼，培养兴趣爱好，充实生活。

5. 寻找有利于老年人康复的生活方式。如爱好音乐的老年人，多听喜欢的音乐；爱好劳动者，多动手，做些手工作业；通过转移注意力，改善老年人的症状。

三、辅助技术应用策略

（一）正念减压疗法

正念减压疗法（mindfulness-based stress reduction）是当代著名的心理疗法，临床上应用于协助患者以正念处理压力、疼痛和疾病。其本质是缓解压力，核心步骤是正念冥想。可用于治疗心理障碍如焦躁症等，压力引起的各种疾病如偏头痛等。

（1）放松：在安静的环境，选一个舒适的坐姿，闭上眼睛，全身放松。

（2）专注：调整呼吸，将注意力集中在自己的呼吸上，深吸气，再慢慢呼气，感受气息流动。

（3）调整：随着呼吸，感受腹部的起伏，若有其他想法、感受和情绪出现，将注意力调回呼吸上。

（4）每次训练 10～15min，慢慢延长至半小时，一天 2 次。

注意事项：练习中，有不良情绪或者感觉身体不舒服时，尝试去察觉和面对它们，不回避，不评判，慢慢把注意力回归到呼吸上。

（二）认知行为疗法

认知行为疗法主要着眼点放在老年人不合理的认知问题上，通过矫正老年人的思想、信念和态度，从而达到治疗的目的。认知行为疗法的技术有很多，基本原理一致，常见的技术有理性情绪疗法。可用于治疗许多疾病和心理障碍，如抑郁症、焦虑症、神经性厌食症、性功能障碍、药物依赖、恐怖症、慢性疼痛、精神病等的康复期治疗。操作如下：

1. 找原因 找出引起老年人不良情绪的导火线，即诱发性事件。

2. 剖析 让老年人说出自己在该事件中的真实感受，如悲痛、焦躁，以及为什么会有这些情绪。分析在对诱发性事件的反应中，哪些是理性的，哪些是非理性的。

3. 纠正 指出并纠正老年人原有的非理性看法部分。如卒中后遗症患者觉得自己是一个废人，什么都得靠家人才能完成。治疗师可以直接地指出他的这种认知是错误的，并告诉他，通过哪些作业活动可以实现生活自理，甚至是回归社会。

4. 巩固 布置家庭作业活动，如阅读有关认知行为疗法的文章。培养理性思维习惯。

（三）其他

根据老年人的兴趣爱好和身体状况，可选择不同的活动项目。体育爱好者可选择传统功法如太极拳、八段锦；艺术爱好者可选择绘画疗法、音乐疗法等艺术疗法；精神紧张引起各种不适的老年人可选择脑电生物反馈、肌电生物反馈等生物反馈疗法。

（张惠珍）

第五节　社区康复养老的社会工作服务技术

社会工作者是社区康复养老多学科团队中的重要成员，在协助社区康复老人解决精神、情感和经济等方面的问题，调动各种可能的社会资源，为老人及其家庭提供社会保障与社会服务等方面发挥着重要的作用。

一、个案管理技术

个案管理是为那些正处于多重问题且需要多学科、多专业同时介入的社区康复老人提供一个整合服务过程的技术。社会工作者在团队中主要扮演个案管理者的角色，负责组织个案评估、资源对接以及多学科工作人员的协调配合工作。

（一）个案管理对象的筛查与评估

1. 对象筛查 筛选个案管理的社区康复养老对象可参考以下指标：生理、心理、社会功能受到严重损害；需要长期康复照顾及其他社会服务；年龄较大的老人（一般是指75岁以上）；缺乏亲友照顾和社会支持的老人；低收入或濒临贫困的老人等。

2. 需求评估 筛选出个案管理对象后，社会工作者要通过会谈与老人进行充分沟通，收集老人对服务的需求和期待。个案管理服务对象一般都具有复杂和多重的问题与需求，因此社会工作者要组织医疗工作者、康复工作者、护养员和政府有关机构共同合作进行评估，以确认服务对象的问题性质及所需要的服务。

（二）制订个别化服务计划

服务计划的制订要依据老人现有的资源状况，老人所能够得到的非正式的、正式的照顾资源等情况，将服务对象的需求与满足需求的各方资源进行联结，必要时召开包括服务对象在内的相关机构和人员的协商会议。服务计划涵盖了老人所需要的医疗、康复、护理、生活、经济、心理及情感等多方面的内容。

（三）协调与执行

在这个阶段，社会工作者要协调整合多学科团队提供的服务，鼓励老人及家属参与到计划的执行过程中。进入到个案管理的社区康复老人可以获得以下服务：提供个人心理、情绪的辅导；家庭照顾的跟进服务；贫困老人的低保申请；针对性的康复训练；督促体检；康复评估；对接政府部门和非营利组织的服务资源等。

（四）监督与评估

社会工作者要对整个个案管理过程进行监督和评估，以便及时调整服务，保障服务的适当性。评估主要包括如下指标：一是服务是否符合康复老人的需求；二是康复老人对整个服务结果是否满意；三是服务提供的目标是否实现。如果评估结果显示服务需求尚未得到满足，则需重新回到"制订个别化服务计划"阶段。

（五）结案

如果个案管理计划大部分已实现，且康复老人也表示满意时，就可以考虑结案。结案时，社会工作者要事前告知，处理老人的离别情绪；与老人回顾整个康复及改变的过程，进一步巩固解决问题的能力，增强结案后面对问题的信心。同时，召开与个案相关的机构、多学科团队成员的结案会议，正式结束个案。

二、生命回顾技术

生命回顾是一种精神干预措施，通过回顾、评价及重整一生的经历，对老人的心理问题进行干预，使其一生中曾经遇到的一些难题或者矛盾得到解决和重新整合，从而帮助康复的老人重新发现生命价值，提高生活满意度。生命回顾有助于降低康复老人的沮丧、抑郁和绝望感。

（一）收集老物件

社会工作者应告知康复老人有关生命回顾的意义，邀请老人参与，给予老人充分的时间来回想及整理过去的记忆，鼓励老人提前收集老照片、旧信件、重要记录和其他纪念物。

（二）回顾生命历程

透过绘画生命线或制作生命旅行相册等方式，为老人寻找一个回忆的主线，引导老人诉说往事，初期可集中于较为愉快的人生经历，然后才慢慢过渡到较为消沉的往事。社会工作者主动倾听，对于老人所分享的内容给予正向的回馈，以接纳的态度适时地提出正向的、关怀性的看法。

（三）发现或重新诠释意义

通过引导老人对过去生活中一些事件的回忆，尤其是过去生活中最重要、最难忘的事件或时刻，从回顾中让老人重新体验快乐、成就、尊严等多种有利身心健康的情绪，帮助老人找回自尊和荣耀。在回忆中，老人也可能再次想起过往岁月中不愉快的事件，经过社会工作者的协助和意义重构，使那些事件获得意义，协助老人中肯地评价自己一生的经历。

（四）释放痛苦及遗憾

社会工作者在聆听老人诉说经历时，要注意他们喜怒哀乐的情绪。对于人生中的痛苦经历，要协助老人把痛苦的感觉宣泄出来，缓解他们的自责和内疚，减轻焦虑不安的感受。社会工作者应从旁进行疏导，让他们认识到当时他们已做了力所能及的努力，帮助他们寻求内在和解和宽恕，进而探讨他们抵抗困境和痛苦中形成的应对能力和资源。

（五）重回现实

当怀旧情绪抒发后，社会工作者可以协助老人从过往生活重回现实中，去探讨生命意义及抗逆力如何运用于当下的康复生活，使老人在康复护理的同时能够关注生活的积极方面，提高老人的精神生活质量。

三、赋权增能技术

赋权增能技术是社会工作者对社区康复老人进行赋权，提供专业支持，发现老人内在的力量，激发其自尊和自信，从而实现对生活和环境的一种控制感的技术。赋权增能技术不仅在于增强老人逐渐减弱的机体功能，也在于提高他们的生活信心。

（一）改变不利处境

当社会工作者为老人服务时，要帮助老人增进对自己行为的了解，加强对所处环境的了解，尤其是阻碍其发挥自身功能的环境力量，与老人一起讨论应对环境阻碍的对策。让老人知道环境的障碍是可以改变的，鼓励老人力所能及地解决自己的问题，安排自己的生活，避免对环境的过度依赖，帮助老人接受机体功能减弱的同时，能够积极地面向生活。

（二）提升个人能力

增权的核心在于改变康复老人的无力感，社会工作者应注重挖掘和增进老人的力量和资源。

1. 开展健康教育训练，增强老人的自我照顾和自我关怀能力。

2. 提倡反向关怀，鼓励老人主动关心身边的亲友。

3. 增加老人的决策参与，让老人参与到家庭的每一个计划，与家人讨论自己的想法，让老人相信自己是一个有价值、有能力的人。

4. 在生活中，持续地保持老人处于"自己可以做"和"自己愿意做"的感觉中，使老人的自我意识、自尊和自信得以提升。

（三）重建老人与社区、邻居的关系

社区康复老人要经历的丧失之一就是日益萎缩的社会支持系统，增能视角下社会工作者采取就近解决策略，重建老人与社区、邻居的关系。

1. 社区内倡导邻里和睦、守望相助的理念，组织茶话会、手工展等形式各样的社区活动，增进社区团结，拉近老人与邻里的情感。

2. 发动社区党员和志愿者领袖，组织开展困难老人的邻居问安、微帮扶等关爱服务，增强邻里关系，为老人营造温暖的外部环境。

四、家庭会议技术

家庭会议是一种多学科团队向老人及家属传递老人康复相关信息，评估老人和家属的需求，给予情感支持，讨论照护目标和照护策略并达成共识的有效方法。家庭会议通常是在康复老人出现复杂状况时，包括身体功能进一步受损，康复训练效果不明显，家庭社会情况较为复杂难以在康复方案上达成一致，老人或家属认为一对一沟通无法解决问题时方才召开。

（一）会前准备

家庭会议召开前，社会工作者应向多学科团队汇报老人面临的状况，协商召开家庭会议。由社会工作者确定参加家庭会议的人员名单和主持人，协调会议的时间和场地，印发康复教育的资料，明确会议目标和议程。社会工作者也可以邀请家属填写家庭会议会前问卷，了解老人及家属目前存在的问题和需求。

（二）会议实施

家庭会议的实施包括 4 个步骤：介绍和开场、交换信息、讨论和结束。

1. 介绍和开场 由主持人宣布会议开始，介绍参会人员、会议目标和持续时间。

2. 交换信息 在会议过程中，邀请老人和家属回顾身体受损的过程、目前的康复状况以及康复中面临的问题。社会工作者要对老人及家属出现的情绪反应给予疏导，引导他们积极参与讨论。

3. 讨论 由康复工作者、护养员、老人和家属一起探讨并制定照护目标、调整康复方案，康复工作者及时解答老人及家属的疑问，发放康复教育的资料，交代老人日常照顾和康复的注意事项。

4. 结束 主持人作最后的总结，并感谢和肯定老人和家属的参与。

（三）会后跟进

会议结束后，社会工作者邀请家属填写家庭会议会后问卷，评估需求的满足程度、会前疑问的解决程度等。作好会议记录，并对接下来的工作做简要的计划。

五、志愿服务设计

志愿服务作为社区康复养老的重要人力补充方式，有效地促进社会工作者与老年志愿者的优势联动，有助于老年康复服务的开展与推进。尽可能选择社区康复养老人就近就熟和以低龄老年志愿者为主、其他专业志愿者为辅的社区志愿者进行结对，开展志愿关爱服务。

（一）制度设计

社区康复养老志愿服务制度的设计涵盖了志愿者队伍结构、激励机制、权益保障、服务项目、规范化培训、社会资源、资金保障等。社会工作者可以为每位接受志愿服务的老人发放一本《社区康复养老服务卡》，记录老人的基本情况和志愿服务情况。

（二）服务项目设计

1. 陪伴者项目 针对社区中缺乏家人照顾和陪伴的康复老人，为其匹配一对一的志愿陪伴服务，提供如下陪伴服务：

（1）生活服务：定期问候老人，了解老人需求，帮老人买菜、做饭、做家务，进行清洁照护、体位变换照护等。

（2）精神服务：陪老人聊天交流，给老人讲故事、读书读报，陪老人散步、参与适宜的文化娱乐活动。

（3）人文关怀：每逢春节、元宵节、重阳节、生日等重要日子，上门探望老人、关怀老人。

（4）法律服务：听取老人有关法律问题的反映，并及时向有关部门反馈，使涉老纠纷得到依法调处和解决。

（5）应急服务：结合老人的需求，提供居家跌倒的预防与处理，窒息的防护，烧烫伤的防护措施，走失的防护措施，心脏呼吸骤停的判断和求救等方面的服务。

2. 康友俱乐部 社会工作者面对社区全体康复老人，启动线上线下康友俱乐部。老人可以居家在微媒体平台上登录线上俱乐部，浏览学习康复训练视频、养生保健信息、心理关爱栏目、康友讨论区等；也可以直接去社区康友俱乐部，参加不同主题的俱乐部活动。

（三）服务管理

1. 日常管理 社会工作者要加强日常管理，做好志愿者登记工作、分类管理和分阶培训。提倡志愿服务规范化，统一穿着志愿者服装，服务后使用社区康复养老志愿服务登记卡，记录服务日期、时长和内容，并让服务接受者签字确认。社会工作者为志愿服务提供专业指导，定期召开志愿者分享讨论会，跟进志愿服务进度，及时解决志愿服务面临的问题，并为志愿者提供心理支持。

2. 激励机制 建立时间储蓄，作为激励和表彰的依据。逐步完善以精神奖励为主的表彰机制；开展一年一次的优秀志愿者评选表彰大会；充分利用大众传媒和社区宣传平台，广泛宣传志愿服务，营造良好氛围。

（谭卫华）

第六节　与老年人沟通的原则和技巧

心理学家埃里克森认为，老年期面临的主要心理发展任务是对人生作总结与整合，反省人生的意义，如果这一阶段的心理问题处理不好，会陷入绝望。而老年期又是一个特殊的生命阶段，心理发展呈现特有的特点，因此心理康复及沟通需要通过特殊的技巧。

一、与老年人沟通的原则

人际交往中，沟通需要遵循某些通用的原则，才能达到预先的沟通效果。老年人服务中，更是要结合老年人的生理、心理特点，将这些通用原则加以运用，才能让老年服务事半功倍。

（一）尊重

渴望受到尊重是每个人的基本心理需求，在人际交往中，我们对所有人，尤其对于老年人，不管其地位高低贵贱，都应该给予应有的尊重。作为老年服务工作者，我们要尊重老年人的人格、个性习惯、权利地位、情感兴趣和隐私，否则老年人会感觉到被冒犯，势必造成他们的戒备、反感和疏远，不利于服务的开展。表达对老年人的尊重应注意以下几点：

1. 不随意打断老年人说话或做事。

2. 称呼上用尊称或老年人喜欢的昵称。

3. 不对其生活方式随意品头论足。

4. 多询问老年人的观点和意见。

5. 不随意替老年人作决定。

6. 交谈时多注视老年人的脸部。

7. 维护老年人的尊严。

8. 提前了解老年人的基本信息等。

（二）接纳

接纳是人际交往的另一基本原则。对老年人的意见和坚持自我的权利能够宽容地理解，不否定、不批评、不责备对方。随着现代社会的飞速发展，有的人认为老年人是被社会淘汰的一群人，因而对他们存在一定的偏见，而老年人大部分也缺乏安全感，希望得到别人的关怀及接纳，所以需要以爱心及包容心去接纳他们。表达对老年人的接纳应注意以下几点：

1. 理解老年人的生活方式、价值观念。

2. 不否定其对某些事情的看法。

3. 不随意质疑老年人的观点。

4. 不妄自批评老年人。

5. 从内心去包容老年人的缺点和不足。

6. 多倾听老年人的想法。

7. 诚恳地赞赏老年人的优点。

8. 不要一直谈论老年人不熟悉或不知道的话题等。

（三）真诚

真诚原则指的是真心实意，坦诚相待，从心底感动他人而最终获得他人的信任。人际交往中用坦诚的态度交往，会使对方感受到一种真挚的关心。真诚原则能在老年人服务中提供一个安全、自由的氛围，能让老年人知道祖露自己的软弱、失败、过错、隐私等而无须顾忌，使老年人切实感到自己被接纳、被信任、被关心。表达对老年人的真诚应注意以下几点：

1. 积极主动地接触老年人，使他们感到被关心。

2. 耐心地聆听老年人的诉说。

3. 认真地回应老年人。

4. 服务中高度关注，不要三心二意。

5. 脸上常带微笑，让老年人感受到亲切。

6. 态度和蔼，平易近人。

7. 语音语调适合老年人。

8. 多谈论些老年人擅长的人或事等。

（四）安全

安全的原则指在服务中确保服务对象的生命、健康、财产不受损伤。尤其是针对老年人服务，由于老年人特殊的生理和心理特点，部分老年人行动不便、自理能力较差，还有部分老年人有自伤甚至自杀的念头，服务人员要保持敏感和警觉，预防各类不幸事件的发生，同时也要确保自身安全。因此，以下几个方面应特别引起重视：

1. 不要让老年人进行过于剧烈的动作。

2. 时刻留意老年人的生活设施是否安全。

3. 观察老年人身边是否有威胁安全的物品、想法。

4. 留意老年人服用药量是否合理。

5. 注意观察天气对老年人的影响。

6. 留意老年人饮食是否安全。

7. 避免提及使老年人不适的话题、人或事件等。

（五）个性化

个性化原则指将老年人看成独特的个人，有不同的特质与需要，重视其对待困难和问题的个人感受与看法。每个人都应当有权利和机会发展个性，我们应当尊重老年人的个体差异，不应当使用一般或统一的服务方法回应他们的独特需要，要充分考虑到他们在性别、年龄、职业、社会地位、政治信仰、宗教以及精神或生理方面存在的差异，提供差别化的服务。做到个性化应注意以下几点：

1. 了解服务的老年人的基本和特殊情况，包括基本信息、兴趣爱好、生活习惯、性格喜好等。

2. 用老年人适应的方式交流，包括谈话方式、地点、时间、环境等。

3. 为每个老年人单独制订服务计划和档案。

4. 记住老年人的特殊行为方式和服务需求。

5. 用老年人喜欢的语言交流，如方言等。

二、与老年人沟通的技巧

老年人服务过程中，除了要遵循基本的沟通原则之外，在服务中要注意语言与非语言沟通的作用，创造条件达到沟通和服务的效果。

（一）仪容整洁

对于老年服务从业人员来说，仪容的干净整洁非常重要，这既是良好职业形象的要求，也是为老年人的卫生安全与健康负责。

1. 整洁的仪容表现在服务人员的头发和发型上，要勤于清洗头发，保证头发没有异味和异物；发型也应该以大方庄重为原则，不适合选用过于鲜艳的颜色，一般来说，刘海不过眉，长发在工作时应当束起或者盘于脑后，有条件的或者在特殊岗位工作的还应佩戴工作帽，避免在工作期间梳理头发，以防掉发影响服务质量。

2. 面容要保持干净整洁。避免口、鼻、眼部有异物，牙齿和口腔保持整洁，在服务时避免食用气味浓烈的食物。

3. 服务工作者可以化淡妆，禁止浓妆艳抹，不要使用香水等芳香类化妆品，以免给老年人造成敏感或带来不适。

4. 手指甲要勤修剪，不要留过长的指甲，不涂抹指甲油，服务时要勤洗手，保持手部干净卫生。

（二）服饰得体

在老年人服务工作中，得体的穿着与服饰既能够体现出服务人员的专业素养，也能让老年人感受其良好的精神面貌。对于老年人服务人员来说，服饰得体的要求主要有：

1. 大方整洁 工作时服装应该干净整洁无异味，女士的衣服不要过于短小，不要过于暴露，不要过于紧身，不要过于透视，不要过于鲜艳，裙子以过膝为宜，不穿细高跟鞋，不穿拖鞋，不穿走路发出过大响声的鞋子。

2. 庄重专业 工作时配饰不要过多，也不要过于尖锐或发出响声，服装的颜色要庄重，以浅色系为主，不要大红大绿、大黄大紫，以免给老年人造成强烈的视觉刺激，围裙和袖套要配套，显得专业得体。

（三）表情和善

表情在老年人服务中具有重要作用，因为老年人对服务人员的表情比较敏感，而服务人员也可以利用这点为老年人提供更好的服务。

1. 眼睛和眼神 服务人员要平视老年人，当老年人坐在轮椅上或躺在床上，要下蹲或弯腰服务，保持眼睛和老年人在同一水平，做到有目光的接触，让老年人有安全和被尊重的感觉，切忌用扫视或者斜视的目光对待老年人。

2. 面部表情 微笑在沟通中会起到相当重要的作用，能与语言相互补充相得益彰。老年人服务中，微笑能让老年人感受到关怀、善意与接纳，微笑时保持与对方眼神的接触会事半功倍，微笑时不要用手捂住嘴巴，也不要发出怪笑的声音。

（四）动作亲切

老年人服务中，动作也是一种不说话的语言，老年人会通过服务人员的肢体语言来解读信息。

1. 手势语言 手势在老年人服务中是最重要、最容易被关注的部分，不要使用单个手指来表示引导和指示，要掌心向上，指尖朝着引导方向，这样才表示尊重。双臂交叉于胸前表示防卫和敌对，要尽量避免。

2. 适当触摸 老年服务中，工作人员通过亲切的触摸与老年人进行沟通，可以让老年人感到被关心、安慰和接纳。比如当老年人焦虑紧张时，可以善意地握一握他们的手。另外，适当地帮助老年人盖好被子，轻拍他们的肩膀等也是表达关切的沟通方式。

（五）善于倾听

在老年服务中，有效的倾听会让老年人产生被关注、被尊重的感觉，工作人员仔细倾听他们所说的每一句话，观察老年人的非语言信息，可以探索老年人的真实需求。

1. 允许老年人诉说 如果听不清或听不懂老年人的讲话，不要着急，只要老年人愿意继续说，仍然可以保持微笑倾听的态度，无论老年人说什么、说几遍，都允许他们，且都当作第一次听。

2. 以老年人为中心 倾听时，保持眼神交流，不要游离走神、强行安慰、随意打断、专家式说教、评判建议等，更不能边听边玩手机或者做自己的事情。

案例

张某，女性，73岁，退休，老伴离世，与儿子儿媳一起住。患有高血压、冠心病多年，坚持服药。白天儿子儿媳上班，只有她一人在家，没有什么兴趣爱好。有时到小区看别人打牌，不太愿意玩，也不善于与别人打交道。社工在开展项目宣传时了解到她，经多次走访交流，征求本人同意后，与她正式建立服务关系。

首先对其基本情况进行评估。身体：有慢病；心理：有孤独和悲伤情绪；社会：无经济压力、退休后生活单调、缺少亲人陪伴、不愿与他人交流。其次对其需求进行分析，主要是医疗、情绪及社会交往方面的需求。最后制定服务方案并提供服务。①定期走访，关注其健康状况。②社工在家访时，运用支持性技巧，专注倾听，疏解其情绪。③当情绪波动时，社工可轻拍其后背，递上纸巾表达关怀。情绪好转后，社工可邀其参与社区活动，排解孤独情绪，同时结交更多居民，扩大朋友圈。

服务方案秉承全人健康理念，以老年人"生理—心理—社会"全方位的需求和服务为主线，致力于构建健康、参与、保障的社会环境。

（谭卫华）

思 考 题

1. 陪伴独居的李奶奶7年的宠物猫上个月死了，她悲伤不已、情绪低落、失眠，还经常对朋友说想一死了之。请问李奶奶面临哪些心理问题？如何从心理层面提供服务？

2. 张爷爷腿脚不灵，行动不便，房间摆设杂乱无章。在这样的环境下居住会让老人有摔倒的危险。护理员尝试为他整理房间时，老人总说别动我的东西。护理员说地上放那么多杂物多危险啊，没用的东西扔了吧，老人总是生气地说不行。请思考一下护理员与老人沟通效果不好是什么原因，可以从哪些方面改善。

3. 请简要介绍老年人精神心理状态评估常用的几种量表。

4. 老年人个体心理鼓励策略包括哪些内容？

第七章 老年人居家安全与出行指导

老年人因为衰老，身体器官功能逐渐退化，引起许多慢性疾病和功能障碍。年龄越大、功能退化越明显，多病共存现象十分普遍，这些问题严重影响老年人日常生活自理能力，并对其居家活动和出行产生安全隐患。因此，每个老年人家庭必须建立正确的慢性疾病管理和日常生活方式，坚持规律运动和良好的生活方式，并根据个体情况进行适当的居家环境改造，以维护老年人的居家和出行安全。

第一节 老年人居家生活环境无障碍评估

由于衰老、多种慢病的共同作用，老年人的神经系统和运动器官功能逐渐退化，使得运动能力下降，感觉分析和知觉减退，对周围环境变化的敏感度降低，不容易察觉和躲避环境空间中的危险因素，比较容易发生意外伤害。并且现有的居住环境和场所是以正常人的人体尺度和行为进行设计的，忽视了这种环境对老年人造成的障碍。为提高老年人居家安全性，尤其是独居老人，我们应对老年人的居家生活环境进行评估，并适当改造，以消除可能存在的安全障碍，提高老年人独立生活能力与居家安全。

一、老年人居家生活环境安全隐患

老年人家庭环境中常见的危险因素，例如灯光太暗、地板太滑、门槛过高、过道有障碍物等，还有橱柜过高或过低，椅子和床过低，马桶过低、无扶手等，这些环境障碍，再加上老年人身体平衡与协调功能降低等因素，极易使老年人在家中发生跌倒、骨折等意外事件。而且有些独居的老年人发生意外时无人知晓，极易错失抢救时机而导致死亡。现有大多数老年人居住在小区的楼房中，上下楼梯是否安装扶手，有无电梯，楼道门口是否铺设无障碍斜坡等社区环境因素，同样影响老年人出行安全。因此，对老年人居家生活环境进行评估和无障碍改造是保证老人居家和出行安全的重要措施，对提高老年人独立生活能力、提高生活质量具有重要意义。

二、老年人居家生活环境评估

1. 评估内容 居家生活环境评估包括两个方面，即住宅内部和外部结构。住宅内部需要评估的内容包括：客厅、卧室、厨房和卫生间的门、地面、过道的安全性以及桌子、橱柜和插座的高度，家用电器安全性，浴室的安全性等。住宅外部结构的评估主要包括：住宅类型、入口、走廊、台阶、楼梯、门等。

2. 评估方法 居家生活环境评估方法主要采用入户调查，进行实地探访和现场测量，并对家庭环境危险因素进行必要的拍照存档。

三、老年人居家生活环境的无障碍标准

对老年人居家生活无障碍环境的评估应着重从空间（消除室内高差）、装置（设置扶手、地面防滑）、设备（家具尺寸、电器安全、电源）这三方面考虑。

下面的评估表包括9个层面、55项评估因子（表7-1-1），既可以用它做调查问卷，也可以用作入户测量的记录表。

表 7-1-1 老年人居家生活环境评估表

序号	分类	评估内容	评估标准	评估结果	
1	住宅出入口	出入口有效宽度	不得小于 1.10m	是	否
2		出入口内外的轮椅回转面积	不小于 1.50m×1.50m	是	否
		一切出入口处设置取代台阶的坡道	其坡度应不大于 1/12	是	否
3	公共走廊和地面	公共走廊	有效宽度不小于 1.50m（不能保证 1.50m 的有效宽度时可设计为 1.20m，但应在走道两端设置轮椅回转空间）	是	否
4		公共走廊应安装扶手	单层设置时高度为 0.80~0.85m，双层设置时高度分别为 0.65m 和 0.90m	是	否
5		公共地面上是否放置杂乱的东西	地面上应整洁，尽可能不放或少放东西，清除走廊障碍物	是	否
6		地面不宜高低不平	如有应以斜坡代替	是	否
7	楼梯电梯	公共楼梯宽度	有效宽度不小于 1.20m，楼梯休息平台的深度应大于梯段的有效宽度	是	否
8		公共楼梯应在内侧设置扶手	宽度在 1.50m 以上时应在两侧设置扶手	是	否
9		楼梯踏步宽度不小于 0.30m，高度不小于 0.13m，不大于 0.15m	同一楼梯段的宽度和高度应一致；踏步高 + 踏步宽 ×2 的值保持在 0.70~0.85m 之间	是	否
10		楼梯地面使用防滑材料	当设置防滑条时，应保持和地面在同一平面上	是	否
11		采用不同颜色或材料	区别楼梯的踏步和走道地面，踏步起终点应有局部照明或指示	是	否
12		阶梯的前沿漆上不同的颜色确保所有阶梯极易看到阶梯的边缘	是否已清楚标明	是	否
13		设电梯的老年人建筑	电梯厅及轿厢尺寸必须保证轮椅和急救担架进出方便，轿厢沿周边离地 0.9m 和 0.65m 高处设借助安全扶手。电梯速度宜选用慢速度，电梯门宜采用慢速关闭，内装电视监控系统	是	否
14		不设电梯的 3 层及 3 层以下老年人建筑宜兼设坡道，其净宽不宜小于 1.5m，长度不宜大于 12m，坡度不宜大于 1/12	(1) 坡道转弯时应设休息平台，休息平台净深度不得小于 1.5m；(2) 坡道的起点及终点应留有深度不小于 1.5m 的轮椅缓冲地带；(3) 坡道侧面凌空时，在栏杆下端宜设高度不小于 0.5m 的安全挡台	是	否
15		楼梯上下电灯开关	是否有电灯开关	是	否
16	起居室	使用面积	不小于 14m²	是	否
17		地面平整，使用防滑材料		是	否
18		安全电源插座	插孔离地高度 0.60~0.80m	是	否
19		电源开关应用防漏电按键开关	离地高度 1.00~1.20m	是	否
20		家具	家具是否放置在合适的位置，使您开窗或取物时不用把手伸得太远或弯腰	是	否

序号	分类	评估内容	评估标准	评估结果	
21	起居室	椅子	椅子是否高度适宜又有坚固扶手	是	否
22		室内地板上是否放置任何电线、家具和其他杂物	不可在室内地板上放置电话线、电线和其他杂物	是	否
23		窗帘等物品	颜色尽可能鲜艳，与周围环境应有明显区别	是	否
24		过道地面与各居室地面之间应无高低差	与厨房、卫生间之间有高低差时应使用不同颜色和材质进行区分	是	否
25		过道主要地面应设置连续式扶手		是	否
26	卧室	卧室使用面积不小于 10m²		是	否
27		室内有无夜间照明设施	在床边安装按钮灯或夜明灯	是	否
28		床高度应适中	是否容易上、下床	是	否
29		卧室应装电话或接分机，放在床上就可够着的地方	卧室内是否有电话	是	否
30		将拐杖或助行器放在较容易的地方	是否可放在下床前容易够得着的地方	是	否
31	卫生间	地面平整，应选用防滑材料	浴室内应使用防滑材料或防滑垫，在浴缸内也应使用防滑材料	是	否
32		入口有效宽度不小于 0.80m		是	否
33		采用推拉门或外开门	没有对应设置从外部可开启的装置，并设透光窗	是	否
34		在便器周围、浴盆或淋浴间应安装扶手		是	否
35		便器安装高度不低于 0.40m	如马桶过低，或老人不易坐下和站起来，应加用马桶增高垫，并在周围装上合适的扶手	是	否
36		淋浴间	浴盆外缘距地高度小于 0.45m，且一端宜设洗浴坐台，旁边设扶手；淋浴间内设 0.45m 的洗浴座椅，周边设置扶手	是	否
37		适合坐姿的洗面台，高度为 0.80m，并在侧面安装横向扶手		是	否
38		洗刷用品应放在容易拿到的地方	洗刷用品是否放在容易拿到的地方	是	否
39	厨房	厨房操作台面	高不小于 0.75～0.80m，台面宽度不小于 0.50m，台下净空高度不小于 0.60m，台下净空前后进深不小于 0.25m	是	否
40		厨房灯光	厨房内灯光是否明亮	是	否
41		厨房吊柜	柜底离地高度宜为 1.40～1.50m；轮椅操作厨房，柜底离地高度宜为 1.20m，吊柜深度比案台应退进 0.5m	是	否
42		整理好厨房，以便能更容易取到最常用的厨具	是否不用攀爬、弯腰或影响自己的平衡就很容易取到常用的厨房用品	是	否
43		留置通风口	安装厨房抽油机或排气扇	是	否
44		轮椅使用者厨房面积不小于 6m²，轮椅回转面积不小于 1.50m×1.50m，台面高度不高于 0.75m，台下净高不小于 0.70m、深度不小于 0.25m		是	否
45		安全性灶具	安装熄火自动关闭燃气装置	是	否

序号	分类	评估内容	评估标准	评估结果	
46	阳台	栏杆高度	不低于1.10m	是	否
47		顶层阳台应设雨篷		是	否
48	门窗	起居室、卧室等应采用可观察的门		是	否
49		窗扇宜用无色透明玻璃；开启窗口应设防蚊蝇纱窗		是	否
50		出入口宜采用自动门或推拉门；平开门应设闭门器		是	否
51		内门（含厨房门、卫生间门、阳台）	通行净宽不得小于0.80m	是	否
52		户门有效宽度	不小于1.00m	是	否
53		户门附近应设座凳与更衣、换鞋空间		是	否
54		户门内外不宜有高度差	有门槛时高度不应大于0.2m	是	否
55		户门宜采用推拉门且门轨不影响出入	采用平开门时，门上宜设置探视窗，采用杆式把手，安装高度距地面0.80～0.85m	是	否
	计分				
	结论				
	备注	表中各项评估结果，勾选"是"得1分，"否"不得分，将各项分值相加，得分总值越大，说明居家环境越安全。			

（李鹏虹）

第二节　老年人居家环境适老化改造

理想的居家环境状态是无障碍的。但现实生活中，老年人生活环境障碍随处可见。居家生活环境的适老化改造对提升老年人独立的日常生活能力与自主活动能力非常有必要，也是降低老年人跌倒风险的重要保障。老年人居家生活环境评估表（表7-1-1）既可以作为老年人居家生活环境的评估项目，也可以是居家环境适老化改造的依据。

一、居家环境适老化改造的原则

1. 安全性　家庭环境中有许多地方对老年人来说可能存在着障碍，例如一些较难察觉及闪避危险的空间结构，可能导致老年人发生摔倒、跌落、碰撞以及触碰危险物等事故。因此，走道、楼梯、卫生间等常用通道的两侧应增加保护性的扶手和抓杆。卫生间应进行防水、防滑改造，配备安全扶手。室内锐利的墙角和桌柜转角应进行弧度改造或增加保护垫，减少老年人碰撞受伤的风险。

2. 便利性　是指室内设施便于老年人使用，减少不必要的障碍，如普通洗脸池高度一般约0.76m，对自理型老年人洗脸池高度建议为0.82m，这样可以避免老年人洗脸时过度弯腰；而使用轮椅者的洗脸池高度应当为0.7m左右。坐便器高度应在0.45～0.5m之间，方便老年人坐下与起立，避免体位性低血压的发生。

3. 舒适性　室内设施只有使用起来舒适，老年人才会乐于使用，并在使用过程中感受到舒适、体贴、周到和细致。例如，老年人的居室需要保持适宜温度，保证充足照明或光照。充满阳光的卧室会增加老年人的信心和活力。

二、居家环境适老化改造的标准

可以按下列标准对老年人居家生活环境进行适老化设计与改造。

1. 采光与通风 客厅、厨房和卧室应采光良好、光线强弱适宜、自然通风，室外宜有开阔的视野和优美的环境。

2. 颜色与装饰 老年人室内装饰不宜太杂，力求简洁，给老年人带来视觉上的享受和舒心。老年人不喜欢过强的视觉刺激，房间配色以柔和淡雅的同色系配置为佳，宜用温暖的色彩，也可选用高雅而宁静的色彩，如米白、浅棕、浅灰、浅蓝等。浅蓝色可调节平衡，消除紧张情绪；米色、浅蓝、浅灰有利于休息和睡眠。浅白的基调下，局部搭配一些怀旧的深棕色，既可以保持怀旧环境，还能让房间显得柔和。老年人房间的窗帘也有讲究。橘黄色的窗帘能使人精神振奋、心情愉快；有高血压、心脏病的老年人，可选用浅蓝色，有利于血压下降；情绪不稳定、易激动的人宜选用嫩绿色，可松弛神经。

由于老年人视力减退，室内地面应避免使用有强烈凹凸花纹的地面材料和反光性强的材料。墙面不要选择过于粗糙或坚硬的材料，转角部位最好处理成圆角或用弹性材料做护角。地面材料应注意防滑，采用木地板、地毯等，地毯四周要固定好，避免老年人走路时绊倒。家里的房间之间的地面应是平整的，不要有门槛和台阶。

3. 家具

（1）床：老年人睡觉的床，床加床垫的高度应在 $0.45 \sim 0.5m$，略高于他们的膝盖，床垫以棉质较好，软硬适中为好，这样可使老年人脊柱保持正直的状态；床的位置在靠近门的地方，方便老年人晚上如厕。

（2）沙发：座位不能过低，臀部坐在沙发上塌陷后离地面至少 $0.45m$，否则坐下去和站立时都会感到困难。有腰痛的老年人可以使用有腰垫的沙发，以消除疲劳。沙发不能太柔软，否则一坐上去，就深陷其中"不能自拔"。

（3）其他家具：室内家具摆设不能拥挤杂乱，否则可能使老年人跌倒受伤。家中其他家具尽量靠墙而立，衣柜、壁柜等家具的高度不应过高。老年人多半腿脚不够灵便，如果柜子过高一定会给老年人带来不便，衣服尽量收藏在更衣室，使房内更加简洁，抽屉尽量能站立开启，不要因下蹲而造成意外闪腰。

室内玻璃门窗在老年人家居中，应尽量不使用或少使用，外墙窗户应选择外开或推拉式，以防不慎撞破玻璃。同时还可选择彩色标签贴在玻璃门窗上，以提示透明玻璃的存在。

4. 厨房 可供老年人自行操作和轮椅进出，使用面积不宜小于 $6.00m^2$，其最小短边净尺寸不应小于 $2.10m$（图7-2-1）。厨房形状以开敞式为佳。橱柜设计时，应注意操作台的连续性，多使用 U 形和 L 形橱柜。厨房操作台面高度为 $0.75 \sim 0.80m$，台面上也应该宽敞一点，宽度不应小于 $0.50m$（图7-2-2），方便老年人将经常使用的物品摆在显眼处。台下净空高度不应小于 $0.60m$，台下净空前后进深不应小于 $0.25m$。若考虑坐轮椅者的使用，台面不宜高于 $0.75m$。厨房宜设吊柜，对可站立自理的老人，柜底离地高度宜为 $1.40 \sim 1.50m$（图7-2-3）；轮椅操作厨房，柜底离地高度宜为 $1.20m$，吊柜深度比案台应退进 $0.25m$（图7-2-4）。橱柜的储藏空间不要设于顶柜的上层或地柜的底层，这样不方便老年人拿取物品。

5. 卫生间 是老年人发生跌倒常见的地方。卫生间的面积在考虑轮椅老人进出的同时，还要考虑可能有照护者协助操作，空间应相应加大，其面积不宜小于 $5.00m^2$，其内应设坐便器、洗面盆和淋浴器，坐便器高度在 $0.45 \sim 0.50m$ 为妥。老年人洗澡应尽可能选择淋浴，因不能长时间站立，有必要在浴室内放一个支撑良好的淋浴座椅或在淋浴区沿墙设置可折叠的座椅。淋浴座椅高度不应大于 $0.40m$。浴室地面一定要选择防滑材料，可选用小块马赛克铺贴地面，比其他材料更防滑。还可选择防滑垫，将其放置在浴室门口、洗面盆下方等处。卫生间内与坐便器相邻墙面应设高度

0.7m 的"L"形安全扶手或"Ⅱ"形落地式安全扶手。贴墙浴盆的墙面应设高度 0.6m 的"L"形安全扶手，入盆一侧贴墙设安全扶手。

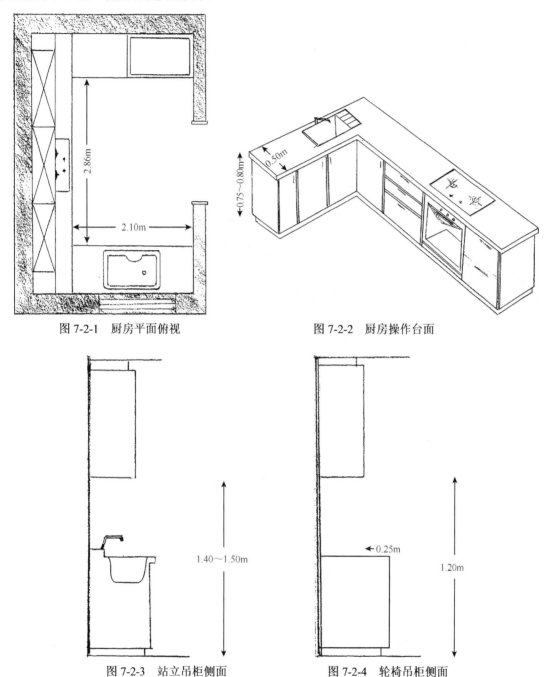

图 7-2-1　厨房平面俯视　　　　　图 7-2-2　厨房操作台面

图 7-2-3　站立吊柜侧面　　　　　图 7-2-4　轮椅吊柜侧面

老年人室内墙体转角部位宜做成圆角或切角，且在 1.8m 高度以下做与墙体粉刷齐平的护角。老年人出入和通行的厅室、走道地面，应选用平整、防滑材料，并应符合以下两个要求：

（1）老年人通行的楼梯踏步面应平整防滑无障碍，界线鲜明，不宜采用黑色、显深色面料，楼梯踏步边缘应有醒目的颜色。

（2）老年人居室地面宜用硬质木料或富弹性的塑胶材料，寒冷地区不宜采用陶瓷材料。

对老年人而言，保持适宜的室温尤为重要，冬季保持在 18～22℃，夏季在 22～25℃ 为宜。

在注意室温的同时，老年人居室内也要注意保湿，相对湿度以 50%～60% 较佳。木地板特别适合老年人使用。

案例

　　李某，男性，87 岁，患有高血压和帕金森病，正在服药治疗。平时走路呈碎步状，与老伴一起生活，未与子女同住，有轻度白内障，日常生活基本能自理。2 周前晚上如厕后回卧室时，不慎跌倒骨折。究其原因，康复专业人员发现患者家中的卧室与客厅之间地面存在约 3cm 落差（图 7-2-5）。

　　该落差使得老年人行走时很容易被绊倒，尤其帕金森病患者，尽管在服药治疗期间，但老人还是有点慌张步态，使其迈步时足尖抬离地面很小，是居家安全的很大隐患。随后康复专业人员给家属建议用木板加工后，在地面落差处安装一个斜坡（图 7-2-6）以消除隐患。并建议家属在室内墙上安装扶手，扶手距离地面 75cm，方便老人在室内行走。

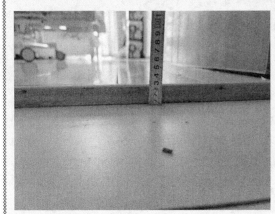

图 7-2-5　卧室与客厅之间地面存在落差

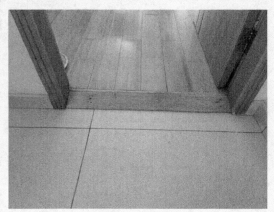

图 7-2-6　地面落差改为斜坡

（李鹏虹）

第三节　老年人日常生活能力提高与康复辅具应用

　　老年人随着年龄增长日常生活能力逐渐下降，除了利用身体锻炼来提高日常生活能力外，还需要应用代偿、补偿和生活康复辅具来延伸或提高老年人的身体功能，改善或维持其日常生活的独立能力。

一、老年人日常生活活动能力

　　日常生活活动能力（ADL）是指人们为独立生活而每天必须反复进行的、最基本的、具有共同性的身体动作群，即进行衣、食、住、行、个人卫生等基本动作和技巧。这些动作能力对健康的年轻人是极为普通的，但对于失能或半失能者而言可能就是难以进行的高超技巧。在给老年人配置康复辅具时，必须先了解其功能状况，即进行日常生活活动能力的评定，了解各项基本功能的基本状态，明确他们是怎样进行日常生活的，能做多少日常活动，难以完成的是哪些项目，功能障碍的程度如何等。居家的日常生活活动分为基本日常生活活动（basic activity of daily living，BADL）和工具性日常生活活动（instrumental activity of daily living，IADL）。

　　1. 基本日常生活活动能力　包括自理性活动和功能性活动两类。自理性活动包括进食、梳妆、洗漱、洗澡、如厕、穿衣；功能性活动包括床上翻身、卧位坐起、坐位站起、移动、行走、驱动轮椅、上下楼梯等。

2. 工具性日常生活活动能力　指维持人独立生活所进行的活动，包括使用电话、阅读、书写、购物、做饭、洗衣、服药、理财、处理突发事件等。这些活动需要使用一些康复辅具，是在基础性日常活动的基础上实现人社会属性的活动，是维持老年人自我照顾并获得社会支持的基础。

寻求日常生活独立是老年人康养的最基本目标。随着年龄的增长和慢病的影响，上述老年人日常生活活动能力在逐渐下降。减缓这种下降的最好方法是运动锻炼和充分的营养，其次就是辅具的使用。由于我国传统敬老和孝道文化的影响，对日常生活能力不足老年人的第一选择往往是人力照护，这样最为简单有效。但是必须清楚，全面照护会减少老年人的躯体活动，加重了日常生活活动能力的退化，从而增加老年人对照顾者的依赖。因此应克服传统文化的伦理困境，鼓励老年人多运动。如果功能退化已无法恢复，选择合适的辅具是减少依赖、维持日常生活独立性的最优策略。

二、老年人日常生活类辅具的评估

老年人应用生活辅具是对日常生活能力下降的一种代偿和延伸，所选配的康复辅具绝不是技术越高越好、功能越全越好、价格越贵越好，而是要适合自身需求，有益于残余功能的利用和自理能力的改善。其目标是尽可能减少生活中对他人的依赖。因此，生活辅具使用前应进行功能评估确认需改善的功能已无法依靠自身的训练来恢复。所以生活辅具要因人适配，根据老年人的不同需求，形成"评估—改制—适配—使用—随访"一套完善的生活辅具服务流程。

1. 对使用者的评估　老年人功能障碍的类别和程度均有不同，个人对辅具的需求也有所不同。评估内容重点关注与辅具相关的身体功能状况，如肌肉力量、肌张力、关节活动度、感觉功能、认知功能、语言功能、姿势控制和日常生活活动能力等方面的内容。

2. 生活类辅具适用性评估　主要针对辅具的构造、功能、形态、重量、规格、安全性、便利性、耐用性和舒适性等方面进行了解。而适用性评估的重点是评估个人与辅具接触部位的规格尺寸是否合适，功能不良的体位是否有特殊要求，使用是否安全便捷，可操作性和耐用性如何等。此外，还需评估辅具的使用环境是否具备。

3. 生活类辅具使用后的评估　是指在除去辅具后对使用者的评估，包括有无副作用，与预期比较效果是否良好，若不好是否需要继续使用，是否需要修改调整，以及辅具的使用是否加速了原有残余功能的退化等。同时，还需了解使用者对生活类辅具的态度。

三、老年人日常生活类辅具应用

日常生活类辅具的品种很多，主要用于进食、穿衣、如厕、梳洗、洗浴等便利生活方面，帮助老年人提高日常生活自理能力，提高生活质量。通常是专业人员对老年人日常生活活动能力进行评估后，按其生活自理能力配置适合的辅具。

1. 饮食类辅具

（1）防洒盘（图 7-3-1）：是在普通盘子上或碗上加一个套圈，盘边设有吸盘和持钩（图 7-3-2），起固定和助力作用，树脂材质，不怕烫、摔。防洒盘方便单手应用碗盘，防止用餐过程中饭菜洒落溢出，适合偏瘫或手精细动作困难的老年人用餐。

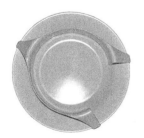
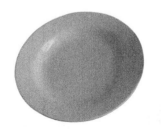
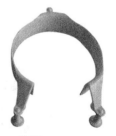

图 7-3-1　防洒盘　　　　　　　　　图 7-3-2　防洒盘——分解

（2）高低碗（图7-3-3）：是环保塑料材质，其设计是将碗的一个边沿加高，形成高低两个边缘，勺子在碗内盛饭菜时不容易洒落外溢。碗底有防滑吸盘，防止单手用力使碗滑动。适合偏瘫、单手功能障碍、手精细动作困难的老年人用餐。

（3）助食筷（图7-3-4、图7-3-5）：是在普通筷子上增加一个弹力夹，手指屈曲握住筷子后弹力夹可自动伸展打开。

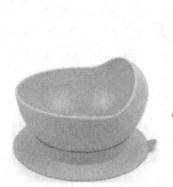

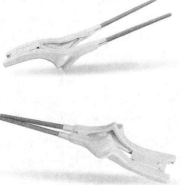

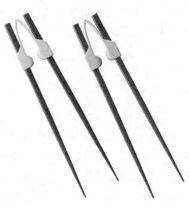

图7-3-3　高低碗　　　　　图7-3-4　助食筷1　　　　　图7-3-5　助食筷2

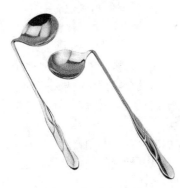

（4）左右手勺（图7-3-6）：为不锈钢材质，勺头部分向左或向右弯曲，用以补偿手指或手腕的屈曲功能。左手障碍选择左向勺，右手障碍选择右向勺。此勺适合偏瘫、手精细动作困难的老人用餐。

（5）握力勺（图7-3-7、图7-3-8）：是在勺把上增加一个半圆形的套手圈，套在手把上协助老人握住勺把。勺柄可加粗加长，增加勺把体积，方便拿握。握力勺适合握力差的老年人，以及偏瘫、手功能障碍、手形态异常者使用。

（6）安心饮水瓶（图7-3-9）：为硅胶材质，柔韧性好，不怕烫、摔。瓶嘴开口大，呈椭圆形，瓶盖有网状层，除水和果汁外，米汤或糊状营养流食也可通过。安心饮水瓶具有不挤压不吸吮就

图7-3-6　左右手勺

不会溢出的特点，可有效防止进食过程中噎、呛等，让老年人轻松进食流质或半流质食物。

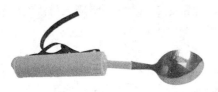

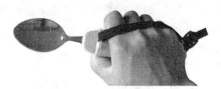

图7-3-7　握力勺1　　　　　　　　图7-3-8　握力勺2

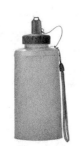

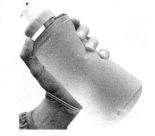

图7-3-9　安心饮水瓶

2. 穿衣修饰类辅具

（1）易穿脱护理服：如图 7-3-10 所示，主要是在袖子，前襟和裤管用拉链或尼龙扣来开合连接，使老年人免去穿衣袖和穿裤筒的麻烦。一般用于失能或半失能的卧床老年人。

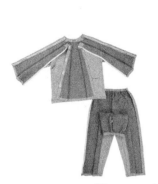
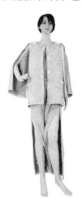

图 7-3-10　易穿脱护理服

（2）穿纽扣器：如图 7-3-11 所示，手柄粗大圆钝，方便单手持握，前端弧形环状套圈便于套入纽扣。使用时握住手柄，将纽扣器放入衣服纽扣外侧，套圈细端从扣眼进入，套入纽扣底部，拉紧套圈从扣眼中穿过，将纽扣定位。纽扣器适合偏瘫及单手功能障碍的老年人使用。

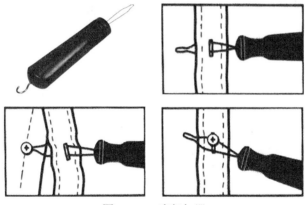

图 7-3-11　穿纽扣器

（3）穿衣辅助杆：为塑胶长柄，方便单手持握，前端有两个塑料小钩（图 7-3-12）。老年人可单手持穿衣钩，先将衣服袖口穿入患侧手臂，拉起至肩部，衣钩寻找身后的衣服，勾起、牵拉、支撑、穿入，辅助单手穿衣。后端的结构可作为鞋拔器来辅助穿鞋用。此穿衣辅助杆适用于偏瘫或单手功能有障碍以及腰部僵硬的老年人。

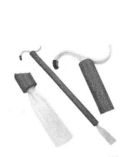
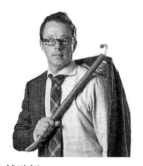

图 7-3-12　穿衣辅助杆

（4）穿袜辅助器：是一款可避免老年人弯腰低头穿袜子的器具（图7-3-13）。其由袜套支架和拉杆组成。穿袜过程仅三步：①将袜子套在支架上，②将支架放在地板上，③将脚滑入袜子内。此辅助器适合于腰部僵硬的老年人使用。

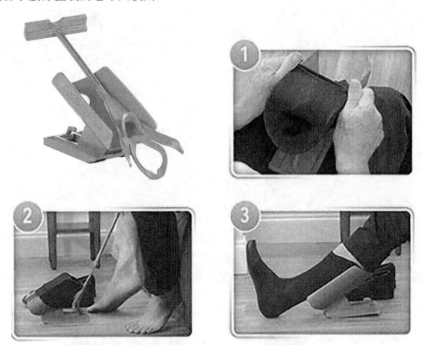

图7-3-13　穿袜辅助器

（5）长柄头梳：按照人体生理曲线增加了梳子手柄的长度和曲度（图7-3-14）。长柄头梳适合单手功能障碍，肩、肘、腕、手活动困难的老年人使用。

（6）放大镜指甲钳（图7-3-15）：是把放大镜用磁铁吸附在指甲钳上方，并与指甲钳连成一体。放大镜角度可以调整。放大镜指甲钳体积小巧，方便携带，指尖部位设有指甲屑收集盒，便于清洁。放大镜指甲钳适合眼老花者和护理人员使用。

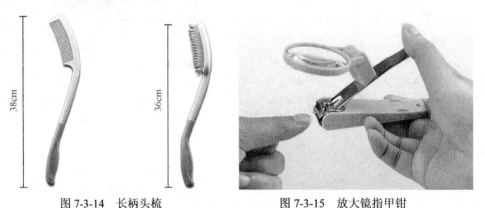

图7-3-14　长柄头梳　　　　　　图7-3-15　放大镜指甲钳

3. 卫浴类辅具

（1）马桶增高器：有带扶手（图7-3-16）和不带扶手（图7-3-17）两种类型。带扶手的容易起身。增高器直径与便桶座直径相同。增加抽水马桶高度可以方便下蹲困难的老年人使用。

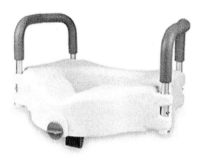

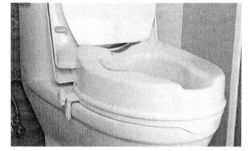

图 7-3-16　带扶手马桶增高器　　　　图 7-3-17　不带扶手马桶增高器

（2）马桶扶手：帮助老年如厕后站起（图 7-3-18），扶手高度可以调。也可用助行支架来替代（图 7-3-19），只需将脚垫加大，增加支撑的防滑性和稳定性。这种方式成本低，拆开方便。彻底的方法是直接在墙上安装支架（图 7-3-20），安装有铰链的支架可以向上收起来节省空间。

（3）坐便器：由扶手、椅架、便桶组成（图 7-3-21），椅座上加有软材质的盖子。椅架下放有便桶和桶盖，方便拿取和清洗。坐便器适合放置在卧室及床边，便于身体虚弱或肢体障碍的老年人使用。

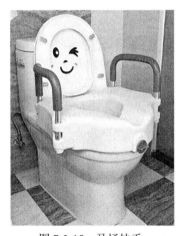

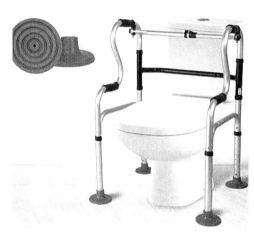

图 7-3-18　马桶扶手　　　　　　　图 7-3-19　助行支架作扶手

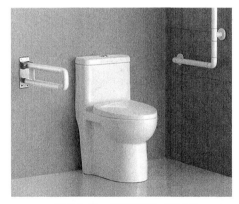

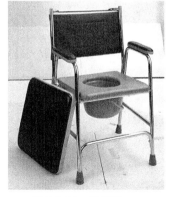

图 7-3-20　墙装支架（扶手）　　　　图 7-3-21　坐便器

（4）洗浴椅：图 7-3-22 是专用洗浴椅，四脚有大的防滑垫，坐板上有排水孔，椅子的高度可调。如果不希望占用浴室内太多空间，还可以选择墙壁嵌入式可折叠的洗浴椅（图 7-3-23），前提是安装墙的厚度足够支撑浴室内座椅的安装。

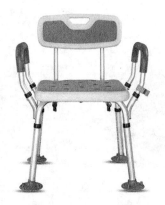

图 7-3-22　专用洗浴椅

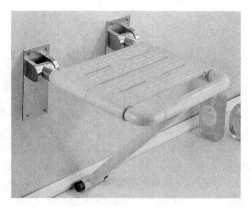

图 7-3-23　墙装洗浴椅

上述辅具只是日常生活中具有代表性的一部分。要使这些辅具能在老年人日常生活和安全方面起到作用，就应进行相应的评估，使这些器具对老年人日常生活能力起到延伸的作用，同时还要让老年人及其家属能明白日常生活活动独立的重要性，以及辅助器具应用的必要性。

（李鹏虹）

第四节　老年人出行指导与康复辅具应用

户外出行是维持老年人自主能力、增加社交、减缓衰老的重要手段。老年人出行最大的安全问题就是跌倒风险。造成老年人跌倒的两大因素是平衡能力下降和周围环境的障碍。老年人平衡能力下降的原因主要有感觉退化、视力下降形成对周围环境的视觉判断不良、脑功能退化、肌肉力量下降和协调运动能力减退，平衡功能降低的老年人表现为站立不稳、行走跟跄、步长变短、步频增加、行走速度变慢。

对较高跌倒风险的老年人除了无障碍环境改造之外，配备移动辅具是降低跌倒风险的最佳选择。最常用的移动辅具有三类：手杖、助行器、轮椅。

一、手　杖

手杖在站立和步行过程中起到增加支撑面积的作用，提高老年人平衡稳定性，降低老年人下肢行走时所需要的肌肉力量，可提供行走时的感觉判断。手杖高度应是老年人正常站立时，从地面到股骨大转子的高度，此时肘关节屈曲 20°～30°，太长或太短的手杖都会使其助行功能受限（图 7-4-1）。使用手杖的行走步态分为三点步和两点步，前者速度慢，稳定性相对好些，后者速度快，稳定性稍差（具体内容见第三章第四节）。

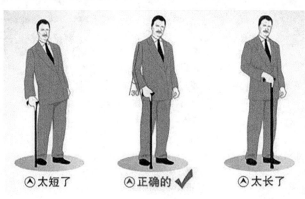

图 7-4-1　手杖长度

手杖种类很多，有单脚手杖、三脚手杖、四脚手杖、带座手杖、助站手杖等。

1. 单脚手杖　即普通手杖，有一个支脚和手柄（图7-4-2），适用于下肢功能轻度障碍但上肢握力和支撑能力较强者、平衡功能欠佳者、体弱者。

2. 三脚或四脚手杖　如图7-4-3所示，由于三脚或四脚的地面支撑面积较大，较单脚的手杖稳定，适用于平衡能力欠佳者和体弱者，尤其适用于偏瘫步行训练的初始阶段。

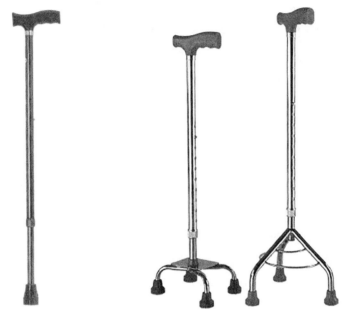

图 7-4-2　单脚手杖　　　　　图 7-4-3　三脚手杖和四脚手杖

3. 带座手杖　如图7-4-4所示，单侧使用时辅助行走；需要休息时，打开座椅坐下休息。因椅面小，支撑面也较普通座椅小，因此稳定性差，需小心使用，坐下休息时需采用手柄在前方的骑坐（图7-4-5）方式较为安全。

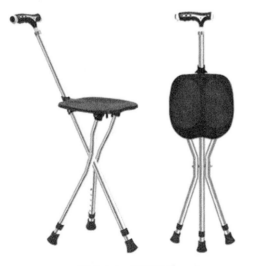
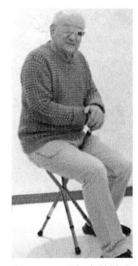

图 7-4-4　带座手杖　　　　　图 7-4-5　手柄在前骑坐

4. 助站手杖　如图7-4-6所示，有四个脚支撑，稳定性较好。手柄有高低两个，适合由坐位站起困难的老年人在站起时有个低位的支撑（图7-4-7）。

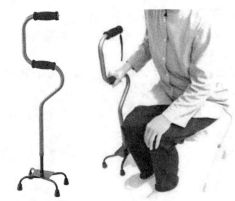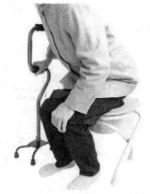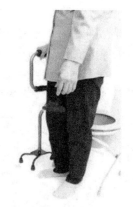

图 7-4-6　助站手杖　　　　　　　图 7-4-7　助站手杖站起

二、助　行　器

助行器是老年人用于步行中的支撑器具,一般双臂操作。此类产品支撑点多,支撑面积大,支撑力和稳定性强。但只能在平地使用。助行器扶手高度应与手杖高度相同,适用于下肢有支撑能力和迈步能力,但肌力弱、平衡协调能力差的年长者。助行器的类型包括框式助行器、助起式助行器、轮式助行器和台式助行器等。

1. 框式助行器　有三个面、两个手柄和四个支脚,如图 7-4-8 所示。其稳定性好、体积小、可折叠(图 7-4-9)、方便携带。适用于站立行走困难,无法使用单侧手杖行走的老年人。

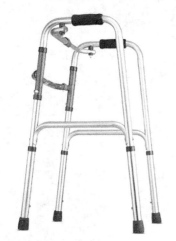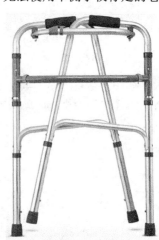

图 7-4-8　框式助行器　　　　　　图 7-4-9　框式助行器折叠

2. 助起式助行器　与框式助行器结构上大致相同,差别是在两侧手柄上各有两个高低不同的扶手阶梯(图 7-4-10),低层扶手起到辅助坐起和下蹲支撑的作用,高层扶手起到辅助站立行走的支撑作用。

3. 两轮式助行器　与框式助行器结构相同,只是在前面两个支脚上安装有小轮,后面两个支脚仍是拐头(图 7-4-11)。轮子使助行器与地面的摩擦力变小,可增加行走速度,后面的拐头增加摩擦,起防滑作用。

4. 三轮式助行器　有三个小轮呈三点支撑。手柄下有手闸,线闸控制助行器的刹车,助行器上可设购物筐或购物袋(图 7-4-12)。因三点支撑轻松灵活,可帮助行走困难的老年人训练,行走缓慢地助行。

5. 四轮式助行器　四轮式助行器(图 7-4-13)的把手类似三轮助行器,带有手闸刹车,框架中央可设坐垫和购物篮。四个万向轮较三轮支撑更稳定，可提升行走速度。

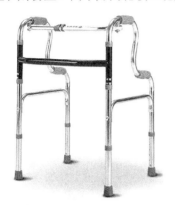

图 7-4-10　助起式助行器

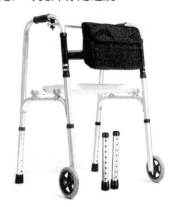

图 7-4-11　两轮式助行器

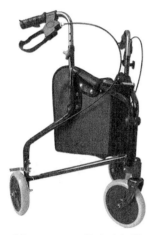

图 7-4-12　三轮式助行器

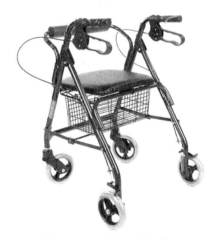

图 7-4-13　四轮式助行器

6. 台式助行器　有轮子和（或）支脚及支撑平台或前臂托架（图 7-4-14），老年人靠双臂与上身一起向前推进。高度到胸部，使用时将前臂平放于支撑架上，辅助站立与行走，利用助行器带动身体前移。其支撑面积大，稳定性好，易于推动，适用于双下肢功能中重度障碍及上肢功能轻度障碍且平衡能力差的老年人。

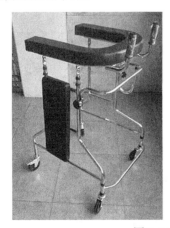
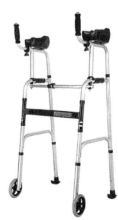

图 7-4-14　台式助行器

选择助行器要符合自身状况和实际需求。使用过程中，身体不要过度前倾或后倾，注意保持身体平衡。提起或推动助行器前行时，助行器不应距使用者太远；迈步时，腿不要太靠近助行器。老年人在使用轮式助行器时前进的速度不要太快，以减少安全隐患。要注意助行器不适合在一般台阶上使用；稍陡的斜坡助行器的使用也比较困难。

三、轮　　椅

老年人下肢严重运动障碍、需要做长距离移动时，应考虑选用轮椅。老年人使用的轮椅可分为手动式和电动式。

1. 手动式轮椅　使用者自己驱动轮椅，或由他人助推轮椅，前者对老年人双臂伸肌力量有一定的要求。

（1）自推型轮椅（图 7-4-15）：使用者双上肢正常，通过自己手推大轮自行驱动轮椅移动。这种轮椅后轮较大，轮上有手推圈，轮前方有手刹可固定大轮，有脚踏可搁脚，椅背上有把手供他人推动。有些轮椅的扶手可拆卸，方便老年人从侧方向床或椅子上转移。

（2）护理型轮椅（图 7-4-16）：后轮是小轮，无手推圈，便于护理者驱动，适合身体虚弱，上肢力量不足的下肢功能障碍老年人使用。

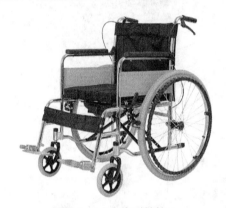
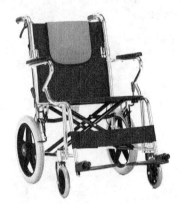

图 7-4-15　自推型轮椅　　　　　　　图 7-4-16　护理型轮椅

（3）高靠背轮椅（图 7-4-17）：材质柔软，舒适性好，靠背可调整到 15°～90°，扶手挡板可上下移动。腿靠宽大无缝隙，可随靠背的倾倒而升高。

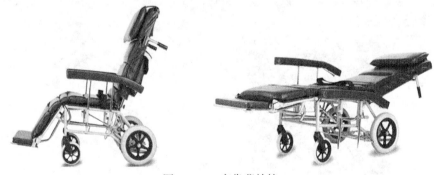

图 7-4-17　高靠背轮椅

2. 电动式轮椅　以电能作为驱动轮椅行进的动力，同时设置了智能操作系统，通过单手操作控制轮椅的移动。使用电动轮椅的老年人要求视力、听力和认知能力必须良好，有单手操作按钮的能力。

（1）室内电动轮椅：体积小、轻便、后轮直径较大，外侧配有手推圈（图 7-4-18），可电动驱动和手推动两用，在室内狭小环境中可以用手推的方式灵活转向。适合室内和近距离室外移动。

（2）室外电动轮椅：车架粗、轮胎宽、越障能力强（图7-4-19），电池容量大、速度快、行程较长，适合在人行道、商场、公园、社区等室外环境使用。

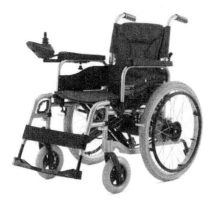
图7-4-18　室内电动轮椅

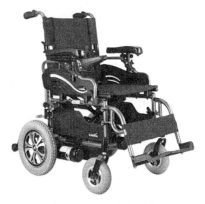
图7-4-19　室外电动轮椅

现代的电动轮椅技术的发展还在突飞猛进中，已经有人把导航、防撞系统、机械臂、脑电波控制等加装在轮椅中，使得衰弱和半失能老年人出门更加简单、方便和安全。

案例

　　李某，女，93岁。患高血压、糖尿病多年，能正常服药治疗。长期住在养老机构中。专业人员对该老人进行综合评估后，发现存在衰弱综合征、平衡能力差、存在较高的跌倒风险。建议给老人家配一台四轮式助行器。理由是四轮式助行器支撑较稳，推行阻力小，主要配给老年人在养老机构的走廊练习行走，缺点是助行器不能上楼梯。此外，对于行动不太方便的老年人或者住在带电梯的高层公寓的老年人，这款助行器能帮助老年人去超市购物时使用。

（李鹏虹）

思 考 题

1. 老年人居家环境适老化改造的原则是什么？

2. 老年人申请日常生活辅具服务的流程有哪些？

第八章 社区智慧养老

智慧养老是一种在新时代智能信息技术发展以及多样化养老需求增长背景下的全新养老模式。该模式依托养老服务信息云平台，并提倡充分结合互联网、物联网、移动计算、大数据、人工智能等信息技术。社区智慧养老是智慧养老的重要应用场景，其有利于将个人、家庭、社区、养老与医疗机构等多方面联系起来，促进供需对接及资源配置优化，为老年人提供多样化、便捷化、智能化的高水平养老服务，最终增强老年人的幸福感与安全感。本章节将重点围绕社区智慧养老，分别介绍智慧养老内涵与特点、发展历程与现状、社区智慧康养以及穿戴设备与物联网在社区智慧康养服务中的应用。

第一节 智慧养老

一、智慧养老发展历程

"智慧养老"概念的提出可以追溯到 2008 年由英国生命信托基金会提出的"全智能化老年系统"。该系统利用传感器、无线传输等技术，配合植入在老年人身上、居住环境、家用电器中的电子芯片组成，将老年人与政府、社区、医疗等机构紧密联系起来，从而对老年人的日常生活进行远程监控，并提供一定的生活辅助功能，甚至包括了娱乐方面的功能。

自"智慧养老"概念提出后，国外则根据其不同的文化背景及养老体系，在智慧养老的发展上有着不同的侧重点，但总体上还是在养老服务体系的基础上，将主要的发展方向集中于智慧养老技术的开发，例如：传感器技术、机器人技术、智能家居和人工智能技术等。例如德国的环境辅助生活系统专门为老年人设计了一套智能家居，其通过现代化的技术，将家庭设备智能化并连接到特定的平台上，为老年人提供生活照料、医疗保健、精神慰藉等多种功能。

在我国，2007 年苏州市成立全国首个"虚拟养老院"，此后，有学者对网络化养老、数字化养老、信息化养老等理论进行了研究。2010 年我国提出了建设"中国智慧城市"的观点。2011 年提出"科技养老"的概念，并进一步发展成了智能养老和智慧养老。尽管我国智慧养老的研究起步较晚，但该理念已逐步在国内推广开来。

二、智慧养老的内涵

关于智慧养老的定义，2021 年 10 月，工业和信息化部、民政部、国家卫生健康委联合印发了《智慧健康养老产业发展行动计划（2021—2025 年）》，其中就提到了："智慧健康养老产业是以智能产品和信息系统平台为载体，面向人民群众的健康及养老服务需求，深度融合应用物联网、大数据、云计算、人工智能等新一代信息技术的新兴产业形态。"

智慧养老的内涵大致包括两方面：一是技术层面，智慧养老是将现代信息技术应用于养老服务体系，是养老服务的信息化发展。通过互联网、大数据等信息技术整合养老服务资源，调节供需关系，从而构建更加健康舒适、安全便捷的信息化养老服务体系。二是服务层面，智慧养老服务是运用物联网技术、可穿戴设备与传统养老服务业相结合而产生的一种创新服务模式，应用新型的养老服务设备采集、汇总、分析老年人的养老需求、健康状况以及居家安全等信息，来辅助养老服务的开展。

三、智慧养老的特点

智慧养老的特点主要集中在以下几大方面。

（一）数据的信息化

信息化是指通过现代通信、网络、数据库技术，利用信息系统采集处理老年人的个人基本状况、家庭状况、健康状况和服务需求等数据，建立老年人的养老档案。然后通过设定标准化的信息规范，使单个智能养老设备与养老数据平台互通互联，实现数据信息资源在个体、养老机构中共享与管理。

（二）设备的智能化

通过应用物联网技术与智能化居家养老设备，例如利用健康监测管理的可穿戴设备、智能家居、智能警报装置来实现老年人的健康监控、生活照料、安全援助等功能，在一定程度上提高了养老服务质量和工作效率，又降低了人力成本和时间成本。

（三）养老服务便捷化

智慧养老可以从老年群体的习惯偏好和需求出发，对智慧养老服务的终端设备和相关产品使用进行适老化改造，使智慧养老产品的操作更简便，智慧养老服务的获取更快捷。

（四）养老服务个体化

个体化是指在数据信息化基础上，利用大数据、云计算等方式汇总和分析老年人的个体特征，从老年人个性化养老需求出发，实现精准的养老供需匹配，从而提供多样化、异质性的养老服务，全方位满足老年人的养老需求。

（五）养老服务一体化

目前社区对居家养老的老年人会提供入户服务，例如：保洁、购物、护理等服务，这些服务目前主要由不同的服务机构提供，主体分散、成本较高。但也有一种方式是由养老服务机构统一提供，但难以满足老年人不同层次和多元化的需求。智慧化养老利用信息化的技术，整合各种不同类型、不同层次的养老服务资源，可以向老年人提供由不同主体提供的养老服务，从而实现养老服务的一体化，提高养老服务质量。

四、智慧养老的国内外发展现状

（一）国外智慧养老服务发展情况

目前，欧洲的智慧养老服务经过长期的理论和实践的发展后，主要集中于智能家居设备的研发，此外，智慧养老服务的发展仍然围绕互联网和物联网技术发展。伴随着发达国家在计算机技术和通信技术的巨大进步，加上现代低功耗、低成本传感器、执行器和电子元件，物联网应用在智慧养老服务方面仍有大量机会。集成电子健康和辅助生活技术的智能家居是物联网在老年技术上应用的一个例子，随着世界迅速走向物联网的新时代，各国选择进一步朝着全功能智能家居时代发展。

2011年，英国的智慧养老服务进一步深化了对早期家居智慧养老系统的研究设计，包括"交互屋"等智能家居系统。同时，更为具体的居家养老智慧科技如芬兰的传感器系统和GPS定位系统、日本的家居机器人等，开始将科技应用于老年人生活的各个方面，旨在通过电子科技实时监护独居老人，提供更加安全有保障的老年人居住环境。

但目前整个智能家居市场还处于相对停滞状态，这主要是因为相关设备的组件成本价格高，且市场养老服务相关智能家居设备需求有限，更换周期长，消费者不愿采用目前可用的复杂系统，且消费者市场增长有限。此外，确保敏感的医疗和个人信息的隐私和安全仍然是其受众能否广泛接受的关键问题，亟待解决。

（二）国内智慧养老产业发展状况

目前，我国的智慧养老发展已进入深化专业阶段，随着近年来移动互联网的普及，在计算机和大数据信息技术发展迅猛的条件下，智慧养老服务得以通过智能终端、信息平台、应用程序（APP）等逐步实现对基本健康情况的动态监测、自动报警呼救、记录以及交流。2017 年，我国公布了智慧健康养老应用试点示范名单，其中智慧养老示范企业 53 家，示范街道或乡镇 82 个，示范基地 19 个。2019 年，国务院办公厅印发《关于推进养老服务发展的意见》，表明应持续推动智慧健康养老产业发展，拓展信息技术在养老领域的应用，制定智慧健康养老产品及服务推广目录，开展智慧健康养老应用试点示范，促进人工智能、物联网、云计算、大数据等新一代信息技术和智能硬件等产品在养老服务领域深度应用。

概括来说，我国的智慧养老的发展方向，也就是通过现代技术所要实现的智慧养老，一方面是要通过技术的发展实现服务效率的提高以及服务成本的降低，另一方面是在实际经济社会情况下，将服务落到实地，逐步实现全覆盖，并逐步发展。目前国内智慧养老服务模式可分为三种：智慧居家养老模式、智慧养老院养老模式和智慧社区养老模式。

1. 智慧居家养老模式　主要是采用传感技术、无线传输技术、移动互联网技术等手段，来辅助老年人居家养老。例如：上海市通过发布智慧养老应用场景需求，对安全防护、照护服务类、健康服务类和情感关爱类等不同应用场景进行描述，来直观呈现智能信息技术与养老的融合发展方向，目标是推动智慧养老服务应用场景相应技术、产品和解决方案的发展。

2. 智慧养老院养老模式　通过智能化的方式为在养老院、老龄公寓的老年人提供统一的信息管理及养老服务。例如：合肥瑶海区静安养亲苑开展的智慧养老机构建设试点，就是通过智能管理系统，为老年人提供生活照料、健康管理、营养膳食、文化娱乐、心理咨询等服务，来构建智慧养老院服务体系。

3. 智慧社区养老模式　它是介于智慧居家养老和智慧养老院养老之间的一种养老模式，以社区为单位，将养老服务集中或是分散融合于社区布局之中。"社区"最早源于拉丁语，指共同的东西和亲密的伙伴关系，后逐渐代指某个有相同特征的群体。"社区"一词在我国则主要作为一个特定区域的划分单位，包含了区域内的人、设施、房屋、组织机构等综合信息和资源。例如：黑龙江省所采取的"互联网＋社区网点＋旅居平台＋康养基地"的方式，除了引导老年人实施住宅及家具设施适老化改造外，通过建设社区嵌入式养老服务设施，来构建具备综合功能的智慧社区养老服务圈，覆盖老年人的养老需求。

尽管如此，我国的智慧养老服务的发展还面临着许多困难和挑战。

首先，基于我国的基本国情和人口基础，智慧养老服务模式和能力并不能完全适应老龄化带来的巨大养老服务需求。这一点主要体现在尽管智慧社区养老模式同样也是以互联网通信技术和物联网为载体，但社区智慧养老服务的实施关键在于对不同社区进行的个性化的智慧养老服务建设。其次，智慧养老服务在对接老年人的养老需求方面，主要是针对老年人的日常生活需求、安全需求以及健康需求进行服务，一直以来，对于老年人养老的情感需求方面的关注较少。

综合来看，当前我国老龄化人口数量庞大，而现有的基本养老服务市场缺口较大，养老服务产业整体薄弱，发展仍相对缓慢，存在着服务质量不高、服务范围狭窄、服务标准不一等问题。此外，产业规模小、专业化程度不高、技术含量低等也是制约其发展的重要因素。虽然政府逐渐加大了对养老服务产业的支持力度，但仍需要进一步加强政策引导和资金投入，推动养老服务产业的快速发展。

（黄国志　赵一瑾）

第二节　社区智慧养老与康复

一、康复的定义和老年人群功能特点

康复旨在综合地、协调地应用医学的、教育的、社会的、职业的各种方法，尽快及尽最大可能恢复和重建病、伤、残者已经丧失的功能。而老年人群由于特殊的生理状态和社会属性，较易出现不同程度的身心功能障碍，如老年人的心肺耐力下降、肌肉力量减弱等躯体功能障碍，以及抑郁、焦虑、淡漠等心理障碍，这使得养老与康复之间必定存在着密切的关系，即提供养老服务应当将功能障碍的康复纳入到服务项目当中，同时康复也应当将老年人作为一个重点服务群体。

二、社区智慧养老与康复的结合

（一）社区智慧养老与智能康复评估相结合

相关智能终端设备、APP 和服务模式的建立，是智慧养老模式的潜在实施路径。基于此，老年人的基本信息及评估问卷可以通过 APP 远程采集，其中包含各种与老年康复密切相关的功能问卷；心率、血压、呼吸、脉搏、睡眠、日常活动、步态和身体姿态等多维度的信息可通过智能终端设备实时自主记录，为老年人的照护提供监控网络，并为康复评估和干预提供海量参考数据。

（二）社区智慧养老与"人-环境"康复体系相结合

通过基于人的设备和基于环境的设备相结合，动态、全面且全程监测老年人的生理心理和活动状态，可以实现真正的智慧养护。APP 可以在智慧养老服务中实现两方面的作用。一方面作用主要为收集和记录。在收集老年人基础资料后，整合老年人基本康复评估资料以及社区可提供的康复服务。针对老年人所进行的康复评估，可通过 APP 集合病历和评估量表，记录老年人的住院情况，通过老年人或其家属进行简单的康复量表自我评估。另一方面主要为知识输送。针对社区可提供的康复服务，可通过 APP 内容的方式，向老年人简单介绍社区医疗状况以及可提供的康复服务情况，通过老年人及其家属的查看或阅读，了解康复服务的模式以及可选择的康复服务，以便后续进行康复服务时合理选择，达到最佳康复效果。

（三）社区智慧养老与三级康复网络相结合

社区智慧养老服务模式应当整合区域化医疗资源，解决目前社区康养资源单一、能力有限的现状。通过充分利用互联网公共平台，定制康复养老服务，开展线上预定、线下服务的智慧养老模式。这种服务模式，不但可以实现优质康养资源的区域最大化，解决单一社区康养资源的缺乏，同时通过线上预定、平台优化的方式更加有效、便捷地进行老年康养服务。此外，将 5G、区块链等现代网络技术融入智慧养老模式中，可更好地弥补现有康复和养老服务缺陷，实现双向受益。

（黄国志　赵一瑾）

第三节　社区智慧康养服务

一、概　　述

智慧康养概念最早由英国生命信托基金提出，指运用信息化手段、人工智能、互联网、物联网大数据、云计算和各种智能传感器等现代高科技手段，实现资源与信息的共享，跨越空间、时间、人群的边界，将老年人群、医护人员、政府、社区、医疗机构、服务机构等整合成一个有机整体，为老年群体提供心理和生理层面的全面健康和养护服务。

二、智慧康养的指导思想

传统的康养模式一般包括居家康养、社区康养以及机构康养，但都以人工康养服务为主。智慧康养中的"智慧"指采用的服务平台或技术属性，"康养"指面向的群体服务需求属性，因此社区智慧康养本身是一种将特定技术和需求相融合的服务模式。可以说，社区智慧康养服务体系体现了康养服务由人工化向智能化、自动化的转变。

构建社区智慧康养服务的原则主要有以下几点。一是易操作性，面对老龄化人口，所有操作使用必须简洁易懂；二是适用性，以需求为导向，功能设计必须完备，符合实际需求；三是先进性，尽量采用大数据、物联网、人工智能等新技术，实现智慧化应用；四是可扩展性，要满足康养服务不断增长的业务负荷和不断变化的业务需求。社区智慧康养产业是现代服务业的重要组成部分，一方面能促进提高老年群体生活质量的民生事业，另一方面又能促进对社会经济发展促进具有巨大发展潜力的朝阳产业。从技术层面融合了大数据、物联网、云计算等先进技术；从数据和信息层面，又可以通过采集居家环境、人体体征等数据，推动家庭、医疗机构、康养服务机构间信息的互联互通；从服务层面提供了智能化、多元化、个性化的服务，从而满足日益提升的智慧健康养老的需求。

三、社区智慧康养的总体设计

（一）社区智慧康养的市场需求

当前，我国人口老龄化态势严重，随着人口平均预期寿命不断延长，相应的失能和失智老人也逐渐增多。然而，面对日益庞大的老年人群和日益突出的康养需求，我国社区康养服务的覆盖度较低，社区智慧康养在社会中可利用的资源也供给不足，社区智慧康养服务供需矛盾依然突出。

1. 社区智慧康养的供给现状　服务供给是社区智慧康养服务的关键。近年来，社区智慧健康养老产品和服务不断丰富，标准体系不断完善，新业态持续涌现，智慧康养理念深入人心，产业发展取得了一定成果，在提升康养服务资源利用效率，推动康养服务质量升级，促进信息技术融合方面起到了一定的推进作用。

社区智慧康养服务可以实现康养服务整合供给，利用信息技术手段，为广泛的康养服务组织、机构、社区和家庭创造连接与合作，向老年人提供协调的整合供给服务。社区康养服务资源经由多主体协调，实现康养服务的有效整合，提高了康养服务供给效率和服务质量。然而，社区智慧康养仍面临技术产品供给不足，产业公共服务能力薄弱等问题。

2. 社区智慧康养的需求现状　在老年人需求方面，我国于2000年开始步入老龄化社会，老龄化问题日益突出，多数老年人都有使用智慧服务（如互联网）的意愿，希望能通过智慧服务得到更多与子孙们交流的机会。社区智慧康养能够提供多方面、多层次和多角度的康养产品与服务，丰富了老年人的生活，加强了老年人与其子女的联系，满足了老年人的需求。同时，社区智慧康养利用信息技术手段，研究设计了老年人健康监控系统等，能够监测老年人的健康状况，使得年轻人对年迈的父母在家康养更为放心。

在市场需求方面，社区智慧康养具有很大的市场潜力，智慧康复产业链具有巨大社会效益及经济效益。受各种诸如供求矛盾等因素的影响，我国目前康养行业的发展还不够充分，然而国家提出的"互联网+"为康养产业指明了一条未来的发展道路。互联网的迅速发展带来的互联网时代为社区智慧康养提供了技术手段，老年人口的急速增加为智慧康养行业提供了巨大受众群。

在政府政策方面，社区智慧康养带来了社会共赢，给康养行业注入了新的活力，使康养问题得到有效缓解，一定程度上可以减轻政府在康养问题上的压力。近年来国家出台多项措施促进智慧康养服务的发展，政府对智慧康养的需求显而易见。

我国的社区智慧康养产业发展尚不成熟，面临着许多问题，如大部分康养机构环境简陋，设施不完善，服务水平较低，老人满意度低等。随着老龄化的加剧，出生人口和劳动人口数量的减少，未来康养的供需矛盾日益加大。

（二）社区智慧康养共享平台的搭建

社区智慧康养服务实质是以信息技术为核心的互联机制所形成的新平台，需要大容量、多接口和多交互的平台设计。社区智慧康养服务平台面向居家康养、机构康养等，突出"康"和"养"相融合的养老服务智能化系统。互联网作为一种现代信息技术，是连接社会康养和家庭康养的纽带。社区智慧康养依靠"技术性"构建资源整合、组织协调的智慧康养服务体系，实现向老年群体提供高质量康养服务的整体性变革，从而形成"智慧居家康养服务""智慧社区康养服务""智慧机构康养服务"等服务模式。

社区智慧康养的智能服务平台主要由三个方面的技术实现，基于生物传感技术、大数据技术、远程医疗技术形成的智慧康养共享平台包括了老年人的实际康养需求，包括生活服务和康复治疗等。也涵括了各种服务终端（电脑端网站、手机 APP 端等）数据，包括智能穿戴设备所实时监控的基础生命体征。

1. 通过生物传感技术监控老年人的生物特征数据 具体可通过老年人可穿戴设备等，利用平台对老年人身体健康情况进行监测，每天的测量结果反馈至管理平台，形成老年人电子健康管理档案，方便老年人及其子女随时查看，了解其健康情况。利用互联网技术对测量结果进行分析，生成个人健康状况分析表，还可以根据已有测量数据进行疾病预测，结合老年人自身情况提出合理化预防疾病建议、健康教育等服务。

2. 通过大数据技术汇聚信息 随着经济社会迅速发展，老年人对康养服务数量需求及质量需求提高，为满足多样化的康养需求，应依托互联网技术，建立以老年人信息为中心、包含不同种类康养服务机构信息的基础数据平台，包括老年人的个人基本信息、老年人的健康状况信息、老年人的服务需求信息。平台内信息应具有全面性、准确性、动态性，形成"个人电子档案"，还包括康养服务机构的基本信息和人员配置等信息。医疗机构工作人员也可通过登录该系统对老年人健康情况进行了解，制定科学化、精准化服务。

3. 基于远程医疗技术建立与医疗机构合作平台 社区智慧康养服务平台与医疗机构平台合作能够实现信息的对接，包括老年人对于康养和医疗方面的需求、医疗机构能够提供的服务范围。针对老年人突发疾病等状况，平台将启动应急预案，立即通知对接的医疗机构进行急救，并通过消息推送通知预设的监护人，在老年人就医时，医生也可以通过平台快速全面地了解患者身体状况。

社区智慧康养服务平台就是利用物联网的技术，从平台、服务、应用三个维度进行设计，实现采集、汇聚、分析老年人的身体状况、康养需求以及安防监控等信息，对服务监管、信息整合、健康监测和远程诊疗等各种康养服务需求做出智能响应（图 8-3-1）。

我国已有地区开展了社区智慧康养服务模式共享平台的搭建尝试。福建省福州市目前在构建以居家为基础、社区为依托、机构为补充，覆盖城乡的康养服务体系的同时，正积极引进互联网概念，利用信息技术不断扩大康养服务覆盖面和提升康养服务水平。福州市为聚合养老服务"大数据"，启动了市级"智慧健康养老服务平台"建设项目，建设智慧养老数据资源库、智慧健康养老服务平台、智慧养老服务指导中心、养老服务和信息化监管标准体系，通过信息化手段整合线上线下资源，实现养老服务信息化市县两级覆盖、互联互通、分级管理，形成全市"一张网"格局。

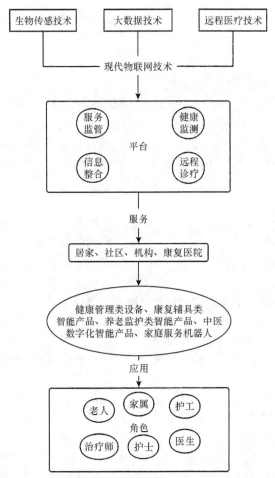

图 8-3-1　社区智慧康养服务模式共享平台基本构架

（三）社区智慧康养的系统整合

社区智慧康养服务是充分利用数字技术和智能康养产品，创新服务模式，为民众提供的新型健康养老服务，主要包括慢病管理、居家康养、健康咨询、生活照护、养老机构信息化等。智慧化养老服务不仅是在养老服务中使用信息技术，更是养老服务模式的整体性变革，其运用信息技术实现养老资源与个人、家庭、社区、机构的有效对接，为康养服务提供有效支撑。智慧化养老服务三个基本要素为技术要素、内容要素和供给要素。这三个基本要素互相联系、互相影响，共同构成了智慧化养老服务的整体框架。实现社区智慧康养服务的系统整合需要整合智慧康养的技术要素、内容要素和供给要素。

技术要素方面，智慧康养利用物联网、人工智能和大数据等技术，开发出针对老年人的各种高科技智能软硬件，运用到传统的康养服务中，而形成康养新模式。内容要素方面，智慧康养利用信息化技术手段，以居家养老为基础，在社区范围内搭建智慧康养服务平台，使家庭的整体需求得到照顾，满足了老年人的个性化服务需求，借助智慧康养网络平台，建立医疗卫生服务信息共享系统，与老年人信息资源进行有效整合，实时进行系统分析，根据老年人实时要求进行针对性服务，如送餐、看护、家政和医疗保健等。供给要素方面，涉及对象包括政府提供的政策支持、养老服务企业提供专业人员技术支持（图 8-3-2）。

技术要素、内容要素和供给要素在智能康养服务平台上聚集，成为多元化主体的构成部分。

它们借助集约化平台整合供需信息、海量数据以及多元化主体的各种资源，针对老年人的个性化需求提供多样化、差异化服务，创造价值使多方主体达成利益最大化，使智慧康养逐步演化成为各主体相互依存的生态构成体。

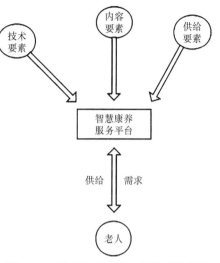

图 8-3-2 社区智慧康养服务的系统整合

（四）社区智慧康养的标准制定

我国以前出台的养老服务标准政策文件较少，大多数为描述性语言，涉及社区智慧康养行业的标准也很少，在智慧养老建设方面缺少规范化，提供的康养服务水平也参差不齐，服务内容也不够量化和细化。2021 年，我国工业和信息化部、民政部、国家卫生健康委印发的《智慧健康养老产业发展行动计划（2021—2025 年）》指出，构建智慧健康养老产业标准及检测体系，加快构建覆盖基础通用、数据、产品、服务、管理、检测计量等方面的智慧健康养老标准体系。指导和支持标准组织、行业协会等研制行业急需标准，协同推进智能产品、信息系统平台、养老服务和健康服务标准的制定，推动信息系统平台互联互通，促进终端产品的集成应用，鼓励开展优秀标准应用示范。搭建智慧健康养老标准及检测公共服务平台。支持第三方机构面向智能产品，研究制定测试规范和评价方法，开展检验检测及适老化认证服务。此外，浙江省绍兴市出台了相关规范，其内容包括管理要求、服务内容与要求、评价与考核等内容。以管理要求中的机构要求为例，规范要求机构需合法登记注册、具备相关资质证书，应具有与服务内容和规模相适应的资金、固定经营场所、工作设备，应具备相应的网络、硬件设备和软件设备，接受智慧居家养老服务信息平台的派单等内容。

社区智慧康养服务标准的制定，对于保障养老服务业的健康、可持续发展起着至关重要的保障作用，对于构建"老有所养"的和谐社会也将起着不可或缺的促进作用。

（五）社区智慧康养的运营和管理

1. 社区智慧康养的运营 我国的康养模式目前有居家康养模式、社区康养模式和机构康养模式，在传统康养服务模式的载体上，智慧康养服务包括居家智慧康养服务、社区智慧康养服务和机构智慧康养服务，它们在组织管理模式和服务供给机制方面进行了嵌入与融合。从智慧康养行业技术密集型产业的特征来看，其经营运作需要高技术支持。康养服务本身具有的双重特性，即市场性和公益性并存，决定了养老服务供给方的多元化，由政府、社区、机构、企业以及各类公益志愿组织共同提供。

2. 社区智慧康养的管理 规范智慧康养行业管理制度是必需的，可以提高专业化智慧康养服务水平。政府及行业形成有效监管，可以防止资质不全的机构违规开设智慧康养服务，形成标准化、规范化的智慧康养行业风气。规范化的管理可以推动智慧康养创新性转变，使得智慧康养更依赖于政府、家庭、社区和机构等多元化主体，更深依赖于智慧康养形势变化和实际需求。规范化的智慧康养管理制度可以科学合理地处理好政府与市场的关系、多元化主体之间的协商与合作关系。有利于减少政府负担，分担权责风险，提供优质高效服务。

社区智慧康养的现实主体，除了居家康养、社区康养和机构康养的相关主体之外，还包括为其提供信息服务，为其平台运作提供支撑的多类行业以及其他与智慧康养相关行业的组织和个人，因此需要对多主体进行有效且切实可行的管理方法。

在社区智慧康养的运营和管理方面，既需要社会的投入，又需要政府政策的支持。既要有社会公益的性质，又要有运营支持的经济收益。既要有科技、信息化建设的支持，又要依赖专业、非专业服务人员在业务流程中扮演的重要角色。

四、社区智慧康养展望

（一）社区智慧康养对传统医疗服务模式的影响

1. 促进传统医疗服务便捷化　通过现代互联网技术的加持，社区智慧康养服务模式将集中于线下的医疗资源延伸到互联网上，拓展了传统医疗服务在时间、空间与服务上的范围，老年人足不出户就可接收到优质医疗服务。智慧康养服务模式可通过互联网便捷地联通医院与所需服务的老年人群，可以提供预约挂号、在线购药、健康咨询、健康知识普及等服务，满足老年人群多样化个体化的医疗健康服务需求。

2. 促进分级诊疗高效化　社区智慧康养服务模式并非完全独立于传统医疗服务模式之外，而是通过智能化手段为老年人群提供更精准更优质的医疗服务资源。为引导居民合理利用医疗卫生资源，国家持续致力于构建"基层首诊、双向转诊、急慢分治、上下联动"的分级诊疗模式。智慧康养服务"互联网＋"的模式发展为实施分级诊疗带来了一种全新的实现方式。通过医联体信息平台或区域全民健康信息平台及上下联动机制，实现远程诊疗活动，有效促进了优质医疗资源纵向流动与共享，使老年人群在基层医疗卫生服务机构即可享受到三甲医院的医疗服务，从而减轻大型医院的"看病难"问题，实现基层医疗服务机构的有效运转。

3. 推动临床医疗与管理智能化　随着云计算、物联网、移动互联网、大数据等信息技术的发展，临床诊疗、医院管理逐渐趋向智能化、便捷化。随着智慧康养服务模式的进一步发展，互联网技术将个人数据连接到各级医疗机构，建立线上线下一体化医疗服务模式，优化老年人群的就医流程，提升老年人群的就医体验。同时，外部智能监测设备的使用既减轻了医务人员工作量，又降低了医疗差错发生率。此外，云计算、大数据以及各种外部智能监测设备的发展使精准医疗模式走向成熟，逐渐开启个性化、精准化疾病诊疗新纪元。

（二）社区智慧康养对老年人群服务行业的积极作用

1. 改进服务流程、提升老年人群康养质量　需求识别是养老服务的起点，对老年人群的需求识别不足是传统老年人群服务行业的突出问题之一。智慧康养服务模式是养老服务数据的生产平台，数据生产方式也从传统的调查数据变为即时的生物数据、行为数据、环境数据，提升了数据的颗粒度，为养老服务决策提供支持。随着新技术新理论的运用，数据分析在需求分析、需求评估和决策支持中发挥着重要的作用。智慧康养服务模式就是通过个体化数据采集以及后续的数据分析，对老年人群的服务需求进行精准化识别，并对老年人群的整体康养服务流程进行集约化管理，线上线下联动，让老年人体验到康养一体化一站式服务，减少不必要的非个体化服务安排，同时通过对个体服务需求的细化，真正从底层逻辑上提升康养服务的质量。

2. 优化资源配置、提高医疗服务可及性　能够为老年人群提供优质的康养服务是基础，而优化服务资源供给同样是重要的一环。服务供给是康养服务的关键，智慧康养服务模式可以实现康养服务从碎片化提供转化为整合集约式供给。传统的老年人群服务供给模式大致分为点对点以及多对多模式。智慧康养服务模式利用信息技术手段，为广泛的养老服务组织、健康与医疗机构、非正式照顾者和家庭创造连接、联合与合作，向老年人提供连贯和协调的服务，综合两种传统模式各自的优点，是一种多对点的整合供给模式。康养服务资源不再以分散化的形态存在，而是经由多主体、多项目的连接协调，实现养老服务的有效整合与无缝衔接，提高了养老服务供给效率和服务质量。

3. 创新服务类型、满足老年人群多种健康需求　智慧康养服务模式具有得天独厚的服务利用优势。服务利用是指养老服务产品被老年人使用的过程。智慧康养服务模式则通过互联网、大数据等多项技术优化、重构了该过程，利用技术性工具将需求的发布、传递和接收优化为一个环节，进一步利用算法工具自动形成服务决策和提供，这就在技术上形成了回路，实现了养老服务的智能生成。同时，"互联网＋"与康养健康的融合发展将延伸出新的康养健康服务类型，满足老年人群多样化的康养健康服务需求。智能可穿戴设备和物联网的发展使贯穿全生命周期的健康监测成为可能，大数据的发展使疾病预测和预警得以实现。

4. 促进行业整体发展、助力健康中国建设　推进健康中国建设，是全面建成小康社会、基本实现社会主义现代化的重要基础，是全面提升中华民族健康素质、实现人民健康与经济社会协调发展的国家战略，是积极参与全球健康治理、履行 2030 年可持续发展议程国际承诺的重大举措。

（三）加速社区智慧康养发展的路径

1. 加强硬件设备技术创新、优化智慧康养服务互联机制　智慧康养服务模式的基础是硬件设备的优化使用。通过信息通信技术（ICT）基础设施、技术工具、应用程序和项目内容间的互联机制，构建智慧化养老服务应用系统集成，阻隔老年群体生活中的风险，提供安全的生活环境，对接养老服务资源，满足老年人的基本生活需求。所以要加速推进智慧康养服务模式的发展，首先要加强硬件设备技术方面的创新，优化硬件设备端的互联机制，在系统基础层面不断优化升级。

在硬件设备优化升级的同时，也要在软件端做到贴合老年人群使用习惯，通过软件端的优化完善，弥补老年人群所面对的"数字鸿沟"问题，让老年人群会用、爱用，有效降低软件端的使用难度与复杂性，充分调动老年人群使用积极性，切实可行地推动智慧康养服务系统的落地与发展。

2. 搭建社区智慧康养服务联通体系，沟通四级医疗机构互联互通　黑龙江省大力推进智慧养老产业，引导养老企业开发适老化信息技术、产品和服务，搭建智慧养老平台，推进智能化产品开发及应用，形成新型"智慧平台＋社区网点＋养老管家"一体化养老服务模式，着力解决老年人在办事、就医、电信服务、智能手机使用等方面的困难。成都市坚持传统服务方式与智能化服务创新并举，打造智慧社区服务平台，根据老年人需求差异匹配"智慧养老服务包"，并形成社会引导"推荐服务清单"，链接多方资源，助力线上线下服务高效协同，让老年人更好地适应并融入智慧康养服务模式之中。

以上实例是我国部分省市为推进发展社区智慧康养服务模式所做的积极探索。社区智慧康养服务模式的推进，不能单单依靠技术层面的创新，也要搭建智慧康养服务的联通体系，以智能康养服务平台为依托，搭建起"医院-社区-老年人"之间的桥梁，沟通医疗机构、社区、老年人群之间的互联互通。沟通好医院、社区、老年人之间的数据传递，规范好医院以及社区的职责内容，安排好老年人群的康养服务利用，做到从医院到社区再到老年人个体的一体化高效协同的联通机制，让老年人康养服务使用更加便捷，让康养服务运行更加流畅，搭建起更加便捷优质的服务联通体系，推动智慧康养服务模式协同高速发展。

3. 强化政府主导职能，明确行业规范，营造文化氛围　目前，在建设社区智慧康养服务模式的探索中出现了几个明显的问题：一是我国智慧化养老服务仍在发展阶段，各主体的活力还没有完全得到激活，整合体系的建设尚未完成；二是居家智慧养老、社区智慧养老和机构智慧养老的互联机制未发挥出各自的优势；三是养老服务通常具有较高的商业性，使用成本高，在老年群体中容易造成分层的现象；四是由于各地区社区建设情况不一，在面上出现不平衡的现象。而这些问题的解决关键在于多元化主体间的连接、合作与协作，涉及组织管理、权责划定等方方面面的融合，这些工作需要各地政府出台相应的法律法规、行政建议，来激活各主体的活动，加强各方面的沟通，不仅要在宏观层面提出倡导性及扶持性政策，为其发展创造良好的政策环境，也要对具体实践有指导作用。智慧康养服务模式的建立与发展也并非一朝一夕能够完成的，老年人群及其家属也需要较长时间来了解、接受、采纳这一模式，这更需要政府可以进行长时间的宣传与引导，营造出有益于智慧康养服务模式发展的社会文化氛围，让人民群众更好地理解该模式的意义与作用，更好地接纳该系统的实施与发展。

（四）"政产学研"协同对社区智慧康养发展的意义

"政产学研"真正深度融合，加强生产、学习、科学研究、实践运用的系统合作，促进技术创新上、中、下游及创新环境与最终用户的对接与耦合才能更好地服务智慧康养服务模式的深层次发展。

1. "政" 是指国家政府管理，强调政府牵头带动作用，智慧康养服务模式作为一项惠民工程，首先把老年人群的身体健康放在首位，为避免使用阶段过度的市场化介入，政府必须要有相应的作为，起到相关合理的指导作用，承担好该模式的主体建设维护责任。

2. "产" 是指由企业所参与的市场经济成分，也是智慧康养服务模式的重要参与者和养老服务的重要提供者，接受政府的指导和监督，为老年人群提供日常的康养服务。

3. "学""研" 分别是指高校人才和科研机构，两者作为智慧康养服务模式的主要技术提供者，要切实根据老年人群的服务需求和服务利用情况，不断对康养服务中的技术方面做出优化升级，配合政府和企业，共同为该模式的发展建言献策、提供技术性支持与帮助。

案例

1. 线上线下相结合的智慧养老服务 线上线下相结合的智慧养老服务模式是依托智慧养老综合服务平台，由社区、志愿者和养老服务站共同参与形成的。线上部分是智慧养老综合信息平台，该平台为每位老年人建立专属的养老信息档案，包括基本信息、健康信息和服务信息等，以养老信息为核心，在老年人家中安装监测设备，如通过安装门磁报警、红外线感应、SOS报警等设备，将应急救助服务和健康检测服务延伸到老年人家里，并利用健康管理软件为老年人提供紧急救助和健康监测等服务。此外，养老服务全流程需在信息平台上登记，监管部门利用该平台完成审批、监管与统计等功能，保证养老服务的完成率与服务质量。线下部分，通过信息平台分析老年人的养老需求，并协调志愿者、社区、护理人员等不同服务主体为老年人提供个性化的养老服务。线下服务以居家照料中心为依托，包括社区集中照料和居家上门照料两大服务体系，主要由应急救助、健康管理、生活照料、专业照护、膳食餐饮和社区文化等六个模块组成，满足了老年人在生活、健康等多方面的养老需求。

智慧养老服务模式以智慧养老综合信息平台为核心，养老服务站点为依托，线上收集和分析养老信息，政府借助该平台对养老服务进行监管；线下联合多方养老服务主体协同开展多样化和个性化的养老服务，提升了养老服务管理水平和质量。

2. 社区智慧康养系统在居家老年人心脏远程康复中的应用 老年人心脏康复是从医院、社区到家庭的长期过程，而且社区和家庭是老年人心脏康复的重点场所。因此，通过社区智慧康复养老服务来长期全面了解、管理老年人在院外的病情和康复情况，对老年人的生命健康有着重要的意义。

某康复医疗中心探索了急性心肌梗死远程居家康复方案实践，该方案包含饮食营养、运动康复、药物管理、戒烟管理、心理指导等五大处方，取得了良好的康复效果。患者刘某今年66岁，是受益于该方案的一员。他曾被诊断为心肌梗死，在临床治疗结束且病情稳定出院后，康复医疗团队即通过社区智慧康养系统来管理老年人的临床信息资料，联络、沟通老年人，为其设置随访计划，提醒老年人按时随访，根据老年人的疾病预防、治疗以及康复的需求，设定专门的个性化处方，系统按时提醒并指导老年人按时完成，实现老年人院外治疗和康复的远程管理。

此外，系统还通过特定的硬件设备，实现了老年人远程安全监测、远程康复指导等服务。

如通过便携式的远程心电设备，不仅能远程监测居家老人的静息心电图、动态心电图和睡眠状况，以心电监测为基础，老年人还可以独自或在康复团队的实时远程监测下开展运动康复项目，在运动过程中，通过心电图实时监测患者的心率和心电图的变化，指导患者控制运动强度，保证运动的安全有效。在运动处方执行完成后，康复团队还根据运动总结报告完成运动处方的调整，实现康复的长期、动态管理，为老年人的智慧康养提供保障。

（黄国志　何龙龙）

第四节　可穿戴设备与物联网在社区智慧康养服务中的应用

一、概　　述

可穿戴设备和物联网等技术在康养服务中的应用，构成了社区智慧康养的实体设备。通过便携的智能穿戴终端、家用监测和检测终端等，获取老人的基本数据，系统自动进行数据采集、上传、预警和分析指导相应的智能服务。社区智慧康养产品是紧密结合大数据、物联网、云计算等新一代信息技术，具备信息化、智能化等特征的新型智能康养终端产品。社区智慧康养设备的出现满足了老年人对日常生活的需求，并通过各类智能监测设备，让老年人的日常活动、健康状况等处于远程监测状态，让老年人在健康监护的服务下生活。

二、社区智慧康养设备的分类

我国工业和信息化部、民政部和国家卫生健康委印发的《智慧健康养老产业发展行动计划（2021—2025年）》中提到，智慧健康养老产品主要包括健康管理类智能产品、康复辅助器具类智能产品、养老监护类智能产品、中医数字化智能产品、家庭服务机器人五大类等功能代偿类设备。

1. 健康管理类智能产品　包括具备血压、血糖、血氧、体重、体脂、心电、骨密度等检测监测功能的可穿戴设备、健康监测设备、家庭医生随访工具包以及社区自助式健康检测设备。

2. 康复辅助器具类智能产品　包括外骨骼机器人、康复评估、肢体康复训练等康复训练类设备以及智能轮椅、仿生假肢、助听器、助行器等功能代偿类设备。

3. 养老监护类智能产品　包括防跌倒、防走失、紧急呼叫、室内外定位等智能设备以及能为养老护理员减负赋能、提高工作效率及质量的搬运机器人、智能护理床、智能床垫、离床报警器、睡眠监测仪等智能看护产品。

4. 中医数字化智能产品　包括具有中医诊疗数据采集、健康状态辨识、健康干预等功能的智能中医设备。

5. 家庭服务机器人　包括具有情感陪护、娱乐休闲、家居作业等功能的智能服务型机器人。

虽然我国在社区智慧康养实体设备的研发上取得进展，但是智慧康养设备还存在不足，以养老服务机器人为例，智慧养老机器人是指辅助老年人进行日常生活照料、监护、交流的机器人。其运用大数据等技术，通过机器人的平台载体，为老年人提供定制化服务，较好地解决老年人的日常生活娱乐休闲等多方面需求。但是，国内机器人研究由于起步较晚，加之我国机器人技术的局限，滞后于世界先进水平。2012年，科技部发文《服务机器人科技发展"十二五"专项规划》，表明要促进服务机器人产业的发展，将重点开发辅助高龄老人与残疾人服务机器人，将机器人发展纳入老龄化的社会背景中。

三、可穿戴设备与物联网在社区智慧康养中的应用案例

可穿戴设备是指可直接穿在身上，或是整合到用户的衣服或配件上的一种便携式电子智能设备，具备提醒、监测和记录等功能。可穿戴设备通过物联网交互，实现对人体健康数据的长期不间断实时监测、记录和反馈，可穿戴设备的多样功能是康养服务质量提升的重要力量。

（一）智能手表在社区智慧康养中的应用

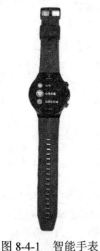

　　智能手表是指除显示时间之外，还有提醒、导航、监测或交互等其中一种或者多种功能的手表，是一种具有信息处理能力的手表。在智慧康养服务中，智能手表（图8-4-1）主要有健康监测、紧急求救、用药提醒和通信定位等功能。

　　在健康监测方面，老年人可利用智能手表进行心率、体温、血压和血糖等身体指标的健康监测，可自行测量并通过物联网上传至云端数据库，康养服务机构及子女可随时掌握老人的身体健康状况，有针对性地为老年人提供相关的预防措施。在紧急求救方面，在日常生活和夜间睡眠期间易发生心率和呼吸异常，在生理特征出现异常时，可穿戴设备会通过数据的实时传输，提供受伤老年人的定位以及身体状况，向监护人发出警报，缩短对老年人的救助时间。在提醒功能方面，老年人由于记忆减弱，常发生忘记服药等情况，常嘱咐的重要事情也经常忘记。而通过智能手表的提醒功能，可设置提醒时

图8-4-1　智能手表　　　　间和提醒事件，手表会通过声音、文字信息提醒老年人。

（二）智能鞋在社区智慧康养中的应用

　　智能鞋（图8-4-2）在社区智慧康养服务中的主要应用是老人跌倒风险预警。可穿戴智能鞋常以鞋或鞋垫的形式，嵌入整合了压力传感器、加速度计和惯性传感器等电子元器件的模块来实时高精度地采集老年人步态信息，包括步态的时空与动力学特征。利用柔性压力传感器的智能康复鞋系统，可实现对老年人足底压力的长期无感化监测，可对老年人的跌倒情况进行预警和报告。当老年人发生跌倒时，老年人步态的时空和动

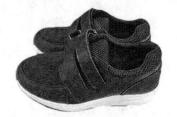

图8-4-2　智能鞋

力学信息发生改变，被智能鞋中的多种传感器件识别后，传感器件采集的数据通过物联网上传到云平台，为家属、医院和康养机构等提供信息反馈，对老年人的及时救治起着重要作用。

（三）智能织物在社区智慧康养中的应用

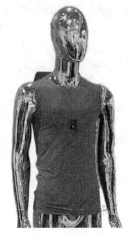

　　智能织物（如智能背心）（图8-4-3）通过搭载的柔性传感器，检测身体的心率、肌电和血氧等生理指标，可用于连续监测老年人生理信号。智能织物穿着在老年人身上，在活动或休息时都能实现对老年人长时间健康监测，可以及时反馈老年人异常生理信息。

（四）智慧居家康复系统在社区智慧康养中的应用

　　智能居家康复系统，能通过优化治疗师执行康复的各个环节，形成整体赋能，提升居家康复的效率与质量。从康复评定、方案制定、康复执行到记录反馈，形成了康复系统的主题内容（图8-4-4）。

图8-4-3　智能背心

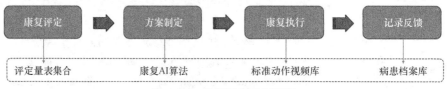

康复评定	➡	方案制定	➡	康复执行	➡	记录反馈
评定量表集合		康复AI算法		标准动作视频库		病患档案库

图8-4-4　智慧居家康复流程

　　这种居家养老服务，能为每一位老年患者定制服务，评估师上门了解情况后，填写老年患者情况，系统通过人工智能（AI）算法，分析出最佳治疗方案，再由治疗师上门。整套治疗方案和执行计划，会通过小程序推送给家属，让他们对治疗方案和过程更加了解。通过 AI 算法分析老年患者肢体、吞咽等身体功能综合情况，制定出一套适合的康复治疗方案，通过展示的每个动作细节，便于治疗师和家属更好地沟通（图 8-4-5）。

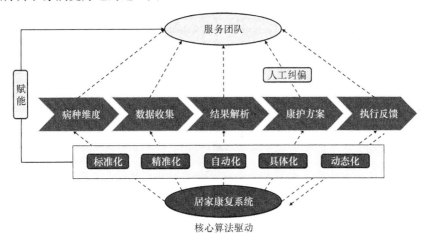

图 8-4-5　智慧居家康复服务

　　在用户眼中，这一套康复系统扮演了许多重要角色，从生活起居到专病护理，从体征监测到康复训练，智能化地完成多角色多内容的康复服务。而实时交互、跨学科模式正是这一系统的特色，强大的算法模块为其提供了强有力的技术支持（图 8-4-6）。

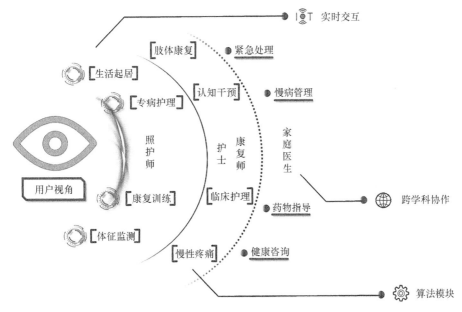

图 8-4-6　智慧居家康复服务用户视角

　　可以看出，借助智能技术和先进康养理念，将医疗级康复训练送入老年患者家中，帮助其实行治疗和康复，减轻家属压力是智慧养老康复的关键环节。将智能科技结合康复技术有助于提高老年人群的健康水平和生活质量，未来具有更大的发展潜力。

（黄国志　何龙龙）

思 考 题

1. 你认为的智慧养老模式是什么样的呢?

2. 针对目前的情况,未来智慧养老的优化方向有哪些?

3. 哪些类型的智能终端设备可以应用到智慧居家养老服务中,它们可以如何发挥作用?

4. 构建智慧康养服务模式应该遵守的原则有哪些?

5. 智慧康养服务的智能服务平台主要由哪三个方面的技术实现?